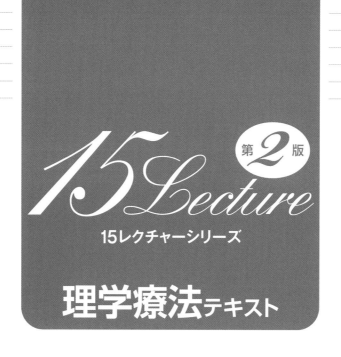

15レクチャーシリーズ

第2版

理学療法テキスト

神経障害理学療法学 I

総編集

石川 朗

責任編集

大畑光司

中山書店

総編集 ──────── 石 川　　朗　神戸大学生命・医学系保健学域

編集委員（五十音順）── 木 村 雅 彦　杏林大学保健学部リハビリテーション学科理学療法学専攻
　　　　　　　　　　　　小 林 麻 衣　晴陵リハビリテーション学院理学療法学科
　　　　　　　　　　　　玉 木　　彰　兵庫医科大学リハビリテーション学部理学療法学科

責任編集 ─────── 大 畑 光 司　北陸大学医療保健学部理学療法学科／健康未来社会実装センター

執筆（五十音順）───── 阿 部 浩 明　福島県立医科大学保健科学部理学療法学科
　　　　　　　　　　　　生 野 公 貴　西大和リハビリテーション病院リハビリテーション部
　　　　　　　　　　　　大 畑 光 司　北陸大学医療保健学部理学療法学科／健康未来社会実装センター
　　　　　　　　　　　　久保田　　良　関西医科大学香里病院 関医デイケアセンター・香里
　　　　　　　　　　　　辻 本 直 秀　西大和リハビリテーション病院リハビリテーション部
　　　　　　　　　　　　中 村 潤 二　西大和リハビリテーション病院リハビリテーション部
　　　　　　　　　　　　脇 田 正 徳　関西医科大学リハビリテーション学部理学療法学科

刊行のことば

　本15レクチャーシリーズは，医療専門職を目指す学生と，その学生に教授する教員に向けて企画された教科書である．

　理学療法士，作業療法士，言語聴覚士，看護師などの医療専門職となるための教育システムには，養成期間として4年制と3年制課程，養成形態として大学，短期大学，専門学校が存在しており，混合型となっている．どのような教育システムにおいても，卒業時に一定水準の知識と技術を修得していることは不可欠であるが，それを実現するための環境や条件は必ずしも十分に整備されているとはいえない．

　これらの現状をふまえて15レクチャーシリーズでは，医療専門職を目指す学生が授業で使用する本を，医学書ではなく教科書として明確に位置づけた．

　学生諸君に対しては，各教科の基礎的な知識が，後に教授される応用的な知識へどのように関わっているのか理解しやすいよう，また臨床実習や医療専門職に就いた暁には，それらの知識と技術を活用し，さらに発展させていくことができるよう内容・構成を吟味した．一方，教員に対しては，オムニバスによる講義でも重複と漏れがないよう，さらに専門外の講義を担当する場合においても，一定水準以上の内容を教授できるように工夫を重ねた．

　具体的に本書の特徴として，以下の点をあげる．

- 各教科の冒頭に，「学習主題」「学習目標」「学習項目」を明記したシラバスを掲載する．
- 1科目を90分15コマと想定し，90分の授業で効率的に質の高い学習ができるよう1コマの情報量を吟味する．
- 各レクチャーの冒頭に，「到達目標」「講義を理解するためのチェック項目とポイント」「講義終了後の確認事項」を記載する．
- 各教科の最後には定期試験にも応用できる，模擬試験問題を掲載する．試験問題は国家試験に対応でき，さらに応用力も確認できる内容としている．

　15レクチャーシリーズが，医療専門職を目指す学生とその学生たちに教授する教員に活用され，わが国における理学療法の一層の発展にわずかながらでも寄与することができたら，このうえない喜びである．

2010年9月

総編集　石川　朗

序　文（第2版）

　初版を発刊した頃の神経理学療法の状況は，脳の領域の知識が加速度的に進んでいるにも関わらず，まだ実際の臨床場面への応用はままならず，依然として伝統的で古典的な理学療法が主流を占めていたように思います．しかし，月日は流れ，この領域においてもさまざまなエビデンスや技術的発展がもたらされてきたことにより，科学的根拠に基づいた実践がいたるところで行われるようになってきました．

　理学療法はさまざまな疾患によって生じた運動障害を改善するための技術です．特に中枢神経疾患に対する理学療法は，最もその効果が期待される重要な領域であるといえます．なぜなら脳をはじめとした中枢神経こそ，運動療法により最も柔軟に変化する組織だからです．しかし，その変化を引き起こす神経学的な理論背景についての理解が進んでいなかった頃は，多種多様な手法が，さしたる根拠も成果もないままに行われていたように思われます．それは反面，神経理学療法という技術そのものをあやしげな存在であるかのように印象づけられてしまう結果になりました．

　しかし，今日，我々はいくつかのエビデンスを得ました．損傷された脳であっても使用依存性に回復する存在であること，また，その回復は課題特異的な反復によって成し得ること，それによって日常生活を取り戻す可能性を高めることができることなどです．このような事実は，まさにリハビリテーションとよばれる概念そのものを体現しているといえます．こうして再出発した神経理学療法学は，その学問の骨格を得たことにより力強く発展を続け，装具や電気刺激などのような基本的なデバイスからロボットやヴァーチャルリアリティを応用した技術までさまざまな技術革新を生み出す素地となりました．現在では最も先端的な理学療法領域の技術は，常に中枢神経理学療法学から始まっているといっても過言ではなく，今後も新たな技術を生む素地を形成していくことになるでしょう．

　この領域を発展させる人材を育成するためにも，やはり重要になるのは脳とその疾患に対する基礎知識と理解です．本書では，その考え方に基づいて，基本的な脳機能の解剖生理，疾患の理解，中枢理学療法の原理原則にスポットを当てました．しかし，重要なのは基礎にとどまることなく，それを臨床に発展させる想像力であることはいうまでもありません．なぜなら神経理学療法学はまだまだ成長過程であり，さらなる発展が期待される分野だからです．学生諸氏には本書を元にして，一層の飛躍を遂げ，新しい神経系理学療法学の体系を作り上げていただきたいと切に願っています．

2020 年 7 月

責任編集　大畑光司

序　文（初版）

　将来，理学療法士を目指す学生にとって，中枢神経系理学療法は，運動器や呼吸循環などの数ある理学療法分野の諸分野の中で，最も「難解」な印象を受ける分野であるかもしれません．普段，接している周りの人たちとは異なる運動を行う片麻痺を持つ人の動きは，実習に出た学生や臨床に出たばかりの新人を悩ませることになるでしょう．だからといって，この特徴的な運動が理解不可能なわけではありません．最適な評価と臨床推論能力があれば，運動の問題点をとらえることができるはずです．同じように，十分な知識と技術があれば，効果的なトレーニングにより，運動障害を改善させることが可能となるでしょう．理解しようと思う気持ちがあれば，臨床のなかで答えが出てくることが，この分野の醍醐味といえるかもしれません．

　他の理学療法分野と中枢神経系理学療法の大きな違いは，ヒトという動物のなかで最も特徴的な器官である「脳」の障害を対象としているところにあります．未だに解明されていない部分が多い，この「脳」の障害を改善するには現時点で確立された知識だけでは足りません．すべてを説明することができないなかで，現時点でわかっている知識を駆使して，状況を改善する方法を模索する能力が求められます．今日までに行われた数多くの臨床での試行錯誤が，新しい方向性を示す第一歩になるわけです．

　これまでの中枢神経系理学療法の教科書から大きく踏み込んで，本書では理学療法により中枢性運動障害を改善することができる理由や，その基本的な概念および必要な関連知識について，詳細に記述しました．これから理学療法士になる人たちや理学療法の未来を担う人たちが，より幅広い知識に基づいて，新しい方向性を広げていってほしいという願いが本書には込められています．変わることのない確かな知識を教授し，なぜ，そのようなトレーニングが行われているのかということに目を向けることにより，新たな創造の糧になれば，本書は目的を達したといえるでしょう．

　Lecture 1 から 3 は解剖や病態を中心に，Lecture 4 ではリハビリテーションの意義について，Lecture 5, 6 では脳血管障害の医学的管理とリハビリテーションについて書かれています．さらに Lecture 7 から 9 では片麻痺患者の運動の特徴とその評価，Lecture 10 から 12 ではトレーニングの理論と実際，Lecture 13, 14 では脳血管障害患者の合併症と高次脳機能障害，最後に Lecture 15 では症例を通して理学療法の実際を学びます．

　本書が，未来のセラピストを通して，脳血管障害後の片麻痺症状で悩む多くの患者さんの複雑で困難な状況を打開するために少しでも役立つことができたなら幸いに思います．

2011 年 11 月

責任編集を代表して　大畑光司

15レクチャーシリーズ
理学療法テキスト／神経障害理学療法学Ⅰ　第2版
目次

神経障害理学療法総論　　　　　　　　　　大畑光司　1

脳の機能と構造（1）
運動
　　　　　　　　　　　　　　　　　　　　　　　大畑光司　11

脳の機能と構造（2）
感覚，脳血管の走行と灌流領域

LECTURE 3

阿部浩明　21

4 脳血管障害

阿部浩明　33

中枢性運動障害に対する評価（1）
機能障害（impairment）

中枢性運動障害に対する評価（2）
活動・参加（activity/participation）

9 LECTURE
脳卒中後片麻痺に対する理学療法（1）
一般的トレーニングと課題特異的トレーニング

10 LECTURE
脳卒中後片麻痺に対する理学療法（2）
装具療法，機能的電気刺激，電気刺激療法，ロボット治療

11 LECTURE 脳卒中後片麻痺に対する理学療法（3）
合併症

12 脳卒中後片麻痺に対する急性期の介入

13 脳卒中後片麻痺に対する回復期の介入

14 脳卒中後片麻痺に対する理学療法の実際（1）
急性期
阿部浩明　143

脳卒中後片麻痺に対する理学療法の実際（2）
回復期

辻本直秀 155

試験

神経障害理学療法学Ⅰ　第2版
シラバス

本書では，1〜15を収載

一般目標	脳の皮質レベルの損傷はその損傷部位によりさまざまな問題が生じるため，理学療法を展開するためには，基本的な脳の構造と機能の理解が求められる．本講義では，脳の機能と運動障害の関係について整理し，片麻痺の原因となる脳血管障害をはじめとした脳損傷について理解する．また，脳血管障害のリハビリテーションの生理学的な背景を知り，その医学的管理の目的を知る．片麻痺で生じる機能障害（impairment）と活動制限（activity limitation），参加制約（participation restriction）の評価を熟知し，課題特異的なトレーニングのあり方や実際のリハビリテーションの一連の流れについて学ぶことを目標とする

回数	学習主題	学習目標	学習項目
1	神経障害理学療法総論	神経細胞の基本的な特性を知る 脳の機能と構造の基本的な特性を知る 運動学習に伴う神経系の変化，機能回復のメカニズムを理解する 神経障害理学療法の介入方法の概略を理解する	神経細胞の構造と機能，中枢神経の構造と機能，中枢神経損傷の病態と機能回復（受動的回復，機能代償），課題特異的トレーニング，使用依存性の回復
2	脳の機能と構造（1） ―運動	運動に関連する脳の構造を理解する 運動皮質の構成を理解する 運動に関連する領域とその役割を理解する 皮質脊髄路の走行を理解する	大脳皮質の運動関連領域，大脳基底核と小脳の構造と機能，脳からの運動性下行路，運動神経細胞，運動単位，脊髄運動回路
3	脳の機能と構造（2） ―感覚，脳血管の走行と灌流領域	さまざまな感覚の種類とその検査法を理解する 感覚情報の経路を理解する 視覚および前庭覚とバランス機能を理解する 脳における血管の走行と灌流領域を理解する	体性感覚と特殊感覚，後索路・脊髄視床路・脊髄小脳路・三叉神経視床路の走行，感覚野，姿勢定位，内頚動脈・椎骨動脈の灌流領域
4	脳血管障害	脳血管障害の分類・疫学を理解する 脳卒中の治療内容，医学的管理について理解する 脳卒中の病態の特性とリスクを理解する	脳卒中（脳出血，くも膜下出血，脳動静脈奇形，脳梗塞）の病態と治療，リスク管理，脳循環の自動調節能
5	その他の脳損傷疾患 ―頭部外傷，脳腫瘍，低酸素脳症	脳腫瘍，頭部外傷，低酸素脳症に対する治療手段とその背景を理解する びまん性脳損傷の臨床的特徴を理解する	頭部外傷の発生メカニズム，脳腫瘍の分類と臨床症状，低酸素脳症の定義と臨床症状
6	中枢性運動障害の病態	片麻痺患者に生じる筋緊張異常（痙性麻痺），筋力低下について理解する 共同運動，連合反応，バランスや持久力の問題について理解する	痙性麻痺，同時収縮，筋力低下，共同運動と連合反応，バランス機能（姿勢の定位と制御），運動耐容能
7	中枢性運動障害に対する評価（1） ―機能障害（impairment）	脳卒中の運動障害について，機能障害（impairment）を評価する目的と意義を理解する 各種の評価方法の特徴を理解し，実施できる	JCS，GCS，mRS，SIAS，FMA，mNIHSS，ブルンストロームステージ，ICARS，SARA，感覚障害・筋緊張異常・病的反射の評価
8	中枢性運動障害に対する評価（2） ―活動・参加（activity/participation）	脳卒中の運動障害について，活動・参加を評価する目的と意義を理解する 脳卒中のバランス評価を理解する 片麻痺歩行の評価と歩行分析を理解する	ICF，FIM，バーセルインデックス，TUG test，BBS，FAC，歩行周期，片麻痺歩行，LSA，IADL・QOLの評価
9	脳卒中後片麻痺に対する理学療法（1） ―一般的トレーニングと課題特異的トレーニング	脳卒中後片麻痺患者に対する基本的なトレーニングについて理解する 課題指向型トレーニングと運動学習の理論的背景を理解する 歩行のための神経機構と力学的特性を理解する	ストレッチ，筋力トレーニング，バランストレーニング，持久力トレーニング，課題指向型トレーニングと学習デザイン，片麻痺歩行の特性と歩行トレーニング
10	脳卒中後片麻痺に対する理学療法（2） ―装具療法，機能的電気刺激，電気刺激療法など	脳卒中後片麻痺患者に対する各種のトレーニング方法の考え方を理解する	装具療法，機能的電気刺激（FES），電気刺激療法，ロボットなどとの併用療法，ボツリヌス療法
11	脳卒中後片麻痺に対する理学療法（3） ―合併症	脳卒中後片麻痺の合併症の病態とその介入について理解する	肩関節の亜脱臼，視床痛，摂食嚥下障害，高次脳機能障害（半側空間無視，失行，失語）
12	脳卒中後片麻痺に対する急性期の介入	脳卒中理学療法の開始基準と中止基準を理解する 急性期の基本的なトレーニング方法を習得する pusher現象に対する介入について理解する	急性期理学療法の基本概念，起居動作・座位・立ち上がり・移乗・立位などのトレーニング，pusher現象
13	脳卒中後片麻痺に対する回復期の介入	脳卒中回復期の理学療法の目的を理解する 回復期におけるトレーニング方法を習得する 回復期の歩行障害に対するアプローチを理解する	回復期理学療法の考え方，痙縮への対応，トレーニングの難易度の調整，歩行・階段昇降トレーニング
14	脳卒中後片麻痺に対する理学療法の実際（1） ―急性期	脳卒中急性期症例の実際について，評価からトレーニングまでの流れを理解する	急性期症例提示，病態と症状のマッチング，脳画像の活用，予後予測
15	脳卒中後片麻痺に対する理学療法の実際（2） ―回復期	脳卒中回復期症例の実際について，評価からトレーニングまでの流れを理解する	回復期症例提示，予後予測，家庭・社会復帰，地域連携，訪問リハビリテーション

15レクチャーシリーズ　理学療法テキスト
神経障害理学療法学Ⅱ　第2版
シラバス

一般目標	大脳皮質，大脳基底核，小脳，脳幹における疾患を理解するためには，それぞれの構造と機能を知る必要がある．本講義では，大脳基底核，小脳，脳幹，脊髄の構造と機能を概観し，各疾患により生じる症状を理解し，障害に対する理学療法の要点と理論的背景を理解することを目標とする

回数	学習主題	学習目標	学習項目
16	脳の構造と機能（1）—大脳基底核	大脳基底核の構造と機能を理解する 大脳基底核の障害で生じる疾患について理解する	大脳基底核の構造と機能，運動ループの役割，運動障害との関係
17	脳の構造と機能（2）—小脳	小脳の構造と機能を理解する 小脳の障害で生じる疾患について理解する	小脳の構造と機能，機能区分，制御と学習，運動失調
18	脳の構造と機能（3）—脳幹	脳幹の構造と機能を理解する 脳幹の損傷で生じる疾患について理解する	脳幹の構造と機能，脳神経核，網様体の機能
19	パーキンソン病の病態	パーキンソン病の病態を理解する パーキンソン病の臨床症状と時間的経過，治療を理解する	概説，進展ステージ，運動症状（四大症状）と非運動症状，H-Y分類，薬物療法，手術療法
20	パーキンソン病に対する理学療法とその実際	パーキンソン病の障害像を理解する 理学療法の目的と評価項目を理解する 評価に基づいた理学療法の介入方法を理解する	MDS-UPDRS，外的手がかり，注意戦略，バランストレーニング，姿勢アライメントの調整，症例提示
21	運動失調の病態	運動失調の種類と症状について理解する 運動失調の原因となる疾患について理解する	概説，小脳性運動失調，感覚性運動失調，前庭性運動失調，原因疾患の治療
22	運動失調に対する理学療法とその実際	運動失調に対する評価方法を理解し適切に実施できる 運動失調の各種症状に対する理学療法を理解する 理学療法の目的を理解しプログラムを立案できる	機能評価，SARA，基本動作の評価，ADL評価，運動失調に対するトレーニング，感覚情報の付与，難易度の設定，症例提示
23	脊髄損傷の病態	脊髄損傷の原因，疫学を理解する 脊髄横断面の機能局在，傷害領域と麻痺型を理解する 脊髄損傷の随伴症状と合併症について理解する	脊髄と脊椎の構造，脊髄損傷の随伴症状と原因，完全麻痺と不全麻痺，フランケル分類，改良フランケル分類，AIS，疫学，機能局在
24	脊髄損傷の評価	脊髄損傷の神経学的評価を理解する 脊髄損傷の神経学的損傷レベルを理解する 脊髄損傷高位別の最終獲得機能を理解する 急性期における頸髄損傷の予後予測を理解する	神経学的評価（ASIA/ISNCSCI），ザンコリー分類，頸髄損傷者のADL自立度，WISCIⅡ，ISMG，MAS，SCIM，回復期における歩行能力の予後予測，ADL評価
25	脊髄損傷に対する理学療法	脊髄損傷に対する理学療法の進め方を理解する 理学療法の視点（急性期，回復期）を理解する ADL獲得のためのトレーニングを理解する	急性期における理学療法の視点，褥瘡予防とポジショニング，回復期における理学療法の視点
26	脊髄損傷に対する理学療法の実際	完全運動麻痺と不全運動麻痺の評価から理学療法までの流れを理解する 褥瘡を有する脊髄損傷者の理学療法を理解する	症例提示（完全四肢麻痺，不全対麻痺，不全四肢麻痺）
27	多発性硬化症の病態	多発性硬化症の病態，治療と進行，予後を理解する 多発性硬化症の症状を理解する	脱髄疾患，病態，病因，疫学，分類，症状，経過，予後と予後因子，薬物療法，血液浄化療法，再発予防
28	多発性硬化症に対する理学療法とその実際	理学療法介入時の禁忌，リスク，中止基準を理解する 多発性硬化症にみられる疲労の評価法を理解する 障害像と理学療法評価の内容について理解する 病期および障害度，障害像に合わせた理学療法を理解する	理学療法の基本的な考え方，禁忌，リスク，中止基準，EDSS，MSFC，PDDS，視覚の重症度分類，症例提示
29	筋萎縮性側索硬化症（ALS）の病態	運動ニューロン疾患の概要を理解する ALSの病態，疫学，予後を理解する ALSの症状，障害像を理解する ALSの治療を理解する	病因，疫学，呼吸筋麻痺，上位運動ニューロン障害，下位運動ニューロン障害，病型，診断，重症度，予後，治療
30	筋萎縮性側索硬化症（ALS）に対する理学療法とその実際	ALSの理学療法介入時の禁忌，リスク，中止基準を理解する ALSの評価，進行に合わせた理学療法を理解する	禁忌，リスク，中止基準，症状の経過に応じた理学療法評価と介入，症例提示

神経障害理学療法総論

到達目標

- 神経細胞の基本的な特性を知る.
- 脳の機能と構造の基本的な特性を知る.
- 運動学習に伴う神経系の変化, 機能回復のメカニズムを理解する.
- 神経障害理学療法で用いられる介入方法の概略を理解する.

この講義を理解するために

　この講義では, 中枢神経損傷患者に対する理学療法の考え方を学ぶために, 理解の最も根底となる解剖生理, リハビリテーション医学についての知識を整理することを目的としています. また, 実際の理学療法を進めるにあたり, 最も重要となる運動学習についても見直します. そのためには, 脳の機能回復のために重要となる神経の可塑性について知っておく必要があります.

　この講義を学ぶにあたり, 以下の項目をあらかじめ学習しておきましょう.

　□ 神経細胞についての解剖学的および生理学的知識を学習しておく.

　□ 脳の構造と機能局在について学習しておく.

　□ 脳を損傷する可能性のある疾患について学習しておく.

　□ 運動学習の基礎について学習しておく.

講義を終えて確認すること

　□ 神経細胞についての知識を整理し, その性質について理解できた.

　□ 脳の機能局在が理解できた.

　□ 脳損傷の原因となる疾患が理解できた.

　□ 神経の可塑的変化と反復練習の重要性が理解できた.

1. はじめに

神経障害理学療法
(neurological physical therapy)

パーキンソン（Parkinson）病

　神経障害理学療法は，運動器理学療法，内部障害理学療法と並んで，理学療法の主要な分野の一つであり，主に中枢神経の損傷に起因する運動障害に対する理学療法の領域である．その対象は，主なものとして脳血管障害（脳卒中），パーキンソン病，神経難病，脊髄損傷などがあり，それぞれの障害に応じた対応が行われる．

　中枢神経は，身体各部の制御を行う器官であるため，この部位の損傷は生体がもつすべての機能に影響する可能性がある．そのため，運動障害だけでなく，感覚障害，高次脳機能障害，言語障害などが重複することも多い．さらに，運動障害の障害像も多様であり，筋力低下や筋緊張の異常だけでなく，運動緩慢，運動失調などのように損傷された中枢神経系の役割に応じた機能不全が生じる．

　したがって，神経障害理学療法では疾患の障害像を把握し，適切な方法を選択して，運動機能の改善を図る必要がある．このためには，以下の知識が求められる．
①解剖生理学的知識：中枢神経系の構造と機能
②病態生理学的知識：中枢神経損傷の病態
③リハビリテーション医学の知識：中枢神経損傷からの機能回復
④理学療法学的知識：機能回復のための課題特異的トレーニング

2. 中枢神経の構造と機能

神経細胞の機能
▶ Lecture 2 参照.

ニューロン（neuron）

1）神経細胞の構造と機能

（1）神経細胞（ニューロン）（図1）

　神経細胞（ニューロン）は，神経系の機能の基本である電気的な活動とその伝導を担う重要な構成細胞である．基本的構造は，細胞体とそこから伸びる2種類の突起（軸索突起と樹状突起）から成る．突起の形態は細胞により異なるが，多数の突起のうち軸索突起は1本で，残りは樹状突起である．軸索突起は終末部などにおいて，他の

MEMO
樹状突起（dendrite）
外部からの刺激を受け取る突起.
髄鞘（myelin sheath）
ミエリン鞘ともよばれ，高速の伝導を行うための跳躍伝導に関連する.
軸索突起（axon）
神経細胞からの出力を送るための突起.
シナプス（synapse）
軸索終末部で神経伝達に関係する部位.

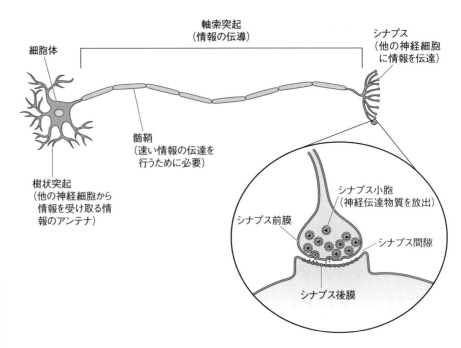

図1　神経細胞（ニューロン）の基本構造と軸索終末部の様子

神経細胞とシナプス結合する.

軸索突起の終末で形成されたシナプスは,他の神経細胞と結合して信号を伝達する.また,樹状突起は他の神経細胞から信号を受け取るアンテナの役割を果たし,多くのシナプスからの入力を受け取る.

軸索終末部には,シナプスを経由して信号を伝達する神経伝達物質を含むシナプス小胞が存在する.グルタミン酸,GABA（γアミノ酪酸）などの神経伝達物質は,拡散によってシナプス間隙を横切り,情報を受け取る神経細胞の受容体に作用する.多数のシナプスを介した情報伝達の結果,神経細胞の膜電位が変化して閾値を超え,活動電位が生じる.

（2）グリア細胞

神経系を構成する細胞のうち,神経細胞以外の細胞は総称してグリア細胞とよばれる.グリア細胞の役割にはいくつかあるが,神経細胞の支持と固定がよく知られている.また,中枢神経内でのオリゴデンドログリア細胞と末梢神経のシュワン細胞は,軸索の髄鞘形成を行う.

2）中枢神経の構造と機能

一般に中枢神経は脳と脊髄に区分される.臨床上の構造としては,テント上レベル,後頭蓋窩レベル,脊髄レベルに分けられる（図2）.

（1）テント上レベル

強靱な膜である小脳テントを境界として,それより上部に位置する大脳半球,大脳基底核,視床,視床下部などをいう.

a. 大脳半球

大脳は,大脳縦裂で左右の大脳半球に分かれる.各半球の表面は多くのヒダがあり,隆起部は脳回,溝は脳溝とよばれる.脳溝のなかでも,顕著に深い部分を脳裂といい,脳裂は大脳半球を前頭葉,頭頂葉,側頭葉,後頭葉に分離する（図3）.また,左右の大脳半球は脳梁で接続している.

大脳半球では,各領域における主な役割が決まっており,視覚（後頭葉）,聴覚（側頭葉）,運動（前頭葉）などのように特定の機能が局在する特徴がある（機能局在）.

b. 大脳基底核,視床（図4）

脳深部に位置する大脳基底核は,尾状核,被殻,淡蒼球,黒質,視床下核から成る.大脳基底核には入力を担当する核（尾状核や被殻）と出力を担当する核（淡蒼球,黒質）が存在し,大脳における他の部位と連携しながらはたらく.また,第三脳室周辺の構造は間脳とよばれ,ここに視床が存在する.

📖 MEMO

神経伝達物質
神経終末から放出され,次の細胞に興奮性または抑制性の情報を伝達する化学物質.アセチルコリン,グルタミン酸,GABA（γ-aminobutyric acid；γアミノ酪酸）,アミノ酸,ペプチドなど.

グリア細胞
(glial cell；神経膠細胞)
オリゴデンドログリア細胞
(oligodendroglia cell；乏突起神経膠細胞)
シュワン (Schwann) 細胞

テント上レベル
(supratentorial level)

📖 MEMO

大脳半球にある運動に関連する領域
主なものとして,中心溝の前方の中心前回に位置する一次運動野 (primary motor cortex) と,そのさらに前方の運動前野 (premotor cortex),内側面の補足運動野 (supplementary motor cortex) などがある.一次運動野は随意運動の実行,運動前野と補足運動野はその計画にかかわる (Lecture 2 参照).

📖 MEMO

大脳基底核
運動の準備や筋緊張の統御に重要な役割をもつ (Lecture 2 参照).歩行や運動学習への関与も深い.

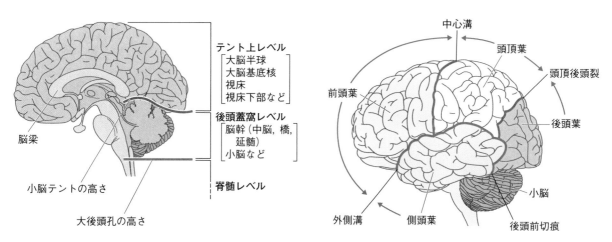

図2 中枢神経の構造

図3 大脳半球の構造

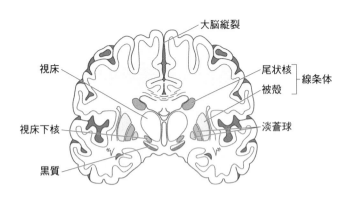
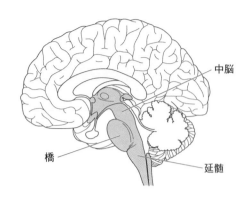

図4　大脳基底核と視床　　　　　　　　　　　　　　図5　脳幹の主な構成

後頭蓋窩レベル（posterior
cranial fossa level）

MEMO
小脳の機能的分類
前庭小脳は体幹の筋と頭部・眼の動きを統御し，脊髄小脳は身体の姿勢と平衡を調節する．大脳小脳は，運動の開始や方向，筋の協調などに重要な役割を果たす．

脳幹・小脳
▶『神経障害理学療法学Ⅱ 第2版』Lecture 18, 21 参照．

脊髄レベル（spinal level）

MEMO
灰白質と白質
中枢神経において灰白質は神経細胞が存在する部分を指し，白質は主に神経線維が存在する部分を意味する．

MEMO
錘外筋━━▶骨格筋
錘内筋━━▶筋紡錘

MEMO
感覚神経線維
Ⅰ型線維（筋紡錘，腱器官）からⅣ型線維（痛覚）まであり，線維の太さにより伝導速度が変化する．

脳損傷
▶ Lecture 4 参照．

（2）後頭蓋窩レベル

　小脳テントより下部で大後頭孔より上部に存在する構造物が，後頭蓋窩レベルに属する．主なものとして脳幹（中脳，橋，延髄）と小脳があげられ，呼吸や血圧などの自律神経調節にかかわる部位が存在する．また，脳神経もこの部分に存在する．

a. 脳幹（図5）

　中脳，橋，延髄により構成される．さまざまな上行路や下行路，その中継核，脳神経核，網様体が存在し，呼吸，血圧調節など生命維持にかかわり，また反射活動を調節している．

b. 小脳

　第四脳室や橋，延髄の背側部にあり，左右の半球部と正中にある虫部で構成される．小脳は3つの機能の異なる部位に分類され，それぞれ，前庭小脳（片葉小節葉），脊髄小脳（虫部および半球中間部），大脳小脳（小脳半球外側部）に分けられる．

（3）脊髄レベル

　頭蓋の大後頭孔より下部で，脊柱管に存在する部分は脊髄レベルに属する．脊髄はその高さにより頸髄，胸髄，腰髄，仙髄に分けられる．脊髄は周辺部が白質，中心部が灰白質の構造となっており，上位の中枢（大脳皮質や脳幹）からの下行性連絡線維や下位の感覚神経からの上行性連絡線維が走行している．

a. 脊髄前角

　運動ニューロンには2種類あり，α運動ニューロンは錘外筋，γ運動ニューロンは錘内筋を支配している．骨格筋は，脊髄前角にあるα運動ニューロンに反応して収縮する．

b. 脊髄後根

　脊髄後根には感覚神経が存在し，皮膚や関節などからのさまざまな末梢の感覚情報が脊髄内に伝えられる．

3. 中枢神経損傷の病態

1）脳損傷

（1）脳血管障害

　脳血管障害とは，脳血管の異常により引き起こされる脳神経系の障害の総称である．虚血性疾患と出血性疾患に大別され，虚血性疾患としては脳梗塞，出血性疾患としては脳出血，くも膜下出血などがその代表である．

a. 脳梗塞

　脳動脈の狭窄や閉塞など閉塞性の血流障害が生じ，脳組織が虚血，壊死を引き起こ

した状態をいう．原因として，動脈硬化（アテローム硬化）に伴う血栓や塞栓によるもの，心臓で形成された血栓などが脳血管に流れて閉塞させたものなどがある．

b. 脳出血，くも膜下出血

脳実質内で出血を起こした状態を脳出血（脳内出血），主幹動脈が存在するくも膜下腔で出血が生じた場合をくも膜下出血という．脳出血の出血部位としては，被殻出血と視床出血が多く，脳出血全体の70％を占める．一方，くも膜下出血は，太い血管の分岐部で生じる脳動脈瘤の破裂などが原因となる．また，くも膜下出血後には血管攣縮による脳虚血状態が生じることがある．

c. 脳動静脈奇形

先天奇形であり，脳の動脈から静脈に至る間の毛細血管が欠損し，ナイダスといわれる異常血管が存在している状態である．

（2）脳腫瘍

脳腫瘍とは，頭蓋内の組織で発生する新生物および転移性腫瘍の総称である．発生部位は，脳実質だけでなく，髄膜，血管，下垂体，脳神経などがある．

（3）頭部外傷

頭部に加わった外力により生じた損傷をいう．受傷機序として，外力などによる直接的な作用としての一次性損傷と，その後の生体反応の結果として生じる二次性損傷によるものがある．頭部外傷の原因は，交通事故が最も多い．

（4）多発性硬化症

中枢神経の白質における脱髄疾患であり，脱髄巣に応じた症状や有痛性発作などを引き起こす．症状の寛解と増悪を繰り返すのが特徴である．

2）脊髄損傷

脊髄に対して，なんらかの機序で損傷が生じた状態をいう．脊髄が完全に途絶した状態を完全麻痺，部分的に損傷した状態を不全麻痺という．

4. 中枢神経損傷からの機能回復

1）脳損傷からの機能回復の機序

神経細胞が細胞死に至った場合，神経組織そのものが再生されるわけではないため，他の臓器のようにもとの形に修復されることはない．そのため，機能回復の原因は，実際には細胞死に至っていない神経細胞が機能を回復させる場合（受動的回復）と，細胞死に至った機能を他の方法を用いて再獲得する場合（機能代償）の2つに分類できる．

（1）受動的回復（表1）[1]

a. 虚血性ペナンブラの回復

脳血管障害の場合，経過に伴って脳浮腫の減退や脳血流の改善によって機能が回復することがある．脳血流が低下した場合でも，その周囲の細胞死には至らないが機能障害を生じる虚血性ペナンブラとよばれる部分があり，血流再開によりこの虚血性ペナンブラにおいて機能の改善が生じる．

表1 脳卒中後の受動的回復

	数日	数週間
受動的回復	浮腫の消失 血流の改善	diaschisis の改善

（Levin MF, et al.：Neurorehabil Neural Repair 2009；23〈4〉：313-9[1]）

b. diaschisis（機能解離）の解消

限局した脳損傷後に，損傷部位の遠隔にある領域の機能が一時的に抑圧されることをdiaschisis（機能解離）という．機能回復には，このdiaschisisが次第に改善していくことが影響している．

MEMO
アテローム硬化
動脈の内膜に脂質が蓄積して肥厚した状態をいう．このため血管の内腔を狭窄する血栓が形成され，血栓が自壊し動脈血中に遊離した場合は，塞栓性の脳梗塞を起こす．

脳動静脈奇形
（cerebral arteriovenous malformation：AVM）

MEMO
ナイダス（nidus）
動脈と静脈の間に腫瘤状にとぐろを巻いた状態で存在する．周辺脳組織における栄養障害や酸素欠乏の原因となるだけでなく，静脈系に過大な圧が加わることにより出血を引き起こす（Lecture 4・図2参照）．

脳腫瘍，頭部外傷
▶ Lecture 5 参照．

MEMO
大脳皮質では内側に白質が存在するのに対して，脊髄では外側に白質が存在する．

多発性硬化症
▶『神経障害理学療法学Ⅱ 第2版』Lecture 27，28 参照．

脊髄損傷
▶『神経障害理学療法学Ⅱ 第2版』Lecture 23〜26 参照．

脳損傷からの機能回復の機序
▶ Lecture 9 参照．

ペナンブラ
▶ Lecture 4 参照．

MEMO
diaschisis（機能解離）
21世紀の初頭，モナコフ（von Monakow C）によって述べられた仮説に基づいている．モナコフの記述がドイツ語であったことによる混乱があったとされているが，diaschisisはギリシャ語で「全般的なショック」を意味しており，「脳で起こった脊髄ショックのようなもの」と解釈できる．

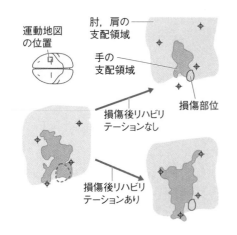

図6 損傷部周辺の機能的再組織化
脳血管障害モデルにおける一次運動野の運動地図の再編. 損傷後にリハビリテーションを行わなかった場合には, 手の支配領域が縮小し, 行った場合には支配領域が拡大している.
（Nudo RJ, et al.：Muscle Nerve 2001；24〈8〉：1000-19[2]）

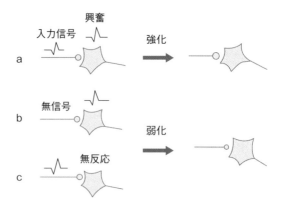

図7 ヘッブの可塑性シナプスモデルの概念図
a：信号を送る側の神経細胞と受ける側の神経細胞が同時に活動しているときにシナプスの結合の強度が増加する.
b, c：送る側の神経細胞の活動のみ（b）, もしくは受ける側の神経細胞のみが興奮する場合（c）には弱化する.
（塚田 稔：脳とニューラルネット. 朝倉書店；1994. p.269-92[4]）

MEMO
機能的再組織化（functional reorganization）
ヌド（Nudo RJ）らは, リスザルの一次運動野が, 集中的なトレーニングを行わなかった場合には縮小したのに対して, トレーニングを行った場合には拡大していることを示した（図6）[2]. このような変化は, 運動学習時に生じる運動皮質の関連領域の拡大と同様な機序で起こるため, 学習依存性変化であると考えられる.
▶ Lecture 9 参照.

ヘッブ（Hebb）の法則

MEMO
シナプスの長期増強（long term potentiation：LTP）
LTP には NMDA（*N*-methyl-_D_-aspartate；*N*-メチル-_D_-アスパラギン酸）型受容体が関与し, 連続した刺激によって NMDA 型受容体が賦活することにより, それがトリガーとなって生じる連続した反応により長期的なシナプス伝達効率の増加, すなわち LTP が発現する[4].

シナプスの長期減弱（long term depression：LTD）

（2）機能代償

a. 行動学的な機能代償

機能的な改善が, 神経学的な変化よりも行動学的な代償手段が確立することによる場合がある. 残存する機能や身体部位を代用することにより, 運動障害を有する状況に見合った新しい機能を獲得することをいう.

b. 機能的再組織化（図6）[2]

行動学的な機能代償とは異なり, 脳自体が失われた機能を取り戻すために可塑的に変化し, 神経学的な機能代償が生じた状態をいう. 集中的なリハビリテーションにより, 損傷部位以外の領域が, その損傷部位の機能を「引き継ぐ」ことを指し[2], 機能的再組織化とよばれる. この機能的再組織化こそ, 理学療法による運動機能改善効果の理論的背景となっている.

2）機能的再組織化と脳の可塑性

機能的再組織化は, 脳の可塑的な性質が反映している. 脳の可塑的変化には, 神経細胞, 樹状突起, シナプス, 神経伝達物質など, さまざまな因子が関与しており, 年齢と環境の影響を受ける[3].

（1）ヘッブの法則

脳の可塑的性質を示す概念として, ヘッブの法則が知られている. この法則では, 信号を送る側の神経細胞と受ける側の神経細胞が同時に活動しているときにシナプス強度が増加するとし, 反対に, 送る側の神経細胞の活動のみ, もしくは受ける側の神経細胞のみが興奮する場合には弱化するという仮説である（図7）[4]. この概念は, 使用頻度の高い神経回路網を活性化し, 有効に使われない回路を減弱させることを示し, 学習や記憶の特性を現している.

（2）シナプスの長期増強と長期減弱

ヘッブの法則を基礎づける特徴として, シナプスの長期増強と長期減弱とよばれる現象がある. 両者とも活動に応じてシナプスの伝達効率を変化させる性質であり, シナプスの長期増強では長期的にシナプスの伝達効率を増加させ, シナプスの長期減弱はその反対にはたらく. これらの特徴は, 細胞レベルで生じる学習依存性変化の性質を表す.

a. 樹状突起の分枝

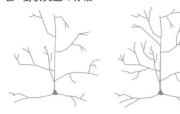

b. 樹状突起のスパイン密度の増加

c. 多重シナプス終末の増加

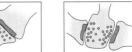

図8　神経細胞の学習依存性の変化
（Nudo RJ, et al.：Muscle Nerve 2001；24〈8〉：1000-19[2]より一部省略）

トレーニングしていない手（指屈筋）

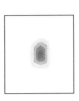

トレーニングした手（指屈筋）

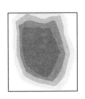

図9　運動学習による運動地図の拡大
1日2時間，5日間のピアノを使った五指の運動学習を行わせたときの，指の屈曲筋に対応する運動
地図の変化．学習した人の指の運動地図は拡大した．
（Pascual-Leone A, et al.：J Neurophysiol 1995；74〈3〉：1037-45[5]）

（3）神経細胞の構造的変化[2]

　学習依存性の長期的な変化として，シナプスだけでなく，神経の形態学的変化も生
じる．代表的な学習依存性の変化として，樹状突起の分枝（**図8a**）[2]，樹状突起のス
パイン密度の増加（**図8b**）[2]，多重シナプス終末の増加（**図8c**）[2] などが生じる．この
ような変化は，脳損傷後の機能回復に重要な役割を果たしていると考えられている．

（4）脳の可塑的変化と運動地図の拡大

　神経細胞レベルで生じる可塑的変化は，脳全体でみると神経回路網の再編成という
形となって現れる．具体的には，使用頻度に応じた脳における関連領域の拡大などと
して生じる．サルやラットに特定の運動学習課題を与えた場合に関連する領域が変化
したり，ヒトにおいても体性感覚野で，弦楽奏者や点字読者などの指の領域の拡張な
どが知られている．また，短期間の学習であっても，関連領域の拡大が生じることも
示されている（**図9**）[5]．

　脳卒中後片麻痺患者で生じる機能的再組織化も，同様の機序に基づくと考えられる[6]．

5. 機能回復のための課題特異的トレーニング

1）使用依存性の回復

　機能的再組織化を引き出すための介入における原則は「使用依存性の回復」である．
中枢神経系疾患に対する運動介入の基本原則は，使用頻度を増加させることと運動学
習を行わせることの2点を同時に満たすことである．単に使用頻度を増加させるだけ
でなく，運動学習の原則に基づいた介入が求められる（Lecture 9・**Step up** 参照）．

MEMO
運動地図
一次運動野が支配している部位
の地図．

使用依存性の回復
（use-dependent recovery）

ソーンダイク（Thorndike）の学習の3法則

学習準備のための機能評価
▶ Lecture 7, 8 参照.

国際生活機能分類(International-al Classification of Function-ing, Disability and Health：ICF)

機能障害 (impairment)

フューゲル-マイヤー評価表
（Fugl-Meyer Assessment：FMA）

活動制限 (activity limitation)

ADL (activities of daily living；日常生活活動)

参加制約
(participation restriction)

QOL (quality of life；生活の質)

反復のための課題設定
▶ Lecture 9 参照.

MEMO
古典的な神経障害理学療法においては，神経生理学的アプローチとよばれるような理念的な方法論が提示されているものもあるが，医学的根拠は示されていない．

課題特異的トレーニング
(task specific training)
課題指向型トレーニング
(task oriented training)

2) 運動学習の原則

運動学習は，対象とする運動課題を反復し，その結果に基づいて修正されることにより最適な運動を獲得する過程である．一般的に，学習を成立させるためには，①学習の準備ができていること（レディネスの法則），②反復すること（練習の法則），③結果をフィードバックすること（効果の法則）の3つが重要とされている（ソーンダイクの学習の3法則）．基本的な理学療法プログラムは上述の3法則を念頭に立案する．

（1）学習準備のための機能評価

レディネスの法則を考慮すると，学習を成立させるには，その学習を行う準備ができている必要がある．重度の運動障害があるにもかかわらず，高度な運動機能の再学習を行わせることはできない．したがって，神経障害理学療法においては，適切な評価を行って運動能力を推定し，患者の機能に応じた介入の方法を決定する．

評価方法については，ICF（国際生活機能分類）を参考に，機能障害，活動制限，参加制約の視点に基づいて行うことが重要である．

a. 機能障害の評価

生物学的・生理学的側面における運動能力の評価を行う．筋力，関節可動域などの一般的な評価と，疾患ごとの特徴的な運動障害像の評価（例：脳卒中後片麻痺患者に対するフューゲル-マイヤー評価表など）がこの評価に相当する．疾患の基本的な重症度を知ることが目的となる．

b. 活動制限の評価

対象者個人における活動の制限がどの程度あるかについての評価を行う．具体的には歩行速度やADL（日常生活活動）などの評価が相当する．これらの評価は個人の運動能力を知るうえで重要である．

c. 参加制約の評価

社会的な参加に対する制約がどの程度あるかについての評価を行う．生活範囲や該当する社会活動に対する自信や満足度などのQOL（生活の質）にかかわる評価が相当する．理学療法の目的や方向性を考える際に目安となる．

（2）反復のための課題設定

運動学習は，練習や経験の結果として生じるものなので，練習の法則が示唆するように，運動課題を学習するには，反復回数が重要となる．しかし，通常，脳卒中後片麻痺患者のような有疾患者の場合，疾患の状態や体力の問題により，反復回数を少なくせざるをえないという矛盾が生じる．そのため，神経障害理学療法においては，限られた反復回数で効率的に学習させる手段を講じる必要がある．医学的根拠のある方法論を用いて，対象者に応じた課題設定を調整する．

a. 医学的根拠のある方法論

これまでにさまざまなトレーニングが提唱されてきたが，そのすべてで効果的な機能改善が見込まれるわけではない．運動障害や歩行障害に対して医学的根拠の示されているトレーニングとしては，課題特異的トレーニング，短下肢装具，機能的電気刺激，歩行補助ロボットなどの使用が推奨されている[7]．練習内容の選択においては，医学的根拠の示された方法が第一選択となる．

b. 課題特異的アプローチと難易度調整

中枢系神経疾患において，共通して推奨される介入手法が，課題特異的トレーニング，もしくは課題指向型トレーニングとよばれる方法である．再獲得を促したい運動（例えば，立ち上がりや歩行など）に対して，それ自体もしくはその性質を反映した内容を反復させる手法である．

　運動障害のために獲得したい学習内容を反復することができない，もしくは反復回数が制限される場合がある．このような場合は，学習課題の難易度を患者の運動機能に合わせて調整する必要がある．異なる運動を反復させることになったとしても，課題が類似していれば学習の転移が生じる．

（3）結果のフィードバック（結果の知識）

　効果の法則とは，学習過程における結果に対して強化（報酬や罰則などの結果に対する評価）が与えられなくては学習が成立しないことを表している．したがって，理学療法のなかで運動学習を成り立たせるためには，運動課題を遂行した後に，その運動の成否についてフィードバックすることが必要不可欠となる．ある課題の成否についてのフィードバックを「結果の知識」という．運動学習の効果を高めるために，結果の知識は即時に得られること，定量的であることなどの工夫が必要である．臨床的には筋電図などを用いたバイオフィードバックなどが推奨されている[7]．

📓 MEMO

学習の転移
ある一つの運動課題において学習した内容が，類似した他の運動課題にも用いることができる場合をいう．

結果の知識
（knowledge of result）

■引用文献

1) Levin MF, Kleim JA, Wolf SL：What do motor "recovery" and "compensation" mean in patients following stroke? Neurorehabil Neural Repair 2009；23（4）：313-9.
2) Nudo RJ, Plautz EJ, et al.：Role of adaptive plasticity in recovery of function after damage to motor cortex. Muscle Nerve 2001；24（8）：1000-19.
3) Mora F, Segovia G, et al.：Aging, plasticity and environmental enrichment：structural changes and neurotransmitter dynamics in several areas of the brain. Brain Res Rev 2007；55（1）：78-88.
4) 塚田　稔：可塑性神経回路とそのモデル．甘利俊一，酒田英夫編：脳とニューラルネット．朝倉書店；1994．p.269-92.
5) Pascual-Leone A, Nguyet D, et al.：Modulation of muscle responses evoked by transcranial magnetic stimulation during the acquisition of new fine motor skills. J Neurophysiol 1995；74（3）：1037-45.
6) Richards LG, Stewart KC, et al.：Movement-dependent stroke recovery：a systematic review and meta-analysis of TMS and fMRI evidence. Neuropsychologia 2008；46（1）：3-11.
7) 日本脳卒中学会　脳卒中ガイドライン委員会編：脳卒中治療ガイドライン 2015．協和企画；2015．p.270-318.

■参考文献

1) 大西晃生，納　光弘ほか訳：臨床神経学の基礎．第3版．メディカル・サイエンス・インターナショナル；1996.
2) 松田岩男，杉原　隆編著：新版 運動心理学入門．大修館書店；1987.

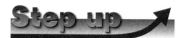

中枢神経系疾患に対する理学療法は，本講義で学習した多くの基礎的な知識に基づいて行われる．しかし，実際の臨床場面では，さまざまな問題から同様の疾患であっても多様な障害像を呈する．このため，基礎的な知識の理解だけでは十分とはいえない場合がある．以下に，基礎的な知識の理解だけでは対応が難しい理由の一部を紹介する．

1. 脳血管障害と実際の脳の損傷部位との違い

脳血管障害は，脳自体の疾患ではなく，脳血管の破綻によるものである．そのため，損傷された血管により，脳循環がどのように変化し，脳のどの組織が影響を受けたかによって，実際の症状は変化する．しかし，脳循環は脳底動脈輪などのように側副路に富む構造をもつため，同様の血管に問題が生じたとしても，損傷部位や障害像が異なる可能性がある．

実際には，基本的な血管走行と機能障害（impairment）の関係（表1）[1] を理解したうえで，損傷した血管とその支配領域から，現出している症状や機能障害を説明できるか臨床的な推論を進める必要がある．

表1　基本的な脳血管と代表的な機能障害の関係

内頚動脈系の損傷	眼動脈の病変	同側の単眼性視力低下
	前大脳動脈の病変	主として反対側の下肢の運動麻痺と感覚障害
	中大脳動脈の病変	反対側の顔面，上肢に強く，下肢に軽い片麻痺
椎骨脳底動脈系の損傷	脳幹自体への動脈枝の病変	脳幹の機能障害と脳神経障害
	小脳への動脈枝の病変	失調症と平衡機能障害
	後大脳動脈の病変	一側性，両側性半盲

（大西晃生ほか訳：臨床神経学の基礎．第3版．メディカル・サイエンス・インターナショナル：1996[1] をもとに作成）

2. 損傷部位と機能障害の関連

脳の機能局在のため，損傷を受けた部位と機能障害が密接に関連するのは当然であるが，脳損傷の程度から，詳細な機能障害の程度を予測することはできない．これは，生じた機能障害が脳の損傷から直接的に引き起こされたものか，間接的な原因によるかが必ずしも明確ではないことが原因の一つである．

表2　基本的な脳構造と代表的な機能障害の関係

テント上レベルの損傷	運動皮質	片麻痺
	大脳基底核	パーキンソニズム，ジスキネジア
	視床	感覚障害
後頭蓋窩レベルの損傷	脳幹	意識障害，嚥下障害，構音障害
	小脳	運動失調

それぞれの脳損傷によって生じる代表的な機能障害を知ったうえで（表2），現出する機能障害が脳のどの部位により引き起こされたのか推測する．

3. 背景因子の考察

運動機能を評価しリハビリテーションを展開するためには，国際生活機能分類（ICF）の構成要素である「個人因子」「環境因子」などの背景について知っておくことが重要である．背景となる因子は「活動」や「参加」だけでなく，機能障害にも影響する問題であることに留意する．特に，臨床的な理学療法介入の場面では，教示の与え方やプログラムの組み方にも背景となる因子が影響する．

4. 神経障害理学療法に求められる能力

以上のように，中枢神経系疾患の性質上，診断学的な知識だけで理学療法介入のプログラムを立案できるわけではない．したがって，神経障害理学療法で最も求められる能力は，基礎的な知識の理解に基づいて，さらに現状の運動障害を説明するための適切な臨床推論能力であるといえる．臨床推論を行うためには，国際生活機能分類に基づいた障害像の把握がきわめて重要である．

■引用文献

1）大西晃生，納 光弘ほか訳：臨床神経学の基礎．第3版．メディカル・サイエンス・インターナショナル：1996.

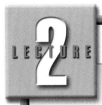

脳の機能と構造（1）
運動

到達目標

- 運動に関連する脳の構造を理解する.
- 運動皮質の構成を理解する.
- 運動に関連する領域とその役割について理解する.
- 皮質脊髄路の走行を理解する.
- 運動単位の役割を理解する.

この講義を理解するために

　この講義では，中枢神経系疾患における運動障害の概要を理解するために必要な解剖生理学的知識をまとめることを目標としています. 特に理学療法を展開するうえで重要な運動に関連する構造と機能について学習し，効果的に障害を評価するための基礎的な知識を身につけましょう.

　脳の機能と構造（運動）を学ぶにあたり，以下の項目をあらかじめ学習しておきましょう.

　　□ 大脳皮質の運動に関連する領域について学習しておく.

　　□ 大脳皮質と大脳基底核, 小脳の構造について復習しておく（Lecture 1 参照）.

　　□ 脊髄の構造と運動単位について学習しておく.

講義を終えて確認すること

　　□ 前頭葉についての知識を整理し, その性質が理解できた.

　　□ 大脳皮質と大脳基底核, 小脳の関連が理解できた.

　　□ 皮質脊髄路の構造が理解できた.

　　□ 中枢パターン発生器と歩行の関連が理解できた.

1．大脳皮質の運動関連領域

1）運動関連領域の位置と構成

中心溝の前方に位置する前頭葉には，中心前回からその前方にかけて運動に関連する領域が存在する．運動領域の近傍には，認識に関連する前頭前皮質や感情に関連する大脳辺縁系が位置しており，運動や行動の決定に関与していると考えられる．

運動に関連する主な領域としては，一次運動野，運動前野，補足運動野がある（図1）．また，補足運動野の下部の帯状溝周囲には帯状皮質運動野も存在する．一次運動野はブロードマンの4野，運動前野や補足運動野はブロードマンの6野に相当する．

2）一次運動野

（1）体部位局在

一次運動野は，中心溝の前方の中心前回に位置し，反対側の身体部位を動かすための神経細胞が存在する．一次運動野の神経細胞における分布は体部位局在があり，内側から下肢，上肢，顔という形で支配領域が決まっている（図2）．一次運動野の神経細胞からの線維連絡は，皮質脊髄路を介して直接的に脊髄に到達する．

（2）脊髄中枢との関連性

一次運動野は，皮質から脊髄の運動ニューロンに直接的に投射する．これにより，特定の部分の運動に関する情報を脊髄に届ける役割を担っており，直接的な運動の実行に関与する．

（3）一次運動野の神経細胞の特徴

一次運動野の神経細胞は，他の運動皮質ニューロンと比較して，より細部の限局した関節における運動に関与する．また，与える指令の性質は力の大きさや方向に関連し，筋収縮のパターンと一致しやすい．特に手や指の筋への脊髄運動神経細胞への直接投射は密になっており，脊髄内でのパターン生成を経ずに個別的に制御することが可能である．

3）運動前野

運動前野の構造

運動前野は中心前回より前方に位置し，背側運動前野と腹側運動前野に分けられる（図3a）[1]．この領域は，主に皮質間の連絡による視覚，聴覚，体性感覚の情報をもとに随意運動のプログラミングに関与する．

前頭前皮質（prefrontal cortex）
大脳辺縁系（limbic system）

帯状皮質運動野（cingulate motor area）

MEMO
ブロードマン（Brodmann）の脳地図（Lecture 3・図7参照）
ブロードマンの4野では，脊髄や皮質下核（皮質より内部の構造）に投射する5層の錐体細胞層が大きい．

一次運動野（primary motor cortex）

MEMO
体部位局在
一次運動野や一次感覚野の配置は，身体部位と対応関係がある．
ペンフィールド（Penfield WG）のホムンクルス
▶ Lecture 3 参照．

運動前野（premotor cortex）

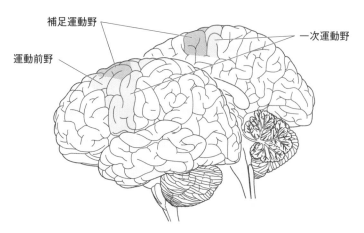

図1　運動関連領域

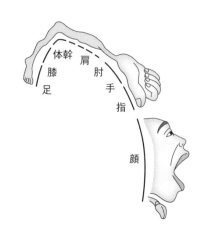

図2　運動野のホムンクルス

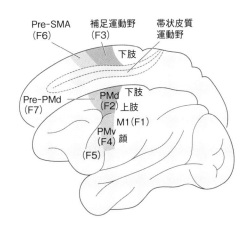

a. 運動前野
  背側運動前野（PMd）：F2の位置
  前背側運動前野（Pre-PMd）：F7の位置
  腹側運動前野（PMv）：F4とF5の位置
b. 補足運動野
  固有補足運動野：F3の位置
  前補足運動野（Pre-SMA）：F6の位置

図3　マカクザルの運動前野と補足運動野
（Kandel ER, et al. 著，金澤一郎ほか監：カンデル神経科学．メディカル・サイエンス・インターナショナル；
2014．p. 825[1]）
一次運動野（F1）や補足運動野（F3，6），運動前野（F2，4，5，7）というように運動野の位置が細
分化されている．

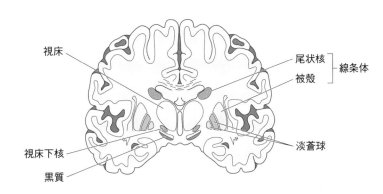

図4　大脳基底核

a. 背側運動前野

　運動前野の上内側に位置し，F2野ともよばれる．さらに前方には前背側運動前野（F7野）がある．背側運動前野はリーチング運動などの際に頭頂葉からの身体周囲の空間についての情報を受け，運動方向を計画する際に使われる．

b. 腹側運動前野

　運動前野の下外側に位置し，F4野（後方），F5野（前方）から成る．手や指などの運動と関連し，把持動作などにおいて，対象物の形状に合わせて活動を変化させる．

4）補足運動野

　前頭葉の内側面に位置し，固有補足運動野（F3野）と前補足運動野（F6野）に分けられる．この部分の損傷は，運動の開始と静止を困難にする．他の大脳皮質や大脳基底核，小脳からの情報を受け，随意運動を構成する情報の一部として一次運動野に伝える（**図3b**）[1]．機能的には，運動の順序性や運動の切り替えに関連している．

2．大脳基底核と小脳

1）大脳基底核

（1）大脳基底核の構造

　大脳基底核は，大脳深部にある線条体（尾状核，被殻），淡蒼球，黒質，視床下核から構成される領域である（**図4**）．

背側運動前野
（dorsal premotor cortex：
PMd）

前背側運動前野（predorsal
premotor cortex：Pre-PMd）

腹側運動前野
（ventral premotor cortex：
PMv）

補足運動野
（supplementary motor area）
固有補足運動野
（supplementary motor area
proper）
前補足運動野
（presupplementary motor
area proper）

MEMO
運動前野と補足運動野の機能的な役割の違い
運動前野が外的な参照（外的誘導）に，補足運動野が自発的な運動（内的誘導）に基づくとするものであるが，必ずしもそのような明確な機能分化がなされているわけではない．

大脳基底核（basal ganglia,
basal nuclei）
▶『神経障害理学療法学Ⅱ 第2
　版』Lecture 16 参照．

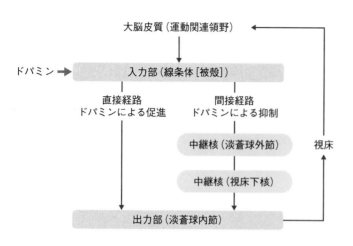

図5 大脳皮質-大脳基底核の連携の一例

図6 小脳の構造

線条体 (striatum)

淡蒼球 (globus pallidus)

黒質 (substantia nigra)

📝 **MEMO**
尾状核と被殻, 淡蒼球内節と黒質網様部はそれぞれ同じ入力核と出力核であり, 内包(皮質脊髄路の走行経路)により2つに分かれたものである.

視床下核 (subthalamic nucleus)

📝 **MEMO**
直接経路と間接経路
直接経路に至る神経細胞はドパミンにより促進され, 間接経路への神経細胞はドパミンにより抑制される (図5).

📝 **MEMO**
大脳基底核のはたらき
報酬予測と関連しており, 予測される報酬が学習の方向と関連する.

📝 **MEMO**
強化学習
学習過程で報酬や罰則のように結果に伴う強化が与えられる学習の種類の一つ.

小脳 (cerebellum)
▶『神経障害理学療法学Ⅱ 第2版』Lecture 17 参照.

前庭小脳 (vestibulocerebellum)

a. 線条体

尾状核, 被殻に分けられ, 大脳基底核の入力部にあたる. 大脳皮質, 脳幹などから多くの投射線維を受けている.

b. 淡蒼球

外節と内節という2つの核から成り, 外節は中継核, 内節は出力部となっている.

c. 黒質

背内側の緻密部と, 腹外側の網様部の2つから成る. 網様部が出力部となっている.

d. 視床下核

淡蒼球外節, 大脳皮質, 視床, 脳幹から投射を受け, 淡蒼球内節などに出力を送っている.

(2) 大脳皮質と大脳基底核の連携

大脳皮質と大脳基底核は, さまざまな回路を形成する. 運動については, 大脳皮質の運動関連領野からの情報が入力部である被殻に送られ, 直接経路と間接経路を経て出力部に送られる. その後, 視床を経て, 運動関連領野に戻される (図5). このとき, 直接経路は入力部から直接出力部へ至り, 間接経路は途中で淡蒼球外節や視床下核に至る. 一般的に直接経路は運動に対して促進的に, 間接経路は運動に対して抑制的にはたらく.

大脳基底核は, 特に強化学習のように報酬に基づき, 運動学習や習慣性の運動パターンの形成に関与しているとみなされている.

2) 小脳とその役割

(1) 小脳の構造

小脳は脳幹部の後方に位置し, 小脳脚を介して脳幹の背側部とつながっている. 小脳皮質と深部の小脳核(室頂核, 中位核, 歯状核)から成る (図6). 小脳の中央部を小脳虫部, 左右を小脳半球といい, 小脳半球はさらに中間部と外側部に分かれる.

(2) 小脳の機能

小脳は, 機能的には前庭小脳, 脊髄小脳, 大脳小脳に分かれる.

a. 前庭小脳

小脳の下部の脳幹側にある小さな部分である片葉小節葉にあり, 最も原始的な部位とされる. 前庭感覚などの入力を受け, 前庭神経核に投射して, 平衡調節, 眼球運動などにはたらく.

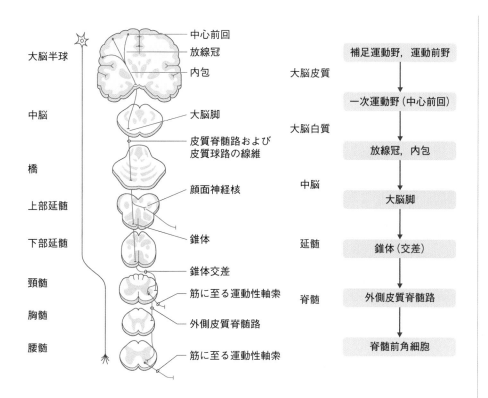

図7 皮質脊髄路

b. 脊髄小脳

虫部と半球中間部から成り，脊髄から体性感覚，固有感覚入力を受ける部分である．虫部では姿勢と歩行運動の調節，半球中間部では外側皮質脊髄路を修飾してより遠位の筋を制御する．

c. 大脳小脳

半球の外側部から成る系統発生的に最も新しい部分である．大脳からの入力を受け，歯状核を介して運動皮質などに出力する．大脳小脳は運動の計画と実行にかかわり，この部分の損傷により運動の不規則化や開始の遅れが生じる．

（3）大脳皮質と小脳の連携

大脳皮質からの情報は，下オリーブ核からの登上線維とその他の核から入力される苔状線維をとおして小脳皮質に伝わる．下オリーブ核は，計画した運動状態と実際に起こった運動状態の誤差をモニタリングしているため，登上線維からの入力がフィードバック信号として小脳の活動を変化させる．これによって運動は修正され，より正しい運動が行われる．

3. 脳からの運動性下行路

上位の運動中枢で形成された運動の指令は，いくつかの下行性連絡により脊髄に伝えられる．大きくは，運動皮質から脊髄に向かう皮質脊髄路と，脳幹から脊髄に向かう錐体外路に分けられる．

1）皮質脊髄路 （図7）

一次運動野を中心とした運動関連皮質から起始し，放線冠や内包を通って脳幹へ向かう．脳幹の前方の大脳脚を通り，延髄で交差して，大部分は反対側の側索を下行し，外側皮質脊髄路を形成する．交差しない線維は前方を通り，前皮質脊髄路となる．最終的に脊髄前角や介在ニューロンに連絡する．

脊髄小脳（spinocerebellum）

大脳小脳（cerebrocerebellum）

MEMO
登上線維
小脳皮質中の神経線維で，プルキンエ（Purkinje）細胞を強力に支配する．
苔状線維
脳幹から脊髄内の神経核に由来する小脳の求心性線維．

MEMO
小脳のはたらきにより，運動の誤差は適時修正されるフィードバック誤差学習を行うことができる．

MEMO
中枢性の運動障害の代表格である片麻痺症状は，皮質脊髄路の損傷によって引き起こされる．

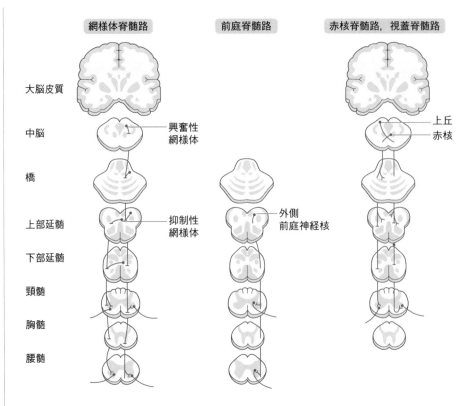

図8 錐体外路系

2）錐体外路　（図8）

　いくつかの脳幹部の神経核から起始し，脊髄に向かう．赤核から生じる赤核脊髄路，上丘から生じる視蓋脊髄路，網様体から始まる網様体脊髄路，前庭神経核から始まる前庭脊髄路がある．網様体脊髄路は歩行の制御に重要な役割を担う．

（1）網様体脊髄路

　網様体ニューロンから起始する経路であり，その役割から興奮性網様体から起始する経路と抑制性網様体から起始する経路が存在する．また，同側を下行する線維と対側を下行する線維がある．機能的には，歩行リズムの発生や筋緊張の抑制に関与する．

（2）前庭脊髄路

　前庭神経核（上部延髄）を起始核とする下行路であり，内側前庭脊髄路と外側前庭脊髄路に分類される．脊髄運動ニューロンに到達するのは，外側前庭神経核からの外側前庭脊髄路であり，伸筋のα運動ニューロンとγ運動ニューロンを支配する．

（3）赤核脊髄路

　赤核（中脳）を起始核とし，交差して反対側を下行する経路である．皮質脊髄路とほぼ同一部位に位置する．機能的な意義は明確ではない．

（4）視蓋脊髄路

　上丘（中脳）を起始核とし，脊髄を下行する経路である．視覚，聴覚に反応する頭部の運動に関与するとされる．

4. 運動ニューロン

1）α運動ニューロン

　脊髄前角に位置し，筋に軸索を送る運動ニューロンである．大型で筋線維（錐外筋線維）を支配しており，直接的に筋収縮を引き起こす．

錐体外路
▶『神経障害理学療法学Ⅱ 第2版』Lecture 17 参照.

✎ MEMO
皮質脊髄路は皮質から直接脊髄に向かうため直接賦活経路とよばれ，錐体外路は大脳皮質から脳幹への入力を経て脊髄に向かうために間接賦活経路とよばれる．

✎ MEMO
姿勢を制御する運動ニューロンの活動の強化
網様体および前庭脊髄路が関連している．伸筋活動はこれらの投射線維によって促進されるが，皮質網様体路を通じて伸筋活動が抑制される．大脳皮質からの連絡が途絶えると伸筋活動への抑制が失われ，筋緊張が亢進する．

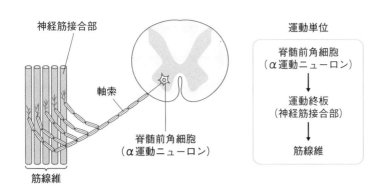

図9 運動単位（MU）の構成

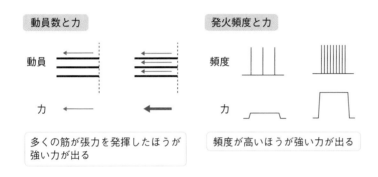

図10 発揮筋力と運動単位の動員数，発火頻度

2) γ運動ニューロン

α運動ニューロンの近傍に位置して，筋紡錘（錐内筋線維）を支配する小型の運動ニューロンである．筋紡錘が受容する長さや速さの感覚を調整する．

3) 運動単位

脊髄α運動ニューロンと，それに連なる筋線維によって構成される機能単位である（**図9**）．一つの運動単位につながる筋線維数は筋により異なり，数本から数千本に及ぶ．強い筋力を発揮するには運動単位をより多く，より強くはたらかせる必要があり，筋力に応じて運動単位の動員数と発火頻度が調整される（**図10**）．

（1）運動単位の種類

運動単位は，収縮や疲労耐性から，いくつかのタイプに分けられる（**表1**）[2]．また，筋線維もそれぞれの神経細胞のタイプに対応して，遅筋線維（Ⅰ型線維）や速筋線維（Ⅱ型線維）に分けられる．

（2）運動単位の動員数

より多くの運動単位を同期して動員することにより，強い筋力を発揮することができる．一般に，発揮された筋力に応じて，活動閾値の低い神経細胞から，高い神経細胞へと順になされる特徴がある．閾値の低い神経細胞は小さく，閾値の高い神経細胞は大きいことから，このような動員特性を「サイズの原理」とよんでいる（**図11**）[2]．

（3）運動単位の発火頻度

運動単位に加わる刺激が単発の場合，発揮される筋の張力は小さいままであるが，反復して高頻度で刺激を加えることで加重され，発揮される筋の張力は増加する（**図12**）[3]．一定以上の頻度で刺激することにより，完全強縮となり最大張力を発揮することになる．このような発火頻度の調節により，運動単位はどの程度の張力を発揮するかを調整することができる．

運動単位（motor unit：MU）

運動単位の動員数（recruitment），発火頻度（firing rate）

表 1　運動単位のタイプ（ネコ内側腓腹筋における運動単位）

運動単位の タイプ	ST (slow-twitch)	FT (fast-twitch)		
		FR (fatigue resistive)	FI (intermediate)	FF (fatigable)
筋線維	I 型線維	IIa 型線維	IIc 型線維	IIb 型線維
収縮力	弱い	←――――――――――→		強い
収縮速度	遅い	←――――――――――→		速い
疲労耐性	高い	←――――――――――→		低い
α運動ニューロンの大きさ	小さい	←――――――――――→		大きい
動員閾値	低い	←――――――――――→		高い

(Sypert GW, et al.：Neurosurgery 1981；8〈5〉：608-21[2])

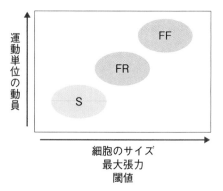

図 11　サイズの原理

S：slow
FR：fatigue resistive
FF：fatigable

(Sypert GW, et al.：Neurosurgery 1981；8〈5〉：608-21[2])

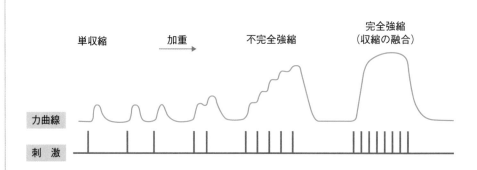

図 12　運動単位の発火頻度
刺激間隔が狭まり，前の収縮が完了する前に，次の収縮が開始されると，収縮は加重して大きくなり，さらに融合して滑らかになる．
(山田　茂ほか編著：骨格筋―運動による機能と形態の変化．ナップ；1997．p.58[3])

5. 脊髄運動回路

1) 伸張反射経路

伸張反射は 2 つの神経細胞しか関与しない単純な反射であり，筋紡錘に対する刺激により，Ia 求心性線維をとおして脊髄に至った刺激がα運動ニューロンを興奮させ，筋収縮を引き起こす（**図 13a**）[1]．臨床的には腱反射として知られる．

2) 屈曲反射経路

屈曲反射は種々の多シナプス反射を含む包含用語であり，伸張反射のように単純な経路ではない．皮膚侵害受容器などのさまざまな入力を受け，有害刺激からの逃避反射や歩行時の下肢屈曲運動のような広範な役割を有している．屈曲反射に際して屈筋運動ニューロンが活動すると，伸筋運動ニューロンは抑制され（相反性支配），反対側では屈筋運動ニューロンの抑制，伸筋運動ニューロンの興奮が生じる．したがって，一側の下肢が屈曲すると反対側は伸展する運動がみられる（交差性伸展反射；**図13b**）[1]．

3) 脊髄の中枢パターン発生器

歩行のような律動的な運動において，上位の神経細胞からの指令は必須ではなく，脊髄に局在する神経回路によって形成することができる．このような律動的な運動を

MEMO
伸張反射
α運動ニューロンとIa求心性線維の損傷が起きると消失し（緊張低下；hypotonia），上位中枢からの制御を失うと過剰となりやすい（緊張亢進；hypertonia）．

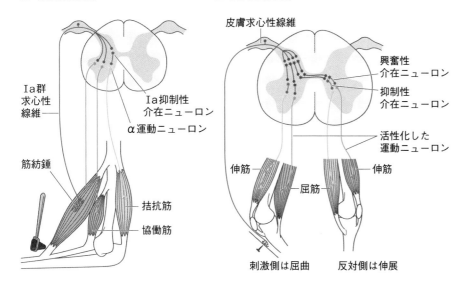

a. 伸張反射経路

Ia群
求心性
線維

Ia抑制性
介在ニューロン

α運動ニューロン

筋紡錘

拮抗筋

協働筋

b. 屈曲反射経路

皮膚求心性線維

興奮性
介在ニューロン

抑制性
介在ニューロン

活性化した
運動ニューロン

伸筋

屈筋

伸筋

刺激側は屈曲　　反対側は伸展

図 13　脊髄反射経路
（Kandel ER, et al. 著，金澤一郎ほか監：カンデル神経科学．メディカル・サイエンス・インターナショナル；
2014．p.779[1]）

MEMO
屈曲反射にみられる対側への投
射は，中枢パターン発生器の一
部を構成し，律動的な活動を引
き起こす．

中枢パターン発生器（central
pattern generator：CPG）
▶ Lecture 10 参照．

可能とする脊髄の神経回路を中枢パターン発生器とよぶ．中枢パターン発生器は末梢
神経からの律動的な感覚入力を必要としないが，脳からの下行性の信号や末梢からの
固有受容入力によって調整される．

■引用文献

1）Kandel ER, Schwartz JH, et al. 著，金澤一郎，宮下保司監：カンデル神経科学．メディカル・
サイエンス・インターナショナル；2014．p.779，825.
2）Sypert GW, Munson JB：Basis of segmental motor control：motoneuron size or motor unit
type? Neurosurgery 1981；8（5）：608-21.
3）山田　茂，福永哲夫編著：骨格筋—運動による機能と形態の変化．ナップ；1997．p.58.

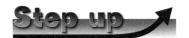

大脳皮質は皮質脊髄路を通して，脊髄の前角細胞に活動の命令を伝える．その際，一次運動野や運動前野，補足運動野などの各皮質領域はどのような役割を担っているかを知ることは重要である．

1. 一次運動野

　一次運動野は「運動の遂行」にかかわると考えられる．一次運動野の皮質細胞における最も顕著な特徴は，細部の運動（関節ごとの独立した運動）に関連していることである．例えば，等尺性収縮を行う際に皮質の神経細胞は筋活動が始まる50〜100 ms前に反応している[1]．また，その運動方向に応じた皮質細胞が動員され，その力の大きさは皮質細胞の発火頻度と関連する．このような特性は動的な運動においても同様であり，その発火パターンは筋電図の活動パターンと類似する．一次的な運動の記憶についても反応する皮質細胞の存在も確認されている[2]．したがって，一次運動野は発揮する力の情報（運動方向や力の大きさ，その作業記憶）を符号化していると考えられる．

2. 背側運動前野

　一次運動野以外の運動関連領野（運動前野，補足運動野）は運動の計画に関与すると考えられる．特に背側運動前野は運動の方向特性についての計画と密接に関連している．例えば，運動方向を指示された後，少し時間を空けて反応するような場合には，指示の提示を受けた際に背側運動前野が働き，実際に運動が行われる際に一次運動野が活動する．さらに一次運動野では運動が行われる反対側の皮質（右手の運動だとしたら左脳）で活動が認められるが，背側運動前野では両側性に活動が認められる．以上の性質は運動の実行というよりも運動方向の指示そのものに関連していることを示唆している．そのような特徴は観察するだけでも得られる場合がある．したがって，背側運動前野は発揮する力の計画に関与し，具体的な運動の支持を一次運動野に与えていると考えられる．

3. 腹側運動前野

　腹側運動前野では把握動作の種類に応じて，反応する細胞が選択されることが知られている[3]．具体的には同じ把握動作でも「つまむ」や「握る」では異なる神経細胞が活動することになる．さらにリング状のものやシリンダー状のものなど把握する「もの」に応じて，働く神経細胞が変化する．興味深いのは，このような神経細胞は他者の把握動作を観察するだけでも発火するところである（**巻末資料・図1**参照）．このような性質をもつ細胞はミラーニューロンとよばれ，他者の行動を理解するうえで重要な役割を果たしている．以上のように，腹側運動前野では観察により運動を理解し，適切な運動を選択するような計画が行われている．

4. 補足運動野

　補足運動野も運動の計画に関与すると考えられる．運動前野と同様に運動の文脈に関連し，個別の運動内容との関連は少ない．補足運動野で知られている特徴は運動の順序選択である．例えば，特定の補足運動野の神経細胞は，一定の順序の場合にのみ反応し，同じ運動であってもその順序を変化させると反応しなくなる[4]．さらに，慣れた順序では反応しないが，順序の変更が起こった場合にその活動を増加させるような変化をみせる．

　以上のように，運動関連領野のそれぞれのはたらきの役割については，まだ明確であるとはいえないが，一次運動野が具体的な運動内容に関連しているのに対して，それ以外の領野がより抽象的な計画に関連していることは間違いがない．この特性が明らかになることは，神経障害理学療法学の発展に必須となると予想される．

■引用文献

1) Evarts EV：Relation of pyramidal tract activity to force exerted during voluntary movement. J Neurophysiol 1968；31（1）：14-27.
2) Li CS, Padoa-Schioppa C, Bizzi E：Neuronal correlates of motor performance and motor learning in the primary motor cortex of monkeys adapting to an external force field.Neuron. 2001；30（2）：593-607.
3) Rizzolatti G, Camarda R, Fogassi L, et al.：Functional organization of inferior area 6 in the macaque monkey. II. Area F5 and the control of distal movements. Exp Brain Res 1988；71（3）：491-507.
4) Tanji J：Sequential organization of multiple movements：involvement of cortical motor areas. Annu Rev Neurosci 2001；24：631-51.

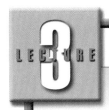

脳の機能と構造（2）
感覚，脳血管の走行と灌流領域

到達目標

- さまざまな感覚の種類とその検査法を理解する.
- 感覚情報の経路を理解する.
- 感覚情報の脳内処理過程を理解する.
- 視覚および前庭覚とそれに関連するバランス機能について理解する.
- 脳における血管の走行と灌流領域を理解する.

この講義を理解するために

　この講義では，体性感覚を中心にさまざまな感覚情報の種類と検査，感覚情報の伝わる経路，そして脳内での処理過程について学びます. 体性感覚以外にも，前庭覚や視覚情報と姿勢制御，バランス機能との関連についても学習します. また，脳に灌流する各種脳血管の走行，さらにはそれらの脳血管がどの脳領域を灌流するのかについて学習します. 基本的な感覚の評価法や感覚にかかわる解剖生理学，脳血管にかかわる解剖生理学を整理しておくことで理解がより深まります.

　脳の機能と構造（感覚，脳血管の走行と灌流領域）を学ぶにあたり，以下の項目をあらかじめ学習しておきましょう.

　　□ 感覚検査の手法を学習しておく.
　　□ 大脳，間脳，中脳，脳幹，小脳の構造と機能について，解剖学的・生理学的な知識を整理しておく.
　　□ 左心室から送り出される動脈血の流れ（各種動脈）を学習しておく.

講義を終えて確認すること

　　□ 感覚情報と知覚について理解できた.
　　□ 体性感覚の検査法が理解できた.
　　□ 感覚の経路と感覚情報の処理過程が理解できた.
　　□ 姿勢制御，バランス機能と視覚，前庭覚，体性感覚との関連性が理解できた.
　　□ 脳を灌流する各脳動脈の走行と灌流領域について理解できた.

LECTURE
3

1. 感覚とは

　光，音，機械的刺激など，外部の刺激をとらえるはたらきを感覚といい，この感覚によってさまざまな変化を的確に把握し，環境に適応することが可能となる．さまざまな刺激は受容器（感覚受容器）を通じて受け取られ，受容器とそれを伝える神経系を含めた各種器官を含め感覚器とよぶ．

2. 感覚の種類

　感覚は，特殊感覚，体性感覚，内臓感覚に分類される（**図1**）．特殊感覚は目や耳など特殊な感覚器官によって感知されるもので，視覚，聴覚，味覚，嗅覚，平衡感覚がある．体性感覚は皮膚や関節などから刺激が伝わる感覚で表在感覚と深部感覚（固有感覚）に大別される．表在感覚（皮膚，粘膜）には触覚，圧覚，温度覚，痛覚があり，深部感覚には位置覚，運動覚，振動覚，深部痛覚がある．また，体性感覚には複合感覚（複数の感覚の統合）として2点識別覚，皮膚書字覚，立体認知，部位感覚，素材識別覚などがある．内臓感覚には尿意や便意，渇きなどの臓器感覚と内臓痛覚がある．

3. 感覚の検査法

　表在感覚の検査としては触覚検査，痛覚検査，温度覚検査が，深部感覚の検査としては関節覚（位置覚と運動覚），振動覚の検査が，理学療法の臨床では通常行われる検査となる．特殊感覚の検査としては脳神経検査がある．

1）触覚検査，痛覚検査

　触覚検査では，筆を用いて検査対象とする部位の皮膚に触れる．痛覚検査では，先端の尖った安全ピンなどを用いる（**図2**）．

2）温度覚検査

　40〜45℃程度の温水と，10〜15℃程度の冷水を試験管などに入れ，皮膚に数秒間接

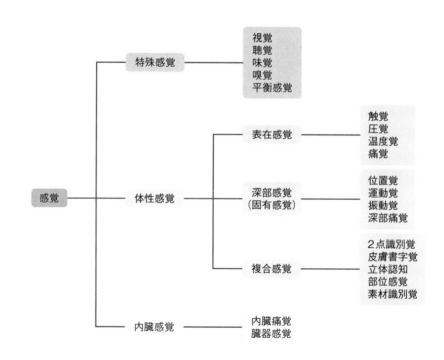

図1　感覚の種類

MEMO
感覚と知覚の相違
感覚器からの情報が大脳皮質の各感覚野に投射され，その刺激を受けたことがわかることを感覚とよび，それに対して刺激の種類や状態までを判別することを知覚とよぶ．

気をつけよう！
痛覚検査
安全ピンなど先端の尖ったもので皮膚を傷つけることがないよう，ピンは垂直に当てず，斜めにして刺激する（**図2**）．

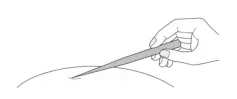

図2　痛覚検査の方法

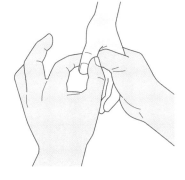

図3　関節覚（受動運動覚）の検査方法
一方の手で左手の甲をつかみ固定し，もう一方の手で左母指を側方からつまみ，脱力を指示し，他動的に動かす．

触させて検査する．

3）関節覚の検査

位置覚は，麻痺側の関節を他動的に動かし，どこを動かしているかを答えてもらう，あるいは非麻痺側で真似してもらう．運動覚は，手指や足趾を指でつまみ，屈曲・伸展方向に動かし，どちらに動いたかを答えてもらう受動運動覚を検査する（**図3**）．なお，位置覚と運動覚については，厳密に区分せず両者を関節覚としてもよい．

4）振動覚の検査

振動覚は，音叉を使用して検査する．振動させた音叉を橈骨の茎状突起や膝蓋骨，内果などに当てて，振動を止め，止まったことを答えてもらう．

4. 体性感覚の経路

体性感覚のうち，四肢と体幹の触覚，圧覚，振動覚は後索（内側毛帯路）を通じて視床に投射され，シナプス結合後に一次体性感覚野に投射される（**図4**）[1]．また，四

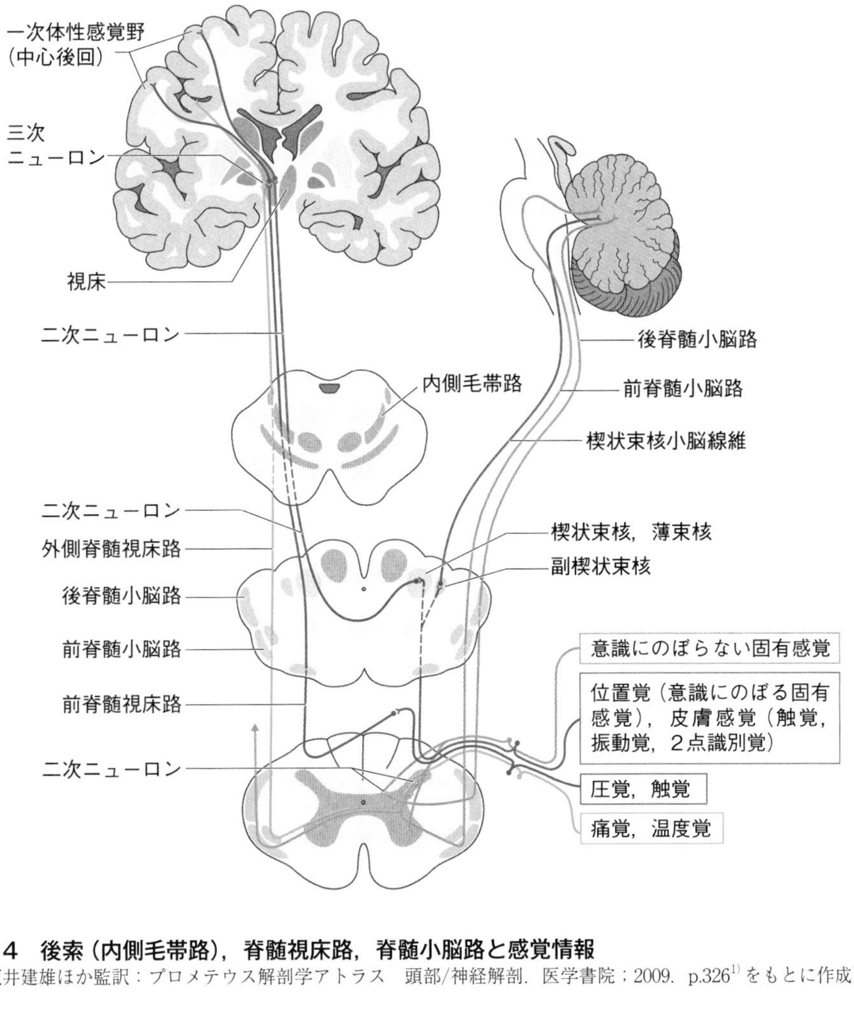

気をつけよう！
関節覚の検査
検査する（他動運動する）指を上下（指背と指腹をつまむ）からではなく側方から軽くつまむ．他動的に運動する際には，他の皮膚に触れたり他の関節を動かさないようにする．図3に左手母指の手根中手（carpometacarpal：CM）関節の関節覚の検査を示す．

一次体性感覚野（中心後回）
三次ニューロン
視床
二次ニューロン
内側毛帯路
二次ニューロン
外側脊髄視床路
後脊髄小脳路
前脊髄小脳路
前脊髄視床路
二次ニューロン

後脊髄小脳路
前脊髄小脳路
楔状束核小脳線維
楔状束核，薄束核
副楔状束核

意識にのぼらない固有感覚
位置覚（意識にのぼる固有感覚），皮膚感覚（触覚，振動覚，2点識別覚）
圧覚，触覚
痛覚，温度覚

図4　後索（内側毛帯路），脊髄視床路，脊髄小脳路と感覚情報
（坂井建雄ほか監訳：プロメテウス解剖学アトラス　頭部/神経解剖．医学書院；2009．p.326[1] をもとに作成）

ここがポイント！
感覚性運動失調（sensory ataxia）
小脳性の運動失調とは異なり，固有感覚が損なわれた結果として生じる協調運動が損なわれた状態を指す．視覚情報によってある程度は代償できるため，視覚情報の有無で協調運動障害の程度は変化し，視覚情報に依存できない状況ではその障害は顕著となる．

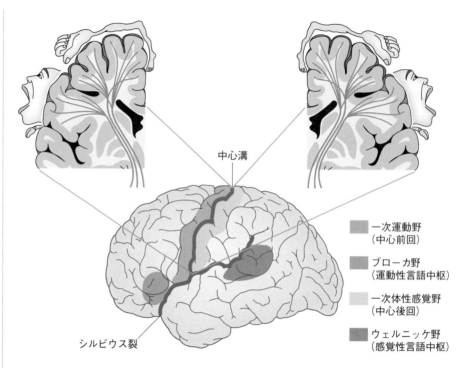

図5　一次体性感覚野における主な機能局在

肢と体幹の温度覚と痛覚は脊髄視床路を通じて，視床に投射され，シナプス接合し，一次体性感覚野に投射される（**図4**）[1]．頭部の触覚と圧覚，温度覚と痛覚は三叉神経を経由して視床に入り感覚野へ投射される．これらの感覚は，視床に入り大脳の感覚野に投射される「意識にのぼる感覚」である．

　一方，意識にのぼらない感覚もあり，これらは姿勢制御に深く関連しており，脊髄小脳路を経て小脳，さらに前庭などの感覚情報を伝えている．

1）後索路（内側毛帯路，後索-内側毛帯路）

　末梢の感覚受容器からの情報は，脊髄神経後根から脊髄の後索に入る（**図4**）[1]．同側の後索を上行し，延髄尾部の楔状束，薄束へ投射してシナプス接合する．楔状束は上肢の，薄束は下肢の感覚情報を運ぶ．楔状束は第3胸髄より下位に存在しない．この2つの神経路は位置覚（意識にのぼる固有感覚），繊細な皮膚感覚（触覚，振動覚）を伝える．後索核（楔状束核，薄束核）にてシナプス接合した後は，対側へ交差して視床の後外側腹側核に至る．この後索核から視床の後外側腹側核までの経路を内側毛帯路という．視床の後外側腹側核にてシナプス接合し，中心後回にある一次体性感覚野に送られる．一次体性感覚野ではペンフィールドの「ホムンクルス」（感覚の小人）の局在（**図5**）に従い，感覚情報が処理される．

2）脊髄視床路（外側脊髄視床路，前脊髄視床路）

　前脊髄視床路は，脊髄の前索を通過して，粗い触覚や圧覚を伝え，外側脊髄視床路は側索を通過して，温度核，痛覚，かゆみなどを伝える．前脊髄視床路は後角にてシナプス接合して，すぐに交差（前交連）し，対側の脊髄の前索を上行する（**図4**）[1]．外側脊髄視床路は，後角から入り膠様質でシナプス接合して，やはり前交連で交差して対側の脊髄側索を上行する．脳幹の橋そして中脳にかけて内側毛帯路と接近して，内側毛帯路と同様に上行し視床の後外側腹側核に至る．後外側腹側核でシナプス接合し，中心後回の一次体性感覚野に至る．後索路と同様，一次体性感覚野では「感覚の小人」の局在に従い，感覚情報が処理される（**図5**）．

LECTURE 3

MEMO
脊髄の解剖
脊髄は内側に灰白質，外側に白質がみられる．白質は後索（薄束，楔状束），側索，前索に分けられる．灰白質は後角，側角，中間質，前角に分けられる．

MEMO
感覚の小人
ペンフィールド（Penfield WG）らは，大脳皮質の研究によって，脳の表面にヒトの形（小人：ホムンクルス）を重ねた一次感覚野などの地図を作成した．

3）三叉神経視床路

　顔面の感覚は，脳幹の三叉神経核（温度覚と痛覚を伝える橋から延髄に渡る三叉神経脊髄路核，触覚や振動覚を伝える橋に存在する三叉神経主知覚核）から視床の後内側腹側核へ投射され（図6）[2]，そこから一次体性感覚野に至る．三叉神経核から視床までの経路を三叉神経視床路とよぶ．一次体性感覚野では「感覚の小人」の局在に従い感覚情報が処理されるため外側に位置し，シルビウス裂の上方が局在となる（図5）．

4）脊髄小脳路

　前脊髄小脳路と後脊髄小脳路がある．両経路は下半身からの固有感覚の情報を小脳に伝えるため，視床を経由して大脳皮質に至るものとは異なり，意識にのぼらない．なお，上肢や頸，体幹の固有感覚の情報は，副楔状束核小脳路を経る．脊髄小脳路，脊髄視床路，内側毛帯路の走行と伝える感覚情報を図4[1]に示す．

（1）後脊髄小脳路

　小脳への意識にのぼらない交差性と非交差性の知覚と固有感覚を伝え，下小脳脚を通って同側の小脳前葉，虫部錐体，虫部垂（旧小脳）に至る．

（2）前脊髄小脳路

　後脊髄小脳路と同様に，小脳への意識にのぼらない交差性と非交差性の知覚と固有感覚を伝えるが，上小脳脚を通って小脳前葉（旧小脳）に至る．

5. 感覚野

　感覚路からの情報は最終的に大脳皮質で処理され，知覚・認知される．

1）一次体性感覚野

　視床の後外側腹側核（後内側腹側核）を経て，感覚情報は中心後回に位置する一次体性感覚野に投射される．一次体性感覚野には「感覚の小人」として表現される体性感覚局在がある（図5）．一次体性感覚野は，ブロードマンの脳地図（図7）[3]においては1・2・3野に該当する．中心溝に近いほうから3・1・2野の順に位置し，3野のなかでも前方（3a野）は固有感覚が投射される領域であり，後方（3b野）は皮膚触覚が投射される領域である．これよりも高次な領域として1・2野が位置づけられている[4]．1・2野では「複数の指節にまたがる」「2本以上の指にまたがる」「手掌や手背全体を覆う」といった刺激に対応する受容野が発見されており，複合的な神経細胞（ニューロン）が存在している．3野から1野，2野，そしてその後方にある頭頂連合野の5野，7野へ向かうにつれて高次な情報処理が行われている．5野においては，身体の位置や動きなどの情報がまとめられる．7野では，後頭葉から送られる視覚情報も加わって身体と外界との相互関係を把握することができる．そしてその情報はさ

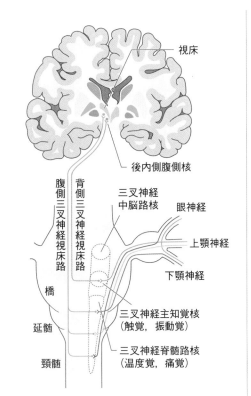

視床
後内側腹側核
腹側三叉神経視床路
背側三叉神経視床路
三叉神経中脳路核
眼神経
上顎神経
下顎神経
橋
延髄
頸髄
三叉神経主知覚核（触覚，振動覚）
三叉神経脊髄路核（温度覚，痛覚）

図6　三叉神経視床路
（浦上克哉ほか編：図説 神経機能解剖テキスト．文光堂；2017．p.101[2]を参考に作成）

シルビウス（Sylvius）裂

MEMO

●**交差性と非交差性の知覚**
下位の同側の情報を上位の同側中枢に伝えるものを非交差性とよび，一側の情報を上位の対側中枢に伝えるものを交差性とよぶ．右下肢の知覚が左側の小脳半球に伝わる場合に交差性の知覚情報を伝えると表現する．

●**固有感覚**
空間における四肢の場所と関連する感覚で深部感覚と同意である．本来，固有感覚と表現することが妥当だが，検査では深部感覚検査と表現するため，その表現も用いられている．

調べてみよう
ブロードマン（Brodmann）の脳地図の中心溝の周辺の領域と頭頂連合野について調べてみよう．

調べてみよう
後頭葉の機能について調べてみよう．

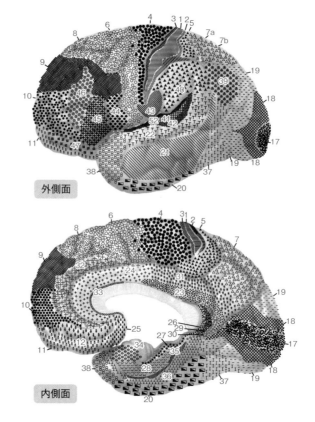

外側面

内側面

図7　ブロードマンの脳地図
（松下正明ほか編：専門医のための精神科臨床リュミエール 2．精神疾患と
脳画像．中山書店：2008．巻頭図[3]）

らに下頭頂小葉へ送られて，より多種多様な感覚情報が統合される．

2）頭頂葉と二次体性感覚野

　一次体性感覚野以外にも，感覚情報が入力されるとシルビウス裂の後方の深部に二次体性感覚野とよばれる体の部位を再現する領域があることがわかっている．この領域が刺激されると両側に身体の知覚が生じることから，両側性ホムンクルスとよばれる．このような両側性の身体の知覚，認識にかかわると思われる脳領域は，中心後回の後方にある 2 野やその後方の頭頂連合野にあたる 5 野にかけて豊富であり，これらの領域はより高次の感覚情報が処理されている（図 7）[3]．

3）身体図式の基盤

　頭頂葉は身体図式にかかわる．上頭頂小葉の 5・7 野は，体性感覚の情報を豊富に受け，自己の身体の姿勢パターンを全体的にとらえる身体図式の基盤であると考えられている．また，下頭頂小葉の 39・40 野は視覚情報を豊富に受け，視覚イメージを伴った身体図式の基盤と考えられている（図 7）[3]．

6．姿勢定位と各種感覚情報との関連

1）姿勢定位

　健常者における姿勢定位には，前庭迷路系，体性感覚系，視覚系という 3 つの入力系の関与が知られている．各感覚系からの情報が統合され身体は定位されるが，前庭迷路系，体性感覚系は内的な状況を検知するのに対し，視覚系は環境との関連づけを直接行える[5]．

（1）前庭迷路系

　前庭器官は，回転角加速度の生体センサーである半規管と，重力を含めた直線加速

 MEMO
身体図式（body schema）
人が自分の身体にもつ空間像．

 MEMO
姿勢定位
姿勢を能動的に定めること．

MEMO
● 回転角加速度
回転運動は，ある点を中心として
回転する運動であり，その速度
は回転角を単位時間で除した回
転角速度で表現される．その回
転角速度の時間あたりの変化量
が回転角加速度である．
● 直線加速度
前方や側方への直線的な動きの
速さの時間あたりの変化量であ
る．

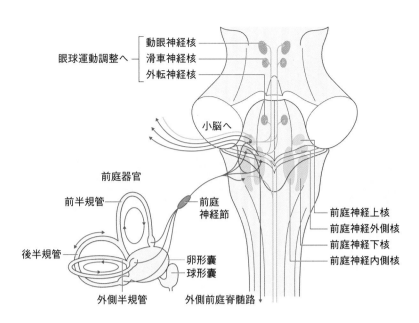

眼球運動調整へ {動眼神経核／滑車神経核／外転神経核

小脳へ

前庭器官

前半規管

前庭神経節

前庭神経上核
前庭神経外側核
前庭神経下核
前庭神経内側核

後半規管

卵形嚢
球形嚢

外側半規管　　外側前庭脊髄路

図8　前庭神経核の構造と関連する神経回路

度の生体センサーである耳石器によって構成されている[6]．前庭からの情報は，脳幹の橋・延髄移行部に存在する前庭神経核に伝えられ，前庭神経核は眼球運動を制御する外転神経や動眼神経などへ投射され，頭頸部の動きに伴い眼球運動を調整する（**図8**）．これによって，スポーツなど，頭部を含めた身体位置が激しく変動している状況下であっても，標的を正確に視認できる．また，前庭神経核からは前庭脊髄路が下行し，下肢を中心とした姿勢制御を自動的（無意識的）に調整している．

（2）体性感覚系

体性感覚系は，各身体分節の位置を把握するのに不可欠である．また，座面との接触圧や足部の圧力分布などを検知し，姿勢を制御するのに深くかかわる．

（3）視覚系

視覚系は，環境に対する身体の運動学的変化量を検知すると考えられている．中心視野で物体（標的）をとらえた場合，その標的との距離の変動などから自身の身体の位置の変動を把握できる．開眼時と閉眼時では，閉眼時に重心移動の動揺が大きくなるのは周知の事実である．特に高齢になると視覚に依存することが知られ，高齢者は若年者と比べると閉眼時の重心移動での動揺が大きくなる．

中心視野の外部，すなわち周辺視野の情報としてoptical flowがある．これは運動に伴い周辺視覚情報が網膜上に流れることを指す．例えば，壁際を歩行していると，周辺視野に壁が映り，それが流れるように情報として入力される．

2）垂直判断

垂直判断には，自覚的視覚的垂直判断（自覚的視覚的垂直位，自覚的視性垂直位，SVV）と自覚的姿勢的（身体的）垂直判断（SPV）がある．

（1）自覚的視覚的垂直判断（SVV）

SVVは通常，暗室で光るロッド（直線的なもの）などを用いて，そのロッドが垂直になったと視覚的に判断したラインが実際の垂直線からどれほど偏倚しているかを確認するもので，自分の身体外部の物体を垂直と正しく判断する能力を評価している（**図9**）．SVVは，主として前庭系の障害と関連する視覚の障害を示唆し，近年では脳損傷例の前庭に関連した機能障害の有無を評価するために使用される．

📖 **調べてみよう**
前庭脊髄路の走行について調べてみよう．

🗒 **MEMO**
身体分節
上腕や大腿などの身体の分節性の構造物．

✋ **試してみよう**
optical flowの特徴
前方に移動すると，それに伴い壁が自身の身体の側方を通過する様子が視野に入る．移動する速度が速ければ速いほど流れは速くなる．これによって自分の身体の運動学的な変量を検知できる．

🗒 **MEMO**
垂直判断
評価対象の垂直性と主観（自覚）的に判断している垂直性が，実際の垂線に対して合致しているか，ずれが生じているかを評価する．ずれが生じているならば，どの程度ずれているかも評価する．評価対象には，身体外部の構造物（ロッド）や自己の身体などがある．

自覚的視覚的垂直判断
（subject visual verticality：
SVV）

自覚的姿勢的（身体的）垂直判断
（subject postural verticality：
SPV）

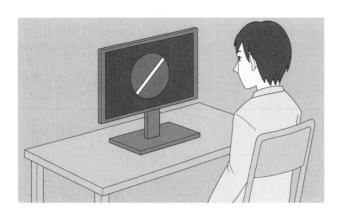

図9　自覚的視覚的垂直判断（SVV）の測定方法

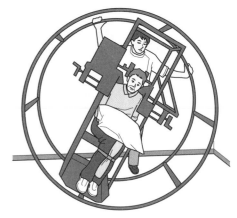

図10　自覚的姿勢的（身体的）垂直判断（SPV）の測定方法

（2）自覚的姿勢的（身体的）垂直判断（SPV）

SPV は，前額面上で傾斜できる特殊な座位装置を用いて行われる[7]（図10）．操作によって座位装置が傾斜するため，それに伴い姿勢も傾斜する．通常，右あるいは左に傾斜した状態から開始し，開始時に傾斜していた方向の反対側へと傾斜が始まり，被検者の身体が「垂直になった」と自覚的に判断した角度と，実際の垂直線との差を評価する．SPV は開眼で行われる場合と閉眼で行われる場合があるが，開眼では外部環境を視覚的にとらえ SPV を判断するが，閉眼の場合は視覚情報が利用できず，それ以外の知覚を用いていると考えられる．

（3）脳卒中後の垂直判断

脳卒中後片麻痺患者の SVV は，健常者と比べ，垂直ではなく偏倚する．右片麻痺患者と左片麻痺患者を比較すると，左片麻痺患者の偏倚が大きい．多くは病巣と対側に傾斜して，半側空間無視を伴う患者ではその傾斜が大きい．SVV が大きいほど，バランスが不良の傾向がある[8]．

脳幹の一部である延髄の後外側部梗塞ではワレンベルグ症候群が出現し，その症候の一つに側方突進がある．側方突進は，麻痺がないにもかかわらずまっすぐに立てず，通常，延髄外側部梗塞では損傷側と同側に傾斜する．前庭神経核から投射される眼球運動を調整する経路上にも問題が生じて，眼球が回転偏位（眼傾斜反応）し，SVV が身体傾斜側と同側に傾斜する．同時に，前庭神経核から下行する前庭脊髄路にも異常をきたす．前庭脊髄路は随意運動とは異なり，無意識な運動，特に無意識的な姿勢調整に密接にかかわっているため，姿勢を正しく保持するうえで必要な出力が得られず，出力の減弱した方向に身体軸が傾斜する．歩行中の立脚肢は支持する機能が必要となり，この際に本人の意識とは関係なく無意識的に支持脚の伸展筋の筋緊張を亢進させるが，これが不足するため側方へバランスを崩しやすくなる．

7．脳における血管の走行と灌流領域

脳の主幹動脈

脳への血液は，総頸動脈と椎骨動脈から送られる．心臓から送られる血液は，大動脈から全身に送られる．大動脈弓からは右方向では腕頭動脈へ分岐し，そこから総頸動脈が分岐して上行する．腕頭動脈は右鎖骨下動脈へ移行するが，そこから右の椎骨動脈が分岐する．左側では，大動脈弓から左の総頸動脈が分岐し上行して，そのさらに左側で左鎖骨下動脈が分岐し，そこから左の椎骨動脈が上行し，頭蓋内で1本の脳底動脈として合流する（図11）．

覚えよう！

ワレンベルグ（Wallenberg）症候群
延髄後外側部梗塞によって生じる症候群で，ホルネル（Horner）症候群，嚥下障害，嗄声，対側上下肢の温痛覚障害，同側顔面の温痛覚障害，側方突進，眼振，めまい，小脳性四肢失調（損傷側優位）などが出現する．

側方突進（lateropulsion）

MEMO

ホルネル（Horner）症候群
交感神経下行路の損傷により生じ，縮瞳，眼裂狭小（眼瞼下垂），眼球後退を三大徴候とし，顔面の発汗低下も生じる．

MEMO

眼傾斜反応
（ocular tilt reaction）
前庭機能障害を伴って生じるもので，眼球回旋，SVV 傾斜，斜偏視，頭部傾斜を特徴として垂直性複視を主な自覚症状とする．

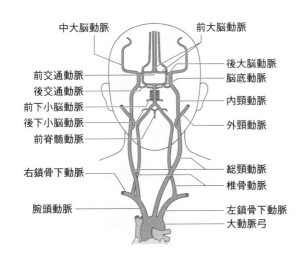

図11　脳動脈の走行（正面）

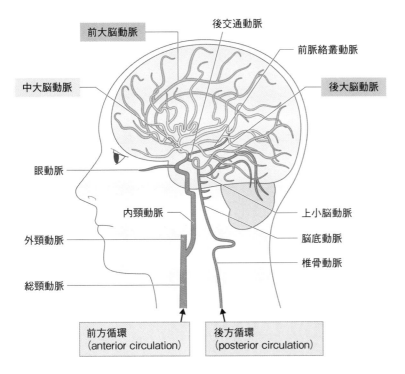

図12　脳動脈の走行（側面）

　総頸動脈は，外頸動脈と内頸動脈に分岐する．外頸動脈は，顔面動脈や浅側頭動脈へ分岐して硬膜外の組織を灌流する．内頸動脈は，眼動脈，後交通動脈，前脈絡叢動脈に分岐して，さらに上行して前大脳動脈や中大脳動脈を分岐し，硬膜内組織を灌流する（**図12**）.

（1）内頸動脈

　内頸動脈は，総頸動脈から分岐した後，外頸動脈の後方を走行する．錐体骨の頸動脈管から頭蓋内に入り，頭蓋内硬膜外腔を走行した後に，眼窩後方で硬膜内に入る．硬膜内に入った後は，眼動脈，後交通動脈，前脈絡叢動脈を分岐した後，大脳の底面で前大脳動脈と中大脳動脈に分かれる．内頸動脈系の循環を前方循環（系），椎骨脳底動脈系を後方循環（系）とよぶことがある（**図12**）.

LECTURE
3

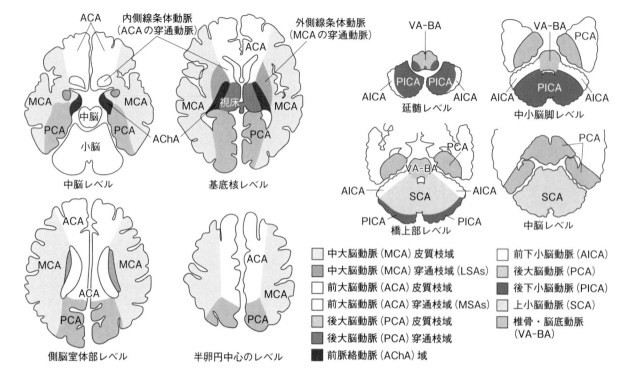

図 13　大脳血管・小脳血管の支配域
（高橋昭喜編著：脳 MRI 1. 正常解剖. 第 2 版. 学研メディカル秀潤社；2005. p.272, 289[9]）をもとに作成）

MCA（middle cerebral artery），ACA（anterior cerebral artery），PCA（posterior cerebral artery），AChA（anterior choroidal artery），AICA（anterior inferior cerebral artery），PICA（posterior inferior cerebral artery），SCA（superior cerebral artery），VA-BA（vertebral artery-basilar artery）

（2）前脈絡叢動脈

前脈絡叢動脈は，中大脳動脈，前大脳動脈が分岐する以前の後交通動脈分岐部のやや遠位部で内頸動脈から直接分岐する穿通（枝）動脈で，内包後脚や海馬傍回などを灌流する（**図 13**）[9]．

（3）前大脳動脈

前大脳動脈は，内頸動脈から分岐して，大脳の内側面を主に灌流する．主に前頭葉の内側面を灌流し，前方から後方に走行し，後方では頭頂葉の内側を灌流する．前大脳動脈の穿通枝である内側線条体動脈は，尾状核頭部，内包前脚を灌流する（**図 13**）[9]．

（4）中大脳動脈

中大脳動脈は，内頸動脈から分岐して外側に走行して島葉近傍へ，そしてシルビウス裂から弁蓋部，さらに脳の外側の表面を走行し，脳の外側面に広く血液を供給する．中大脳動脈の穿通枝動脈であるレンズ核線条体動脈（外側線条体動脈）は，深部を走行し被殻や放線冠を灌流する．前頭葉の内側面を除く外側面の広い領域，頭頂葉の内側面を除く外側面の広い領域，側頭葉の外側面の上部と後頭葉の外側面の一部を灌流する（**図 13**）[9]．

ウィリス（Willis）動脈輪

左右の前大脳動脈は前交通動脈によりつながり，内頸動脈と後大脳動脈は後交通動脈によりつながり，脳底で動脈輪を形成する（ウィリス動脈輪：**図 14**）．このような形状により，どこかの血管が閉塞しても他の血管から血液供給が可能となる．

（5）椎骨動脈

左右の椎骨動脈は椎骨の椎間孔を走行して上行し，橋の腹側部にて一本の脳底動脈となる（**図 14**）．脳底動脈となる以前に後下小脳動脈を分岐する．後下小脳動脈は，延髄の後外側と小脳下側を栄養する．椎骨動脈の灌流領域は，延髄である．

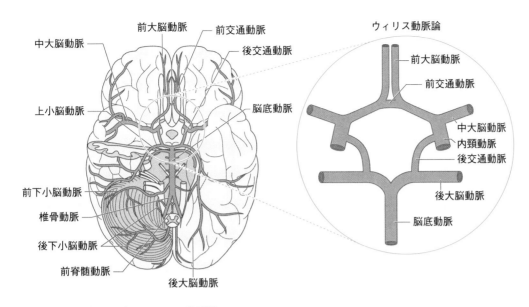

図 14 椎骨脳底動脈系とウィリス動脈輪

（6）脳底動脈

脳底動脈は，橋の腹側面を上行してやがて左右の後大脳動脈を分岐する．脳底動脈から前下小脳動脈が分岐し，上方では上小脳動脈を分岐する．前下小脳動脈は小脳の中ほどを，上小脳動脈は小脳の上部を灌流する．脳底動脈の灌流領域は，橋である．

（7）後大脳動脈

後大脳動脈は，脳底動脈の頂上部分から左右に分岐して後方に走行する．後頭葉や中脳の大脳脚，そして穿通枝は視床に血液を供給する（**図 13**）[9]．また，脳幹である中脳も灌流する．

■引用文献

1）坂井建雄，河田光博監訳：プロメテウス解剖学アトラス　頭部／神経解剖．医学書院；2009．p.326．
2）浦上克哉，北村 伸ほか編：図説 神経機能解剖テキスト．文光堂；2017．p.101．
3）松下正明総編集，福田正人責任編集：専門医のための精神科臨床リュミエール 2．精神疾患と脳画像．中山書店；2008．巻頭図．
4）森岡 周：脳の中の身体地図と神経可塑性．リハビリテーションのための脳・神経科学入門．改訂第 2 版．協同医書出版社；2016．p.3-24．
5）和田佳郎：眼球運動から見た耳石器のはたらき―耳石器動眼反射研究の紹介．Equilibrium Research 2010；69（3）：152-60．
6）政二 慶：歩行と視覚．バイオメカニクス研究 1999；3（4）：300-7．
7）Pérennou DA, Mazibrada G, et al.：Lateropulsion, pushing and verticality perception in hemisphere stroke：a causal relationship? Brain 2008；131（Pt 9）：2401-13．
8）阿部浩明：姿勢定位と空間認知の障害と理学療法．原 寛美，吉尾雅春編：脳卒中理学療法の理論と技術．第 3 版．メジカルビュー社；2019．p.444-63．
9）高橋昭喜編著：脳 MRI 1．正常解剖．第 2 版．学研メディカル秀潤社；2005．p.272，289．

■参考文献

1）Bähr M, Frotscher M 著，花北順哉訳：神経局在診断―その解剖，生理，臨床．改訂第 6 版．文光堂；2016．

MEMO

視床の損傷と感覚障害，運動麻痺，失調性片麻痺との関連

視床の外側腹側核は小脳からの投射を受け，その情報を運動野や運動前野に投射するが，これらの経路が損傷した場合に生じる．視床の外側腹側核は視床の後外側腹側核に近接しており，多くの場合，脳血液灌流の影響で二つの神経核はともに損傷する．その場合には固有感覚障害を伴い，外側腹側核の損傷に伴う運動失調がはっきりしない．感覚障害が重度であれば感覚性の運動失調をきたすことになる．また，出血例などで病変が内包後脚や放線冠に及べば皮質脊髄路の一部に損傷をきたし，運動麻痺を伴う．重度の場合，運動そのものの出現がみられず，運動失調もあきらかとはならない．すなわち，失調性片麻痺が明らかとなるのは，後外側腹側核の損傷を免れ，外側腹側核の損傷に加えて皮質脊髄路の一部に損傷が及ぶような状態で，多くの場合，軽度の運動麻痺に同側の運動失調が伴う状態である．

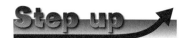

1. 脳血管造影による各動脈の把握

臨床では，脳画像（脳血管造影）にて動脈を確認することが多い．脳血管造影（cerebral angiography：CAG）にて確認できる主幹動脈の走行を図1に示す．

2. 各種脳動脈の閉塞と臨床症状

各動脈の灌流領域の知識は，臨床において患者が呈する症状を理解するうえできわめて重要となる．各動脈の梗塞（閉塞）によって生じうる臨床症状について解説する．なお，出現しうる臨床症状は膨大であるため，ここでは理学療法の臨床において，よく遭遇する症状の一部を紹介する．

前大脳動脈 中大脳動脈　　前大脳動脈　後大脳動脈

内頸動脈 椎骨動脈 脳底動脈　内頸動脈 椎骨動脈 脳底動脈

図1 脳血管造影

1）前大脳動脈領域の梗塞と出現しうる主な臨床症状

前大脳動脈は前頭葉の内側面を灌流している．運動の小人の下肢の領域が前大脳動脈の灌流領域となるために下肢の運動麻痺をきたしやすい．一方，上肢や顔面の運動麻痺は運動の小人の配列が外側に位置しているため，損傷を免れ，上肢や顔面の運動麻痺（錐体路損傷による純粋な運動麻痺）は生じない．感覚障害は頻度は多くないが，下肢に生じることがある．運動野の前方には補足運動野が位置し，同部位は前大脳動脈の灌流領域となるため，損傷すると運動開始困難，他人の手徴候，強制把握，左右の協調的動作の困難，順序制御を伴う運動の困難といった症状が出現する．前頭葉内側面と左右半球をつなぐ白質線維束である脳梁の損傷では，脳梁離断症状（左手の失行，左手の失書，左手の触覚性呼称障害，右手の左半側空間無視〈左手では左右対称的な行動が行えるにもかかわらず，右手では左側を無視するように行動すること〉，左視野の失読，左視野の呼称障害，拮抗失行など）が出現する．その他，道具の脅迫的使用，自発性の低下，無為，脱抑制なども生じることがある．前交通動脈の動脈瘤の破裂などによるその周辺の損傷では，記憶障害（健忘）が出現する．

2）中大脳動脈領域の梗塞と出現しうる主な臨床症状

片麻痺が生じる頻度が高く，特に上肢や顔面の麻痺が重度となる傾向がある．感覚障害も運動麻痺と同様で上肢や顔面において重度となる傾向がある．しかし，梗塞巣によっては下肢の運動麻痺と感覚障害がともに出現しうる．このような下肢の障害が生じうるのは，錐体路や感覚路の走行が中大脳動脈の灌流領域となるからに他ならない．皮質脊髄路は一次運動野から下行して放線冠を通過するが，この放線冠は中大脳動脈の灌流となるためである．優位半球損傷では，失語や観念運動失行，観念失行，失書，失読などが，劣位半球損傷では，半側空間無視，着衣失行，病態失認や身体失認などが生じることがある．

3）後大脳動脈領域の梗塞と出現しうる主な臨床症状

後大脳動脈の穿通枝は視床を灌流し，視床の梗塞によって，感覚障害（感覚脱失によって生じる感覚性の運動失調をきたすこともある）や運動失調（視床の外側腹側核が小脳からの情報を運動皮質に投射するが，これが損傷することによって生じる小脳性の運動失調），しびれ，自発性低下，脱抑制，無為，意識障害，気分障害，遂行機能障害，垂直性眼球運動障害，失語様症状（視床性失語），記憶障害（健忘），さらにはまれだが半側空間無視や運動無視などが起こりうる．これらは視床のそれぞれの神経核の投射領域と関連する．後頭葉の損傷では，半盲が出現し，その他，相貌失認や視覚性失認，地誌的見当識障害，アントン（Anton）症候群，失読，記憶障害（健忘）なども生じることがある．

4）前脈絡叢動脈領域の梗塞と出現しうる主な臨床症状

前脈絡叢動脈は内頸動脈から直接分岐する穿通枝で，内包の後脚や側頭葉の内側面の海馬傍回を灌流する．片麻痺，感覚障害，同名半盲（両眼ともに一側の視野欠損が生じる状態）を呈することが多い．意識障害が生じることがあり，記銘力障害や自発性低下，半側空間無視などを伴うことがある．

LECTURE
3

脳血管障害

到達目標

- 脳血管障害の分類を理解する.
- 脳血管障害の疫学を理解する.
- 脳卒中の治療内容, 医学的管理について理解する.
- 脳卒中の病態の特性とリスクについて理解する.

この講義を理解するために

　この講義では脳血管障害の分類と疫学, 脳卒中の病態の特性や治療内容を学びます. そして, それぞれの病態ごとの理学療法を進めるにあたり, 知らなければならないリスクについて学びます. 理学療法を安全に進めるためには, 必ず学習する必要があり, とても重要なことです. 覚える事項が多い運動療法の開始および中止基準についても確認しておくとよいでしょう. また, この講義を深く理解するためには, 脳の血管の走行と灌流領域をしっかりと復習し, 加えて脳卒中の病理についてあらかじめ学習しておくとよいでしょう.

　脳血管障害の病態や特性, 医学的管理を学ぶにあたり, 以下の項目をあらかじめ学習しておきましょう.

- □ 脳の血管の走行と灌流領域を復習しておく (Lecture 3 参照).
- □ 脳卒中の病理について学習しておく.
- □ 運動療法の開始基準と中止基準について学習しておく.

講義を終えて確認すること

- □ 脳血管障害の分類と疫学, そして各々の病態について理解できた.
- □ 脳卒中の治療内容, 医学的管理の進め方が理解できた.
- □ 脳卒中の病態の特性と把握しておくべきリスクについて理解できた.
- □ 脳卒中の病態に応じて管理すべき事項, モニターすべき事項について理解できた.

MEMO
脳卒中の「卒」は突然，「中」はあたる（悪いものにあたる）を意味する．

NINDS（National Institute of Neurological Disorders and Stroke）

MEMO
一過性脳虚血発作（transient ischemic attack：TIA）
24時間以内に症状が消失する局所性症候であるため，理学療法の対象となることは少ない．

主な死因別死亡率
▶ Lecture 5・図5参照．

BAD（branch atheromatous disease；分枝アテローム血栓症）

調べてみよう
大動脈原性塞栓症，抗リン脂質抗体，もやもや病の病態について調べてみよう．

覚えよう！
脳卒中の分類（表1）[1]を覚えておこう．NINDSの脳卒中の分類は必ず覚えるべき課題である．

LECTURE 4

1. 脳血管障害とは

　脳血管障害とは，脳の血管の器質的あるいは機能的異常によって神経症状をもたらす病態の総称である．脳血管障害の一つである脳卒中は，突然，なんらかの脳血管障害により症状が出現した状態を指す．通常，理学療法では，予防を除き，症状を有する患者の治療にあたることが多いため，脳卒中が主たる対象となる．

2. 脳血管障害の分類

　NINDSの分類を**表1**[1]に示す．脳血管障害の分類では，症状の有無は関係がなく，無症候の小梗塞や微小出血なども広く脳血管障害に含まれる．また，機能的な異常も含まれるため，主幹動脈に狭窄があるが脳梗塞に至っていない場合でも，機能的な異常が生じていれば含まれる．脳血管障害には，理学療法の対象となることは少ないが，無症候性の脳血管障害や，一過性脳虚血発作も含まれることになる．

3. 脳血管障害の疫学

　脳卒中の患者数は，2018年の厚生労働省の調査[2]では111万5,000人とされる．かつては死亡率第1位の疾患であったが，現在は悪性新生物，心疾患，老衰に次いで死亡率第4位の疾患となっている（**巻末資料・図2**参照）．近年の発症頻度としては，脳梗塞が70〜75％程度で最も多く，次いで脳出血（15〜20％），くも膜下出血（5〜10％）の順である．脳梗塞の原因としては，福岡県の脳卒中基幹病院で実施されている多施設共同脳卒中データベースの解析では，ラクナ梗塞が21％，アテローム血栓性脳梗塞が18％，心原性脳塞栓症が23％，分類不能（分枝アテローム血栓症〈BAD〉，大動脈原性塞栓症，動脈解離，奇異性塞栓症，抗リン脂質抗体，もやもや病などが原因のもの）が38％とされている（**巻末資料・図3**参照）[3]．

4. 脳卒中の病態と治療

　脳卒中は局所性脳障害に該当し，出血性脳血管障害（出血性の脳卒中；**図1a**）[4]である脳出血，くも膜下出血，脳動静脈奇形（AVM）からの頭蓋内出血，そして虚血性脳血管障害（虚血性の脳卒中；**図1b**）[4]である脳梗塞に分類される．

1）脳出血

（1）病態

　脳出血は，なんらかの原因によって脳実質に血腫が生じる病態である．脳腫瘍からの出血や外傷的な機序によるものもあるが，多くの場合，脳血管あるいは血液凝固能の異常によって生じ，高血圧性脳出血が最も多い．脳出血は，出血した時点で脳実質そのものを損傷してしまうため，発症時にある程度の機能的予後が完結している．

（2）治療

　治療は，それ以上の悪化が生じないように降圧し，血腫によって圧迫された周辺の脳組織を保護することなどが中心となる．現在，発症から数日間の降圧の指標として，収

表1　脳血管障害の臨床病型分類（NINDSの脳血管障害の分類Ⅲ，1990）

A. 無症候性
B. 局所性脳障害
  1. 一過性脳虚血発作（transient ischemic attack：TIA）
  2. 脳卒中
    1）脳出血（intracranial hemorrhage：ICH）
    2）くも膜下出血（subarachnoid hemorrhage：SAH）
    3）脳動静脈奇形（arteriovenous malformation：AVM）に伴う頭蓋内出血
    4）脳梗塞（cerebral infarction：INF）
      a）機序
        ①血栓性（thrombotic）
        ②塞栓性（embolic）
        ③血行力学性（hemodynamic）
      b）臨床カテゴリー
        ①アテローム血栓性脳梗塞（atherothrombotic）
        ②心原性脳塞栓症（cardioembolic）
        ③ラクナ梗塞（lacunar）
        ④その他
C. 血管性認知症
D. 高血圧性脳症

(Special report from the National Institute of Neurological Disorders and Stroke. Classification of cerebrovascular diseases Ⅲ. Stroke 1990；21〈4〉：637-76[1])

縮期血圧 140 mmHg 以下[5,6])とすることが推奨されている.

　治療手段として薬物療法が行われるが，救命を要する場合には外科的治療が行われる．ただし，外科的治療によって機能的予後が改善されるわけではない．あくまで重症例における救命効果しかなく，機能的転帰までは改善しないと考えられている．手術適応となることが多いのは，血腫量が多く，JCS で 20〜30 程度の意識障害を伴う被殻出血，皮質下出血，小脳出血であり，神経症状が増悪したり，水頭症をきたしているような症例が該当する[5]．一方で，視床出血や脳幹出血では手術適応は低いとされ，これらの場合，脳室穿破に伴う水頭症の合併や脳室拡大が強い場合に外科的治療が検討される．

2) 脳動静脈奇形からの頭蓋内出血

(1) 病態

　流入動脈，異常血管吻合（ナイダス；**図2**），流出静脈から成る胎生期第3週に生じる先天性の異常である．頭蓋内出血は最も多い症状で，40〜60％に認められる．脳内に出血し巣症状を示す場合の他，くも膜下出血となる症例もある．次に多い症状として痙攣があり 30〜50％に認められる．

(2) 治療

　治療は脳出血に準じるが，脳動静脈奇形が出血源である場合，再出血をきたす可能性があるため，それらを摘出する外科的治療（摘出術）や血管内手術による異常血管の塞栓，さらにはガンマ線を用いたガンマナイフなどの放射線治療が検討される．

3) くも膜下出血

(1) 病態

　脳は軟膜に覆われ，その上に主幹動脈や静脈が走行している．軟膜の上にはくも膜があるが，くも膜と軟膜の間にはくも膜下腔とよばれる領域がある．くも膜下出血はくも膜下腔に生じる出血であり，外傷性などの場合もあるが，多くの場合，主幹動脈に動脈瘤が形成され，それが破裂して生じ，血腫がくも膜下腔に広がる（**図3**）．

　くも膜下出血は脳を覆う膜である軟膜の上の出血であるため，脳実質の直接損傷がない場合も少なくないが，動脈瘤の形成された位置や動脈瘤の形状などの影響で，くも膜下出血が生じた際に脳実質に損傷（一次性脳損傷）が生じる場合がある．この場合は，一次損傷領域の神経機能が障害をきたす．出血量が多い場合，著しい頭蓋内圧亢進が生じて，皮質が広い範囲にわたって圧排を受けて障害をきたす．

　また，くも膜下出血では発症後4〜14日以内に脳血管攣縮が生じ，これにより運動

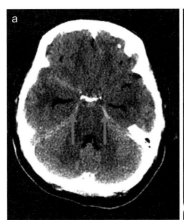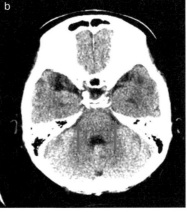

図3　くも膜下出血患者（a）と健常者（b）のCT像
健常者（b）では脳脊髄液が存在し，低吸収域（黒く見える）が確認される脳幹周辺の領域が，くも膜下出血患者（a）では高吸収域（白く見える）となる．

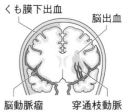

図1　出血性疾患と虚血性疾患
（牧原典子ほか：脳卒中理学療法の理論と技術．第3版．メジカルビュー社；2019．p.94-114[4]）

📖 **MEMO**
脳出血は外傷性や腫瘍を起因とするものなどさまざまなものがある．そのなかでも高血圧性脳出血が最も多く，被殻出血，視床出血，皮質下出血，小脳出血，脳幹出血などがある．特に被殻出血と視床出血の頻度は高く，脳出血全体の70％程度を占める．

JCS（Japan Coma Scale）
▶ Lecture 7・**表1**参照．

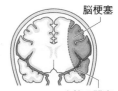

図2　ナイダスの構造

📖 **調べてみよう**
ナイダスの病理について調べてみよう．

📖 **MEMO**
脳血管攣縮
ウィリス（Willis）動脈輪を中心とした主幹動脈に生じる可逆的な血管の狭窄で，その血管の先の領域は虚血となるため，結果的にその動脈が灌流する領域に脳梗塞が生じる．薬物療法によって攣縮した血管の狭窄に対応するが，10％以下の確率で脳梗塞後遺症をきたすとされる[5]．

LECTURE 4

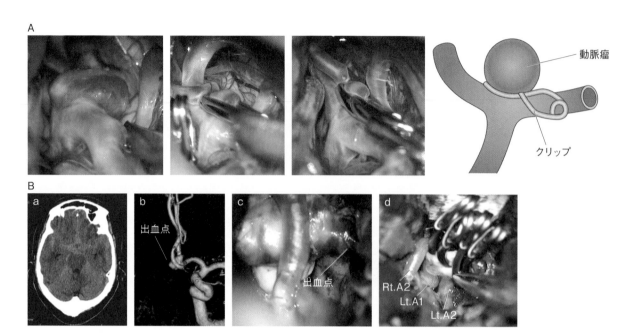

図4　くも膜下出血に対する開頭クリッピング術
A：中大脳動脈分岐部に生じた未破裂動脈瘤に対するクリッピング術.
B：a；前交通動脈瘤破裂によるくも膜下出血を発症した症例のCT像，b；血管造影（3D像），c；動脈瘤と出血点，d；専用クリップ
　3本を使用したクリッピング術.
（元 広南病院脳神経外科部長〈現 東北大学脳神経外科講師〉遠藤英徳先生提供）

MEMO
正常圧水頭症が生じた場合には，小刻み歩行などの歩行障害，認知機能の低下，尿失禁などが生じる．正常圧水頭症に対しては，脳室腹腔シャント術や腰椎腹腔シャント術など，吸収されない脳脊髄液を腹腔から吸収されるようにする外科的治療などが検討される．

📖 **調べてみよう**
シャント術のしくみについて調べてみよう.

MEMO
アテローム硬化
大動脈などの比較的太い血管に起こる動脈硬化で，血管壁にコレステロールなどが溜まり血管内腔が狭くなる.

MEMO
A to A embolism
動脈壁のプラークが飛んで塞栓源となり生じる動脈原性塞栓症のこと.

障害などをきたすこともある．その他，慢性期には脳脊髄液の吸収障害が生じて，正常圧水頭症を合併する場合がある．

（2）治療

破裂した脳動脈瘤は高い確率で再破裂するため，再破裂や再出血を予防するため，クリッピング術（**図4**）やコイル塞栓術（**図5**）などの外科的治療が検討される．

くも膜下出血と診断された場合は，速やかに鎮痛と鎮静，降圧などの血圧管理が行われ，外科的治療を待機する．その後，全身管理，薬物療法などが行われ，脳血管攣縮や正常圧水頭症に対する治療も併用される．

4）脳梗塞

（1）分類

臨床病型として，アテローム血栓性脳梗塞と心原性脳塞栓症，ラクナ梗塞，その他の脳梗塞に分類される．発症機序としては，血栓性機序，塞栓性機序，血行力学性機序がある（**図6**）．

a. アテローム血栓性脳梗塞

頸部の血管や脳の主幹動脈にアテローム硬化性病変（50％以上の狭窄や閉塞）が生じ，それが原因となって発症する脳梗塞のことを指す．高血圧や糖尿病，脂質異常症，喫煙などが危険因子となる．

発症機序は，アテローム硬化により形成された血栓が血管を閉塞し梗塞が生じる血栓性の機序，プラーク状に形成された血栓やプラーク断片が塞栓物質となり，血流に乗って遠位側の末梢の動脈血管を閉塞（A to A embolism）し梗塞が生じる塞栓性の機序，さらには主幹動脈の高度の狭窄または閉塞下で，過度の降圧や心拍出量減少などにより脳灌流圧が高度に低下し，側副血行による代償が不十分な状態で梗塞が生じる血行力学性の機序のいずれの機序（**図6**）によっても生じうる．血行力学性機序による脳梗塞では，前大脳動脈や中大脳動脈，後大脳動脈の灌流域の境界である分水嶺

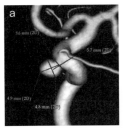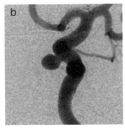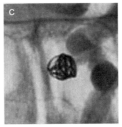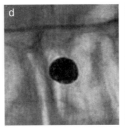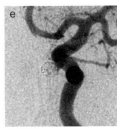

図5 くも膜下出血の動脈瘤とコイル塞栓術中の画像
aは3D，bは平面像で確認される動脈瘤．c, dはコイル塞栓術中の様子．塞栓術後のeでは動脈瘤が映し出されていない．
（広南病院血管内脳神経外科部長 松本康史先生提供）

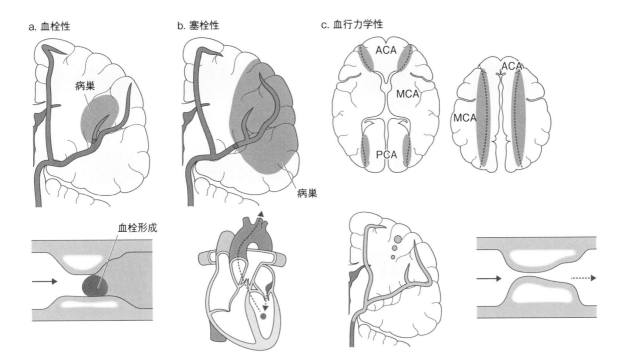

図6 脳梗塞の発症機序
a. 血栓性：脳血管そのものの動脈硬化が進展し，内腔が閉塞して生じる．
b. 塞栓性：心臓や近位動脈の動脈硬化病変にできた血栓が遊離して，末梢の血管を閉塞して生じる．
c. 血行力学性：近位動脈に高度狭窄や閉塞があるとき，脳灌流圧の低下が加わると，前大脳動脈（ACA）や中大脳動脈（MCA），後大脳動脈（PCA）の灌流領域の境界（分水嶺）に梗塞を生じる（分水嶺梗塞）．

（**図6c**）に梗塞巣が生じるのが特徴である．

アテローム血栓性脳梗塞は，主要血管に狭窄が存在することを意味し，段階的進行もありうるため，自動調節能の障害を理解し，厳密な血圧管理が必要となる．

b. 心原性脳塞栓症

心内で形成されたり，あるいは心内を経由した栓子が流速の速い血流に乗り，血管径が急に細くなる分岐部に引っかかり閉塞して発症する．また，血栓は起始部を閉塞した後に，自然溶解・分解し，末梢側の複数の皮質枝を閉塞することもある．

心原性脳塞栓症はアテローム血栓性脳梗塞とは異なり，側副血行路が十分に発達していないために，主幹動脈の灌流領域に一致した境界が明瞭となる梗塞巣となる．そして，皮質枝を閉塞するので，皮質を含んだ梗塞巣を形成しやすく，虚血の程度が強く，浮腫が強い．さらに，出血性梗塞となることがある．アテローム血栓性脳梗塞では側副血行路が発達し，ラクナ梗塞では穿通（枝）動脈梗塞のため病巣が小さくなる．このため，境界明瞭な広範な梗塞となる心原性脳塞栓症では，ラクナ梗塞，アテローム血栓性脳梗塞よりも重症度が高い傾向がある．一般的には「ラクナ梗塞＜アテロー

MEMO
分水嶺梗塞
各血管支配領域の境界による梗塞を分水嶺梗塞という（図6cの点線部）．分水嶺は，虚血に陥りやすい．

MEMO
栓子
心内血栓の一部が遊離して動脈の分岐部に嵌頓し，急性阻血症状を起こす．この血栓塊を栓子という．

LECTURE 4

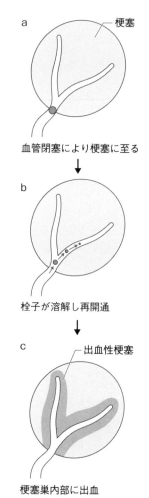

a

梗塞

血管閉塞により梗塞に至る

↓

b

栓子が溶解し再開通

↓

c

出血性梗塞

梗塞巣内部に出血

図7　出血性梗塞

LECTURE
4

📖 MEMO

穿通枝
径50〜400 μm程度の小動脈
であり，脳実質内に到達する動
脈はすべて穿通動脈である．

📖 MEMO

分枝アテローム血栓症
穿通枝入口部のアテローム性病
変による閉塞という病理的な概
念のこと．

📖 調べてみよう

動脈解離の病態について調べて
みよう．

📖 調べてみよう

rt-PA（recombinant tissue-
type plasminogen activator；
遺伝子組み換え組織プラスミノゲ
ン・アクチベータ），ステントレト
リーバーによる機械的血栓回収
療法，アスピリン，クロピドグレ
ル，高張グリセロールの薬理につ
いて調べてみよう．

ム血栓性脳梗塞＜心原性脳塞栓症」の順で重症化する傾向がある．なお，出血性梗塞
（**図7**）とは，栓子が血管を閉塞して梗塞に至った後（**図7a**）に，栓子の自然溶解に伴
い再開通が起こり（**図7b**），すでに梗塞巣が生じていて，その梗塞巣内に出血が生じ
る（**図7c**）ことを指し，CTでは低吸収域となった梗塞巣の内部に高吸収域となる出
血性変化が確認される（**図8**）．

c．ラクナ梗塞

　ラクナ梗塞は，アテローム血栓性脳梗塞や心原性脳塞栓症とは異なり，主幹動脈の
狭窄が原因ではなく，穿通枝1本の梗塞で起こるため，径15 mm以下の小梗塞が生
じる（**図9**）[4]．なお，脳出血も穿通枝の病変であり，穿通枝が閉塞すればラクナ梗塞
で，穿通枝から出血するのが脳出血となる．

　穿通枝は，終動脈であるため閉塞するとそれ以上の増悪はなく，側副血行路がない
ため改善も期待しにくい．すなわち，症状の変動がないため最もリスクが少ない．ラ
クナ梗塞の診断が確定した場合には，同日中の理学療法介入も可能である．

d．その他の脳梗塞

　当初はラクナ梗塞と診断されていた患者でも，症状が進行し，梗塞巣が拡大して
BAD（分枝アテローム血栓症）となることがある．BADは病理学的概念で，臨床的
な定義は定まっていない．詳細は不明であるが，穿通枝の入口部が閉塞していると考
えられている（**図10**）ため，ラクナ梗塞よりはアテローム血栓性脳梗塞に近い病態と
考えられる（**図10a**）．BADの場合には，リスク管理について，主治医やリハビリ
テーション科医と個別に検討する必要がある．BADは橋（**図10d**）や放線冠の梗塞例
に多い．

　その他の脳梗塞として，動脈解離による脳梗塞がある．血管は外膜，中膜，内膜か
ら成る3層で構成されている．内膜と中膜の間になんらかの原因で亀裂が生じ，血腫
が生じて血管腔を塞ぐような状態となって脳梗塞に至ることがある．この場合，アテ
ローム硬化などの動脈硬化がなく，若年でも発症しうる．脳血管には知覚神経があり
痛みを感じるため，脳梗塞発症の前に頸部痛や頭痛などの痛みが先行することがあ
る．若年の延髄外側部梗塞例などに多い．

　その他，大動脈原性塞栓症や下肢深部静脈血栓，卵円孔開存がある場合に，右心房
から左心房に塞栓子が移動して頭蓋内血管に塞栓症を起こす奇異性塞栓症，もやもや
病，抗リン脂質抗体症候群などが原因となって脳梗塞が生じることもある（**巻末資料・
図3**参照）[3]．

（2）治療

a．ガイドライン

　脳梗塞治療の主なガイドライン[7]の内容は，以下のとおりである．

- 脳梗塞発症から4.5時間以内であれば，rt-PA（遺伝子組み換え組織プラスミノゲ
ン・アクチベータ）の静脈内投与による血栓溶解療法が強く勧められる（グレードA）．
- 発症から6時間以内では，主にステントレトリーバーなどを用いた血管内治療であ
る機械的血栓回収療法が考慮される．
- 心原性脳塞栓症以外の脳梗塞または一過性脳虚血発作（TIA）には，アスピリンと
クロピドグレルの短期併用が推奨される（グレードB）．
- 脳浮腫には，高張グリセロール静脈内投与が推奨される（グレードC）．

b．運動療法の開始基準と疾患特性

　心原性脳塞栓症では，再度栓子が脳血管を閉塞しないよう，心内栓子の有無を確認
するなど，再発を予防するための医学的管理がなされることが必要であり，一般的
に，抗凝固療法などが開始された後に理学療法が開始される．アテローム血栓性脳梗

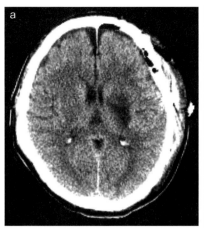

図8 出血性梗塞を呈した患者のCT像
a：梗塞巣のみ，b：出血性梗塞.

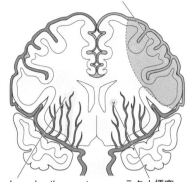

図9 脳梗塞の病型と病巣の広がり
（牧原典子ほか：脳卒中理学療法の理論と技術.
第3版. メジカルビュー社；2019. p.94-114[4]）

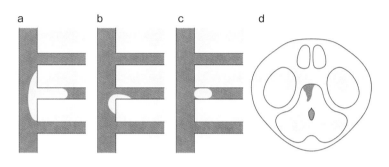

図10 BAD (branch atheromatous disease) の機序と橋梗塞の典型例
a：親血管のプラークが穿通枝起始部を閉塞する.
b：親血管のプラークが穿通枝内へ進展する.
c：穿通枝入口に微小プラークが形成される.
d：橋病変で脳表にも病変があり，それが深部へ到達する.

塞の場合は段階的な進行がありうるため，症状の進行がないことを確認してから開始されることが多い．一方，ラクナ梗塞の場合は，診断が確定したらすぐに開始できる.

5. 脳卒中の医学的管理とリスク管理

各病態ごとのリスク管理について述べる.

1）脳出血

（1）医学的管理

脳出血の急性期治療の目的は，止血と再出血の予防，そして血腫で圧迫された周辺脳の保護である．治療法として薬物療法（内科的治療）と手術（外科的治療）がある.

（2）リスク管理（血圧管理）

「脳卒中治療ガイドライン 2015」[6]において「脳出血急性期の血圧は，できるだけ早期に SBP 140 mmHg 未満に降下させ，7 日間維持することを考慮しても良い（グレード C1）」と記載されている．これは前ガイドラインである 2009 年のものから変化した点である．前ガイドラインでは「脳出血急性期の血圧は，収縮期血圧が 180 mmHg 未満または平均血圧が 130 mmHg 未満を維持することを目標に管理する（グレード C）」とされていた．これは，INTERACT2 試験[6,8]や ICH ADAPT 試験の結果などが反映されている.

血腫周辺は，これまで存在しなかった血腫という mass（塊り）の圧排を受け，血液灌流量が減少することが想定され，このような状態にあるなかで血圧を積極的に降圧

LECTURE
4

👁 **覚えよう！**

「脳卒中治療ガイドライン 2015」における推奨のグレードは5段階であり，グレードAは「行うよう強く勧められる」，グレードBは「行うよう勧められる」，グレードC1は「行うことを考慮しても良いが，十分な科学的根拠がない」，グレードC2は「科学的根拠がないので，勧められない」，グレードDは「行わないよう勧められる」である[6].

💡 **ここがポイント！**

脳出血患者に対する理学療法における血圧管理の考え方としては，血圧の上昇に対して細心の注意を払うべきであり，急性期の血圧上限設定値を超えないように，細やかな血圧モニタリングが肝要である．また，急激な血圧の変化は，自動調節能の破綻を考慮して避けなければならない．なお，外科的治療が行われた場合でも特に運動を制限する必要はないため，非手術例と同様に開始基準や中止基準を参考に積極的に離床を進める.

INTERACT2 (the second Intensive Blood Pressure Reduction in Acute Cerebral Hemorrhage Trial)
ICH ADAPT（Intracerebral Hemorrhage Acutely Decreasing Arterial Pressure Trial）

した場合，不利益が生じることが懸念される．しかし，臨床試験の結果，積極的な降圧を行っても死亡や機能障害，有害事象は増えず，機能的帰結が改善し，しかも血腫周辺の血液量に低下を認めなかったことなどから，ガイドラインの文言が改定された．

2）くも膜下出血

（1）医学的管理（急性期理学療法）

くも膜下出血の場合，原則的には外科的治療が行われ，動脈瘤からの再出血のリスクがない状態で理学療法が開始される．ただし，出血源が不明であったり，なんらかの理由によって手術が行われない状態で理学療法を開始しなければならない場合もある．その際はきわめて厳格な血圧管理が必要であり，血圧の上昇は厳重に注意する．

発症4〜14日以内に脳血管攣縮が生じるため，その間，集中治療棟（ICU）で管理される．脳血管攣縮の予測としてフィッシャー分類（**表2**）[10]が用いられる．血腫量が多いほど脳血管攣縮が生じやすく，生じた場合にはファスジルやオザグレルナトリウムなどが投与されるが，それでも脳梗塞を合併し，後遺症をきたすこともある．

脳血管攣縮の出現を避けることを考慮してか，くも膜下出血後の急性期理学療法は十分な安静期間を設けた後に保守的に行われることが少なくない．明確な開始基準が確立されているわけではなく，施設ごとに患者の状態によって個別的な検討がされている．外科的治療後は，手術によって再破裂の危険性がなくなるため，特に運動を制限する必要はない．クリッピング術やコイル塞栓術が行われた翌日に，厳重なリスク管理のもとに理学療法が開始されることもある．このような場合，術後翌日から座位，立位，歩行トレーニングが可及的速やかに実施される．術直後の介入においては，ドレナージなどが留置されたまま行われるため，管理は徹底する．脳血管攣縮発症時に備えて，即座に対応できる環境を構築する必要がある．

（2）リスク管理

外科的治療後の再出血リスクは低いため，血圧上昇に対しての管理は，自動調節能の破綻を考慮し，急激な血圧上昇を防ぐ管理が中心となる．血圧の上限としては，収縮期血圧として 180 mmHg が設定されることが多い．一方，血圧低下には十分に配慮する．くも膜下出血後は脳血管攣縮が生じやすく，積極的に治療しても脳梗塞に至ることがある．脳血管攣縮が出現している場合，血管が狭窄してしまうためトリプル H 療法が行われる．人為的高血圧として管理されているなかで，理学療法の実施によって血圧低下を招くことは避ける．

くも膜下出血後の術後の理学療法実施時には，血液や髄液を排出するための脳室ドレナージや腰椎ドレナージが留置される（**図11**）．脳脊髄液は，脈絡叢にて 450〜500 mL/日ほど生成され，総量が 150 mL 程度であり，おおよそ1日に3〜4回程度入れ替わる．また，頭蓋内圧は 10〜18 mmH$_2$O の範囲で一定である．頭蓋内圧が一定であることと，脳脊髄液で常に満たされているという点から，脳槽（腰椎）ドレナージは設置される．ドレナージ圧は，頭部の高さと排液バッグの高さの違いによって調整されているため，不用意な頭部の高さの変更は禁忌である．

表2 フィッシャー分類

分類	定義
グループ1	CT では出血なし
グループ2	びまん性の出血，あるいは血腫の厚さが大脳半球間裂，島槽，迂回槽いずれでも 1mm に満たないもの
グループ3	局在する血腫，あるいは厚さが 1mm を超えるもの
グループ4	びまん性の出血，あるいはくも膜下出血はないが脳内あるいは脳室内の血腫を伴うもの

(Fisher CM, et al.：Neurosurgery 1980；6〈1〉：1-9[10])

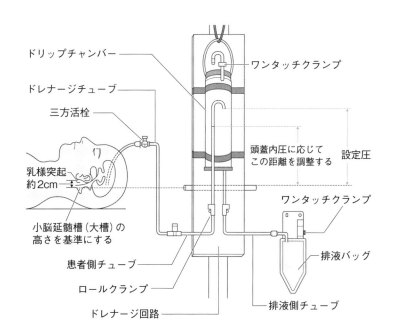

図 11　脳室ドレナージの概略図

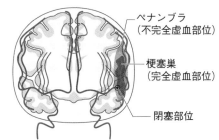

図 13　ペナンブラ

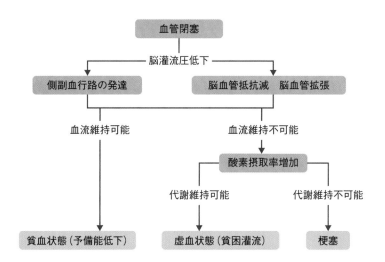

図 12　脳梗塞の発症と脳虚血状態時の代償機構の概略
（牧原典子ほか：脳卒中理学療法の理論と技術．第 3 版．メジカルビュー社；2019. p.94-114[4]）

3) 脳梗塞

　脳梗塞の発症に至る機序と代償機構の概略を**図 12**[4]に示す．脳血流を一定に保ち，代謝を維持するためにさまざまな調節・代償機構がはたらく．脳への血液供給が途絶えると，虚血の中心部は高度に血流が低下し，やがて脳梗塞に至るが，その周囲には血流の低下によって神経活動は停止しているものの梗塞には至っていないペナンブラとよばれる可逆性の領域が存在する（**図 13**）．血流が低下すると，血管を拡張して脳血流量を増加させ，さらには組織での酸素の取り込み（酸素摂取量）を増やして代謝を維持しようとするが，この酸素摂取量が増加した状態は貧困灌流とよばれ，梗塞に至る一歩手前の状態である[1]．

（1）医学的管理

　発症から 4.5 時間以内の場合には，すべての虚血性脳血管障害患者に対して血栓溶解療法（rt-PA，アルテプラーゼの静脈内投与）の適応が検討される．アルテプラー

ここがポイント！
健常者の場合，臥位から座位や立位に移行しても 20 mmHg 以上の収縮期血圧の低下は起きない．20 mmHg 以上の低下（起立性低血圧の発生）がないことを確認しつつ離床を図る．

ここがポイント！
理学療法実施前は，看護師などに依頼し，必ずドレナージ回路を一時的に閉鎖（クランプ）してから離床（頭位の変更）を進める．

覚えよう！
くも膜下出血後の慢性期には，10〜37％の確率で正常圧水頭症が生じる．正常圧水頭症の三徴候は，歩行障害，認知症，失禁であり，特に歩行障害は理学療法士が関与するため，歩行能力の変化には注意を払い，必要に応じて主治医などへ報告する．

覚えよう！
貧困灌流とよばれる領域がペナンブラに該当し，この領域を救済することが超急性期治療では重要となる．

ゼは、血管を閉塞した血栓を溶解し、血流を再開させる薬剤である。この投与により虚血性脳血管障害患者の3か月後の転帰良好例を増大させる効果が得られ、虚血性脳血管障害に対するきわめて有効な治療で、投与が早ければ早いほど有効である。一方で、症候性頭蓋内出血の頻度が高くなるため、その適応は慎重に検討する必要がある。血栓溶解療法により血流再開が得られなかった場合や投与が行えなかった場合には、機械的血栓回収療法が検討される。

(2) リスク管理

脳梗塞発症後は、虚血に応答するように血圧が上昇する。脳梗塞超急性期の降圧は原則的に行わず、血圧は高めに管理され、収縮期血圧で220 mmHgあるいは拡張期血圧で120 mmHgを超過した場合に降圧が検討される[4,5]。ただし、血栓溶解療法（rt-PAの投与）が行われる場合には、収縮期血圧185 mmHg、拡張期血圧110 mmHg以下にコントロールされる[5]。その他、心不全や腎不全、未破裂の脳動脈瘤や大動脈瘤を合併する場合は個別に検討される。ただし、血圧の急激な上昇は自動調節能の障害（Step up参照）があることを考慮すると避けるべきであり、特に高齢者や心疾患合併例における急激な心臓への負荷には配慮する。

(3) 理学療法実施時の注意点

脳梗塞治療は、超急性期の血栓溶解療法だけでなく、ダビガトラン、リバーロキサバン、アピキサバン、エドキサバンといった直接経口抗凝固薬やワルファリンカリウムなどの抗凝固療法、あるいはアスピリンやシロスタゾール、クロピドグレル、チクロピジンといった抗血小板薬などさまざまな薬物が投与される。その影響で易出血性となるため、理学療法実施時には転倒、外傷などに十分に注意する。心原性脳塞栓症では、心房細動などの不整脈やその他の心疾患を合併しているため、患者の個別性に応じ、心電図装着などの必要性を検討する。

■引用文献

1) Special report from the National Institute of Neurological Disorders and Stroke. Classification of cerebrovascular diseases Ⅲ. Stroke 1990；21（4）：637-76.
2) 厚生労働省：平成30年版 厚生労働白書.
   https://www.mhlw.go.jp/stf/wp/hakusyo/kousei/18/backdata/01-01-02-04.html
3) 正門由久、高木　誠編著：脳卒中の最近の疫学. 脳卒中―基礎知識から最新リハビリテーションまで. 医歯薬出版；2019. p.26-30.
4) 牧原典子、岡田　靖：脳卒中の病態と治療. 原　寛美、吉尾雅春編：脳卒中理学療法の理論と技術. 第3版. メジカルビュー社；2019. p.94-114.
5) 阿部浩明：脳卒中の病態とリスク管理. 吉尾雅春、森岡　周ほか編：標準理学療法学専門分野 神経理学療法学. 第2版. 医学書院；2013. p.30-43.
6) 日本脳卒中学会 脳卒中ガイドライン委員会編：脳出血. 脳卒中治療ガイドライン. 協和企画；2015. p.138-80.
7) 日本脳卒中学会 脳卒中ガイドライン委員会編：脳梗塞・TIA・くも膜下出血. 脳卒中治療ガイドライン2015. 協和企画；2015. p.54-136.
8) Anderson CS, Heeley E, et al.：Rapid blood-pressure lowering in patients with acute intracerebral hemorrhage. N Engl J Med 2013；368（25）：2355-65.
9) Butcher KS, Jeerakathil T, et al.：The intracerebral hemorrhage acutely decreasing arterial pressure trial. Stroke 2013；44（3）：620-6.
10) Fisher CM, Kistler JP, et al.：Relation of cerebral vasospasm to subarachnoid hemorrhage visualized by computerized tomographic scanning. Neurosurgery 1980；6（1）：1-9.
11) Yagi M, Watanabe S, et al.：Assessment of factors associated with prominent changes in blood pressure during an early mobilization protocol for patients with acute ischemic stroke after mechanical thrombectomy. Phys Ther Res 2016；19（1）：1-7.

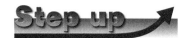

脳卒中に共通するリスク

1）自動調節能とその障害

（1）脳循環の自動調節能とは

　脳の重さは身体の約2%にすぎないのに，約20%の酸素とブドウ糖を消費する．脳は大量の酸素とブドウ糖を消費するのに脳組織内の糖貯蔵が低いため，血流が途絶えた場合に数分で代謝障害が起こる．それゆえ脳は保護されている．物理的には，頭蓋骨という骨性の容器により物理的な衝撃から保護される．それに加え，血液脳関門の機能により，全身循環の酸塩基平衡や液性因子の変動の影響を受けにくい．さらに，脳血流の自動調節能（autoregulation）が備わっており，脳は他臓器に比べ，比較的広い血圧範囲で一定の脳血流量を保つことができる．

　脳血管の灌流圧は，60〜150 mmHg の間で自己調節することによって一定に保たれている．脳灌流圧が低下すると，脳血管が拡張して脳血管抵抗を減らし，脳血流量の低下を代償しようとするが，脳灌流圧が50 mmHg 以下になると自動調節能では制御できなくなり，脳血流は低下する．逆に，脳灌流圧が上昇すると，血管が収縮して脳血流量を一定に保とうとするが，自動調節の作動範囲以上に上昇すると脳血管は拡張し，脳血流量は急上昇する．

　脳灌流圧は，以下の式で示される．

> 脳灌流圧≒平均血圧−頭蓋内圧
>
> 平均血圧＝拡張期血圧＋（収縮期血圧−拡張期血圧）/3

正常血圧者で頭蓋内圧が一定の場合，平均血圧 50〜160 mmHg の範囲内では，脳血流は一定に維持される．

　理学療法は，通常，頭蓋内圧がコントロールされている状態で行われるため，身体血圧を管理することは脳血流量を表す指標としてきわめて重要な判断基準となる．よって，急性期には頻回に血圧変動を確認すべきである．

（2）自動調節能の破綻

　脳卒中の急性期には，血管運動麻痺により，病巣周辺部を含めて脳血流の自動調節能が損なわれる．正常血圧者と高血圧患者および急性期脳血管障害患者の自動調節能についての概略図を図1[1]に示す．正常血圧者と高血圧患者は，平均血圧が変動しても脳血流量が一定に保たれているが，脳卒中の急性期には身体血圧の増減に依存して脳血流が左右されることになる[1]．よって，急激な血圧の上昇も血圧の低下も避けなければならない．

　自動調節能が障害される期間は病態により異なる（表1）[2]が，主幹動脈梗塞の場合には1か月以上続くため，急性期ではもちろんのこと，回復期病棟においても血圧のモニタリングが重要である．血圧変動に関する基準としては，アンダーソン（Anderson）-土肥の基準（表2）[3,4]が用いられることが多いが，この基準に該当しない，各種病態ごとに管理すべき特性があるため，それらの疾患特性を優先し，そのうえでアンダーソン-土肥の基準を参考とすべきである．例えば，アンダーソン-土肥の基準では，収縮期血圧が200 mmHg を超える際には運動療法を行わ

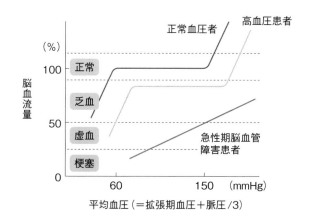

図1　脳血流の自動調節能
（牧原典子ほか：脳卒中理学療法の理論と技術．第3版．メジカルビュー社；2019. p.94-114[1]）

表1　脳梗塞における自動調節能の障害期間

血管障害のタイプ	自動調節能の障害期間
脳梗塞	
● 脳主幹動脈領域	30〜40 日
● 分枝領域	2 週間
● ラクナ梗塞	4 日
TIA	半日
脳幹部梗塞	時に 100 日以上に及ぶ

（天野隆弘：血管と内皮 1998；8：379-85[2]）
TIA：一過性脳虚血発作．

表 2　アンダーソン-土肥の基準

1．運動を行わないほうがよい場合
1）安静時脈拍数 120/分以上
2）拡張期血圧 120 mmHg 以上
3）収縮期血圧 200 mmHg 以上
4）労作性狭心症を現在有するもの
5）新鮮心筋梗塞発症から 1 か月以内のもの
6）うっ血性心不全の所見の明らかなもの
7）心房細動以外の著しい不整脈
8）運動前すでに動悸，息切れのあるもの

2．途中で運動を中止する場合
1）運動中，中等度の呼吸困難，めまい，嘔気，狭心痛などが出現した場合
2）運動中，脈拍が 140/分を超えた場合
3）運動中，1 分間 10 個以上の期外収縮が出現するか，または頻脈性不整脈（心房細動，上室性または心室性頻脈など）あるいは徐脈が出現した場合
4）運動中，収縮期血圧が 40 mmHg 以上または拡張期血圧が 20 mmHg 以上上昇した場合

3．次の場合は運動を一時中止，回復を待って再開する
1）脈拍数が運動前の 30％を超えた場合，ただし，2 分間の安静で 10％以下に戻らない場合は，以後の運動は中止するか，きわめて軽労作のものに切り替える
2）脈拍数が 120/分を超えた場合
3）1 分間に 10 回以下の期外収縮が出現した場合
4）軽い動悸，息切れを訴えた場合

（土肥 豊：medicina 1976；13〈8〉：1068-9[4]）

ないことになるが，脳出血の場合には後述するように140〜180 mmHgで管理されることが多い．このような場合，アンダーソン-土肥の基準ではなく，脳出血急性期の血圧管理の上限設定値に従って管理しなければならない．

　自動調節能の破綻（dysautoregulation）が生じている脳卒中患者を治療対象とする際に，理学療法による姿勢変換によって血圧低下が生じた場合，虚血に至り病巣が拡大するような危険な状態となるリスクがあることを理解しておく必要がある．

2) diaschisis（機能解離）

　リスクとはいえないが，知っておくべき概念としてdiaschisis（機能解離）がある．diaschisisは，病巣部位と神経線維連絡のある（直接損傷のない）遠隔部位に起こる可逆性の機能抑制現象をいう[5]．発作後1週間前後がピークであり，多くは2〜3週間で改善する．小脳損傷後に前頭葉症状が出現するCCAS（cerebellar cognitive affective syndrome；小脳性認知情動症候群）や視床損傷後に反対側の小脳の血流が低下して運動失調をきたすCCD（crossed cerebellar diaschisis）などが知られている．発症早期にはdiaschisisが生じうることを理解し，直接損傷がないにもかかわらず線維連絡のある領域の巣症状などが出現しうることも念頭において評価にあたる．

■引用文献
1）牧原典子，岡田　靖：脳卒中の病態と治療．原 寛美，吉尾雅春編：脳卒中理学療法の理論と技術．第3版．メジカルビュー社；2019．p.94-114.
2）天野隆弘：脳循環の autoregulation．血管と内皮 1998；8：379-85.
3）Anderson CS, Heeley E, et al.：Rapid blood-pressure lowering in patients with acute intracerebral hemorrhage. N Engl J Med 2013；368（25）：2355-65.
4）土肥 豊：リスクとその対策．medicina 1976；13（8）：1068-9.
5）阿部浩明：脳卒中の病態とリスク管理．吉尾雅春，森岡 周ほか編：標準理学療法学専門分野 神経理学療法学．第2版．医学書院；2013．p.30-43.

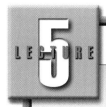

その他の脳損傷疾患
頭部外傷，脳腫瘍，低酸素脳症

到達目標

- 頭部外傷の発生メカニズムについて理解する．
- 脳腫瘍の分類と臨床症状を理解する．
- 低酸素脳症の定義と臨床症状を理解する．
- 頭部外傷，脳腫瘍，低酸素脳症に対する治療手段を理解する．
- びまん性脳損傷の臨床的特徴を理解する．

この講義を理解するために

　この講義では，頭部外傷の発生メカニズムを理解し，どのような症状が現れるかを把握します．損傷の程度は生命予後を左右するため，危険な徴候を見逃さない知識を学びます．脳腫瘍では主要な症状を学ぶとともに，予後に応じた介入も必要となるため，腫瘍の分類も重要となります．低酸素脳症では原因，症状がさまざまであることを念頭においたうえで，障害されやすい部位，症状を学習します．頭部外傷，脳腫瘍，低酸素脳症ではびまん性脳損傷が引き起こされ，後遺症も残存します．

　頭部外傷，脳腫瘍，低酸素脳症を学ぶにあたり，以下の項目をあらかじめ学習しておきましょう．

　□ 頭部の解剖学（脳の各部位の名称，頭部を形成する脳以外の組織の名称）を復習しておく（Lecture 1，2参照）．

　□ 脳の生理学（脳の各部位の機能）を復習しておく（Lecture 1，2参照）．

　□ 脳損傷後の後遺症ではADL（日常生活活動）に影響するものも少なくないため，高次脳機能障害についても学習しておく．

講義を終えて確認すること

　□ 頭部外傷の発生メカニズムが理解できた．

　□ 頭部外傷後にどのような治療がなされるか理解できた．

　□ 頭部外傷に合併する症状が理解できた．

　□ さまざまな脳腫瘍の分類による違いが理解できた．

　□ 脳損傷において出現する症状を把握し，リスク管理ができる．

1. 頭部外傷

　頭部外傷とは，外力により頭部の軟部組織，頭蓋骨，髄膜，脳実質，脳神経，血管などすべてを含む組織が器質的，機能的に損傷を受けることをいう．外力の受け方により一次性脳損傷，二次性脳損傷に分類される．一次性脳損傷は，頭部に物理的な力が加わり頭部の組織が損傷を受けることをいう．二次性脳損傷は，一次性脳損傷の後に生じる生体反応によって一次性脳損傷で損傷を受けていない神経細胞に引き起こされる損傷を指す．

　急性期では，一次性脳損傷の治療と二次性脳損傷の予防および治療を行う．気管挿管，人工呼吸管理による呼吸状態の安定化，鎮痛薬・鎮静薬の使用，血圧，体温の管理などで二次性脳損傷の予防に努める．

1）発生メカニズムによる分類

（1）開放性損傷

　頭部になんらかの物体が衝突する力によって頭皮や頭蓋骨を破壊する際に生じる頭部外傷である．脳損傷は限局している場合が多く，広範な損傷を認めることは少ない．

（2）閉鎖性損傷

　脳が外界と交通していない損傷をいう．皮膚の裂傷や頭蓋骨の骨折があっても，外界との交通がなければ閉鎖性損傷となる．

2）外力からみた分類

（1）局所性脳損傷

　脳の損傷が限局しており，症状も脳の局所症状を認める．脳挫傷は，前頭葉下面と側頭葉に生じやすい．

a．直撃損傷（図1）

　頭部に外力が加わり，外力の加わった部位に生じる損傷をいう．頭部を構成する組織は外側と内側で硬さが異なるため，頭蓋骨が損傷していなくても，加わった外力により脳実質が頭蓋骨内面に衝突し損傷を生じることがある．直撃損傷による同側挫傷は前頭部に生じやすく，前頭葉下面，側頭葉前部などが損傷を受ける．また，側頭部，頭頂部に直撃損傷を受けても同側挫傷が生じ，側頭葉外側下面が損傷を受けやすい（図2）．

b．反衝損傷

　対側損傷ともいわれる．頭部に強い外力が加わった際，脳実質は頭蓋内部の壁に衝突する．衝突した反動で，脳実質は外力が加わった部位とは反対側に衝突する．また，衝突した部位と反対側では，壁と脳実質の間の隙間が大きくなり陰圧が生じる．この陰圧によって脳実質の損傷が起こる．

　脳実質の損傷は，直撃損傷よりも反衝損傷で広範囲となることが多い．後

📓 MEMO

日本頭部外傷データバンク（Japan Neurotrauma Data Bank：JNTDB）によると交通事故による10〜20歳代の頭部外傷は減少している一方で，60歳以上の非交通事故（転倒など）による頭部外傷が増加している[1]．

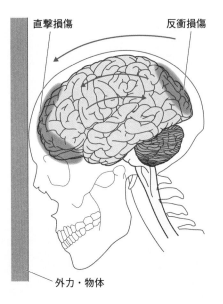

直撃損傷　　　　反衝損傷

外力・物体

図1　直撃損傷と反衝損傷

頭部への外力では直撃損傷による同側挫傷は生じにくく，反衝損傷による対側挫傷により前頭葉下面，側頭葉前部が損傷を受けやすい（図2）．

（2）びまん性脳損傷

頭部に強い外力が加わり，脳実質に回転する力がはたらき，浅部と深部の間に剪断力が生じることによって起こる．軸索が損傷するためびまん性軸索損傷ともよばれ，頭部 CT，MRI などの脳画像所見で明らかな血腫や脳挫傷の所見がみられない場合が多い．脳梁や中脳の背側外側部，中脳の上小脳脚交差部に生じやすい（図2）．

びまん性脳損傷は，脳画像所見から予想される以上の意識障害を呈することがある．さらに脳画像上所見が明らかでないため手術が適応にならない．意識障害が回復するまでの時間が長いほど予後が不良である．意識障害の回復が早期であってもADL（日常生活活動）に影響を及ぼす高次脳機能障害を認めることがある．

ADL（activities of daily living；日常生活活動）

3）頭部外傷の臨床的分類

意識障害，神経症状の重症度によって4つに分類された荒木の分類が知られている（表1）．

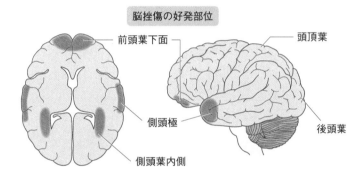

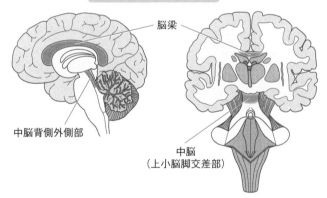

図2　脳挫傷，びまん性脳損傷（びまん性軸索損傷）の好発部位

表1　頭部外傷の分類（荒木の分類）

1型（単純型）	●意識障害などの神経症状を認めないもの
2型（脳震盪型）	●一過性の意識障害が生じ，受傷後6時間以内に消失するもの ●局所の神経症状は認めない ●短時間ではあるが軽度のめまい，嘔吐，頭痛が生じる
3型（脳挫傷型）	●意識障害が6時間以上持続するもの．もしくは脳の損傷を示す局所症候を認める
4型（頭蓋内出血型）	●意識清明期を経て急激に増悪する意識障害を認めるもの．もしくは進行する意識障害を認め，脳圧迫を示す神経症状が出現・増悪する ●脳ヘルニアの徴候を認める

4）頭部外傷の臨床症状

受傷後から意識障害を認める．徐々に悪化・進行することが多く，高齢者は意識障害が遅れて出現することもある．意識清明期を伴う頭部外傷の原因は，高齢者においては急性硬膜外血腫ではなく，脳挫傷であることが多い．

頭部外傷では，損傷部位によって局所神経症候が出現する．直撃損傷，脳出血などの一次性脳損傷で生じるものの他に，脳浮腫などの二次性脳損傷による脳ヘルニアに起因するものもある．大脳皮質の機能障害では，さまざまな高次脳機能障害が出現したり，脳幹の機能障害であれば，瞳孔異常や脳神経麻痺などを生じたりする．高度な脳幹の障害であれば，除脳硬直姿勢を呈する（**図3**）．記憶障害では，逆向性健忘が出現することが多く，ある時期から受傷時までの記憶が喪失している．他にも，自発性の低下，病識の欠如，脱抑制，注意力の低下，排尿障害などがみられる．

2. 脳腫瘍

脳腫瘍とは，頭蓋骨の中の組織（髄膜，脳実質，血管，脳神経などすべて）にできる新生物のことを指す（**図4**）．

1）分類

頭蓋内組織から発生する原発性脳腫瘍と，転移性脳腫瘍に分けられる．

（1）原発性脳腫瘍

脳細胞やグリア細胞，髄膜やリンパ管などから発生した腫瘍である．良性と悪性に

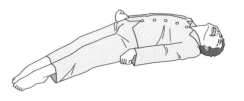

図3　除脳硬直姿勢
上肢は伸展・回内，下肢は伸展・足関節底屈，体幹は伸展位となる．

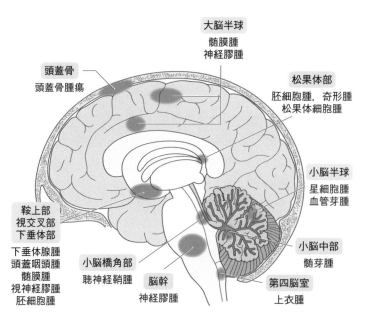

図4　脳腫瘍の種類と好発部位

分けられる．良性は，正常な組織との境界が明瞭であり，脳実質外に生じる．悪性は，周辺組織との境界が不明瞭であり，主に脳実質に生じる．

（2）転移性脳腫瘍

他の臓器に発生した腫瘍が血流により脳に転移したものを指す．

2）種類

脳腫瘍は組織学的に約 150 種類あり，それらは頭蓋骨のなかのどの組織に発生しているかや，発生した細胞群の性質などによって分けられる（**表2**）[2]．

（1）神経膠腫

最も多くみられる腫瘍で，さまざまな種類がある．グリア細胞に発生した腫瘍で膠芽腫などは非常に予後不良である．

（2）髄膜腫

脳実質ではなく，硬膜から発生する．転移が少なく，良性である．

（3）神経鞘腫

シュワン細胞で発生する腫瘍であり，多くは良性である．

3）臨床症状

脳腫瘍において症状が出た際には，ある程度，腫瘍が大きくなり局所に浸潤しているか脳浮腫が増大している可能性が高い．したがって，臨床症状としては，頭蓋内圧亢進症状と局所症状とがみられる．

（1）頭蓋内圧亢進症状

脳が頭蓋骨に囲まれているため，腫瘍の増大は頭蓋内の圧力を増大させる．これに伴い，頭痛や吐き気，意識障害などが生じる．

（2）局所症状（巣症状）

脳腫瘍の発生により，発生部位に関連した機能に障害が生じた状態をいう．運動，感覚，言語など，さまざまな部位に応じた機能が低下する．

4）脳腫瘍と緩和ケア

2018（平成30）年における死亡率は，悪性新生物が第1位である（**図5**）[3]．

悪性新生物（がん）については，2010年の診療報酬改定で「がん患者リハビリテーション料」が新設され，がん患者に対するリハビリテーションが全国的に関心を集めた．良性腫瘍だけでなく，悪性腫瘍もリハビリテーション介入の対象となっている．新生物のなかに脳腫瘍も含まれており，2018（平成30）年の中枢神経系の悪性新生物（腫瘍）による死亡数は 2,719 人にのぼる[3]．

がん患者は，身体的苦痛の他に心理的苦痛を抱えており，QOL（生活の質）が低下する．それは，がん患者本人だけの問題ではなく，家族や周囲の人にも生じうる問題である．その苦痛を軽減する目的で，緩和ケアが注目されている．「がんと診断されたときからの緩和ケアの推進」が「がん対策推進基本計画」のなかで重要であると位置づけられている．

「がんのリハビリテーションガイドライン」[4]でも，脳腫瘍の組織型，良性・悪性，原発性・転移性などの病型を問わず，また，小児においても，脳腫瘍の運動障害に対してリハビリテーションが有効であり，ADL，入院期間，QOL の改善が期待できるため勧められる（推奨グレードB）とされている．また，理学療法，作業療法，言語療法，レクリエーション，看護，ケースワークなどを組み合わせた包括的リハビリテーションが効果的であり，行うよう勧められる（推奨グレードB）とある．

脳腫瘍では，病型に応じて生命予後や出現する機能障害が異なるため，それぞれに応じた知識がなければ適切なケアが行えない．生命予後が比較的短期と予測される場合には，主に維持を目的としたリハビリテーション介入がなされ，QOL を重視した

シュワン（Schwann）細胞

MEMO
脳腫瘍の治療中の患者では，脳腫瘍そのものによる症状の他に，化学療法や放射線療法による副作用が生じていることが多いため，それらを考慮した理学療法介入が必要となる．

覚えよう！
頭蓋内圧亢進症状
脳腫瘍だけでなく，脳血管障害や頭部外傷後の脳浮腫でも生じる．頭痛，嘔吐などを認める．頭蓋内圧亢進による血圧上昇，徐脈，緩徐深呼吸などの症状はクッシング（Cushing）現象という．

MEMO
診療報酬（令和2年度）では，がん患者リハビリテーション料を算定する場合は，リハビリテーションに関するチーム医療の観点から，同一の医療機関から，医師，病棟においてがん患者のケアにあたる看護師，リハビリテーションを担当する理学療法士等がそれぞれ1人以上参加して行われる研修を受けなければならない．

QOL（quality of life；生活の質）

調べてみよう
「がんのリハビリテーションガイドライン」を確認してみよう．

表2 脳腫瘍の分類

成人/小児	大分類	小分類	WHO grade	予後	発育形式	治療方針	備考
成人	転移性脳腫瘍	―	―	1年	圧排性	単発・大きなもの（2cm以上）は腫瘍摘出. 小さなものは定位放射線治療. 多数のものは全脳照射療法（約3週間）	大脳・小脳に好発. 病変切除・縮小に伴い症状改善の可能性
	グリオーマ	びまん性星細胞腫	II	6～8年	浸潤性	可及的切除・術後経過観察/放射線治療	大脳半球に好発. 術後, 大脳の病変切除に伴い障害出現の可能性
		乏突起膠腫	II	11年	浸潤性	可及的切除・術後経過観察/放射線治療	同上
		退形成性星細胞腫	III	3～5年	浸潤性	可及的切除・術後放射線・化学療法（約6週間の入院による初期治療）. その後6か月間の外来通院による化学療法	同上. ただし腫瘍摘出後, 浮腫の軽減などで症状改善の可能性もあり
		退形成性乏突起膠腫	III	8年	浸潤性	同上	同上
		膠芽腫	IV	1～2年	浸潤性	同上	同上
	髄膜腫	（良性）髄膜腫	I	―	圧排性	全摘出/可及的切除. 残存腫瘍に対して定位放射線治療	術後症状の改善の可能性あり
		（悪性）髄膜腫	II～III	―	圧排性（一部浸潤あり）	全摘出/可及的切除. 放射線治療（約6週間）	術後症状の改善の可能性あり. grade III は予後2～5年
	神経鞘腫	神経鞘腫	I	―	圧排性	全摘出/可及的切除あるいは定位放射線治療	小脳橋角部に好発. 関連する脳神経障害（顔面体性感覚障害, 顔面神経麻痺, 聴力障害, 嚥下障害など）, 小脳失調
	リンパ系腫瘍	悪性リンパ腫	IV	3年	浸潤性	生検後, 化学療法・放射線治療（全脳照射療法：約4週間）	比較的高齢者の大脳に好発. しばしば多発性で浸潤性発育. 症状の改善が得られにくい. 治療に伴う認知機能の低下
成人/小児	傍鞍部腫瘍	頭蓋咽頭腫	I	―	圧排性	全摘出/可及的摘出. 残存腫瘍に定位放射線治療	鞍上部に好発. 少量の残存でも腫瘍が再発しやすい. 尿崩症・下垂体機能不全, 記銘力障害などが発生しやすい
小児	胎児性腫瘍	髄芽腫	IV	―	―	全摘出/可及的摘出. 術後長期にわたる放射線・化学療法	小脳および第四脳室に好発. 近年治療成績が向上. 治癒が得られるサブグループあり. 術後の無言症, 小脳失調, 認知機能障害などが課題. 要長期入院
		AT/RT	IV	―	―	同上	予後がきわめて悪い. 要長期入院
	グリオーマ	毛様細胞性星細胞腫	I	―	―	小脳の星細胞腫に対しては腫瘍切除により治癒が期待できる. 視交叉部・視床下部のものは複数回の化学療法が主体（通常短期入院）	小脳, 視交叉・視床下部に好発. 前者では小脳失調, 後者では視機能低下, 視床下部・下垂体機能不全
		上衣腫/退形成性上衣腫	II/III	―	―	全摘出/可及的摘出. 局所放射線治療（約6週間）	第四脳室と大脳の2つのタイプあり. 全摘出が重要. 放射線治療が有効だが再発しやすい
		橋グリオーマ	IV	1年	浸潤性	放射線治療（約6週間）	脳幹の高度浸潤性腫瘍のため, 通常手術を行わない. きわめて予後不良. 体幹失調, 外転神経麻痺, 顔面神経麻痺などが主症状
	胚細胞性腫瘍	ジャーミノーマ	―	―	浸潤性	生検, 化学療法・放射線治療（全脳室照射：約3週間）	神経下垂体・松果体に好発. 適切な治療により10年生存率90%. 神経下垂体病変では, 尿崩症, 下垂体機能低下, 記憶障害など
		奇形腫	―	―	圧排性	全摘出/可及的摘出	好発部位は同上. 全摘出により治癒. 神経下垂体部では, 尿崩症, 下垂体機能低下, 記憶障害など
		卵黄嚢腫瘍/絨毛がん	―	―	浸潤性	全摘出/可及的摘出. 術後長期にわたる放射線・化学療法	好発部位は同上. 予後不良. 要長期入院

（藤井正純：MB Medical Rehabilitation 2018；223：104-18[2]）

AT/RT（atypical teratoid/rhabdoid tumor）：非定型奇形腫様ラブドイド腫瘍.

LECTURE 5

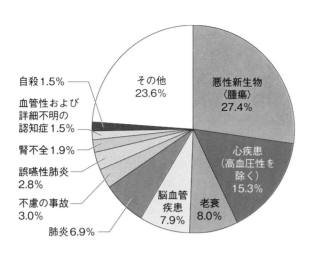

図5　主な死因別死亡率
（厚生労働省：平成30年〈2018〉人口動態統計月報年計〈概数〉の概況[3]）

LECTURE
5

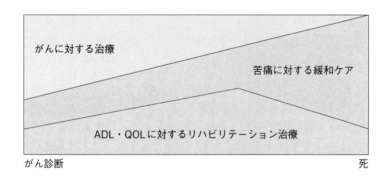

図6　がんの治療と緩和ケア・リハビリテーション治療
（宮越浩一：リハビリテーション医学 2019；56〈8〉：645-9[5]）
がんの診断から予後が短くなるにつれて，がんに対する治療，苦痛に対する緩和ケア，
ADL・QOLに対するリハビリテーション治療の比重が変化する．

かかわりとなる．患者の苦痛や不安を軽減させるために，より緩和ケアに携わる人の連携が必要となる（**図6**）[5]．

3. 低酸素脳症

　循環不全または呼吸不全などにより，十分な酸素供給ができなくなり脳に機能障害をきたした病態をいう[6]．原因としては，心筋梗塞，不整脈，心筋症による心不全，ショック，COPD，喘息重積，胸部外傷，痙攣重積，呼吸筋麻痺，薬物中毒による呼吸不全，窒息，麻酔中・麻酔後の合併症，一酸化炭素中毒などがある．心停止により，脳への酸素供給が失われると，数秒で意識が消失し，3～5分の心停止で脳の機能障害（蘇生後脳症）が生じる．発症年齢は60歳以上の高齢者が6割を占め，20～59歳で30％，20歳以下で10％の割合になっている[7]．

　脳細胞は広範な循環障害，脳浮腫，びまん性障害を起こし，比較的，白質よりも灰白質が侵されやすく，大脳皮質の第3層や第5層が選択的に障害されやすい．成人の場合，3～5分以上低酸素状態になると，特に大脳皮質，他に大脳基底核，視床，海馬，脳幹が主に障害される．

低酸素脳症（anoxic brain injary）

📖 **調べてみよう**
低酸素脳症で生じるさまざまな症状の特徴や検査方法を調べてみよう．

COPD（chronic obstructive pulmonary disease；慢性閉塞性肺疾患）

表3 低酸素脳症の分類

低酸素性（Anoxic）	溺水 縊首による呼吸不全 呼吸不全
貧血性（Anemic）	失血 一酸化炭素中毒
血流停滞（Stagnant）	心停止 低血圧
代謝性（Metabolic）	低血糖
痙攣重責	
多臓器不全	

（浦上裕子：J Clin Rehabil 2013；22（6）：580-6[8]，Fitzgerald A, et. al.：Brain Injury 2010；24（11）：1311-23[9]）

低酸素性低酸素脳症
（hypoxic encephalopathy）

貧血性低酸素脳症
（anemic hypoxia）

低酸素性虚血性脳症（hypoxic ischemic encephalopathy）

1）分類

　低酸素脳症の病態は，低酸素性低酸素脳症，貧血性低酸素脳症，低酸素性虚血性脳症の3つに分類できる．低酸素性低酸素脳症は酸素そのものが脳動脈に供給されない状態であり，貧血性低酸素脳症は酸素を運搬するヘモグロビンの減少によって生じ，低酸素性虚血性脳症は脳血流の減少によるものである[8]．

　また，発症原因による分類を**表3**[8,9]に示す．大きくは低酸素性，貧血性，血流停滞，代謝性，痙攣重責，多臓器不全に分けられる．

2）症状

　症状は，四肢麻痺や運動失調，認知機能障害やミオクローヌス，パーキンソニズムなど，さまざまとなる．特に，認知機能障害のなかでは，記憶障害がその中核となる．低酸素脳症者では，発症後1年を経過しても予後良好（就労や在宅に至ったもの）は3割程度であり，一度，社会参加に至っても，後に適応障害をきたす場合もある[8]．

■引用文献

1) 奥野憲司：頭部外傷の基礎知識．総合診療 2015；25（7）：614-9．
2) 藤井正純：脳腫瘍．MB Medical Rehabilitation 2018；223：104-18．
3) 厚生労働省：平成30年（2018）人口動態統計月報年計（概数）の概況．
   https://www.mhlw.go.jp/toukei/saikin/hw/jinkou/geppo/nengai18/index.html
4) 日本リハビリテーション医学会 がんのリハビリテーションガイドライン策定委員会編：がんのリハビリテーションガイドライン．金原出版；2013．p.100-1.
   http://www.jarm.or.jp/wp-content/uploads/file/member/member_publication_isbn9784307750356.pdf
5) 宮越浩一：緩和ケアとリハビリテーション医療．リハビリテーション医学 2019；56（8）：645-9．
6) 日本救急医学会：医学用語 解説集．低酸素脳症．
   http://www.jaam.jp/html/dictionary/dictionary/word/0115.htm
7) 栢森良二，三上真弘：ミオクローヌス症状の強い低酸素脳症患者のリハビリテーション．J Clin Rehabil 2001；10（9）：800-4．
8) 浦上裕子：低酸素脳症者のリハビリテーション—1.疫学・病理・症状・予後．J Clin Rehabil 2013；22（6）：580-6．
9) Fitzgerald A, Aditya H, et. al.：Anoxic brain injury：Clinical patterns and functional outcomes. A study of 93 cases. Brain Injury 2010；24（11）：1311-23.

LECTURE
5

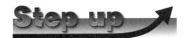

臨床で理学療法士が眼にする頻度の高い脳画像の種類と特性

1）CT（computed tomography；コンピュータ断層撮影）

　CT は，放射線（X 線）を用いて撮像される．CT の明暗は，X 線の吸収係数（CT 値）を反映して構成されている．

● **高吸収域**（吸収係数が高いもの，白色系）：骨，石灰化，血腫，金属など

● **低吸収域**（吸収係数が低いもの，黒色系）：脳脊髄液，梗塞巣，脂肪など

　CT は撮像時間が MRI と比べ短く，発症直後の超急性期から出血性病変を高吸収域として検出可能である．そのため，脳卒中が疑われ救急搬送された場合，まず CT にて，出血性病変の有無を確認し，出血性病変が検出できない場合に MRI へ移行することが多い．

　図 1 に急性期の被殻出血の CT 像を示す．血腫は矢印の部分に明確な高吸収域として確認できる．その前方には低吸収域が確認されており，この領域は血腫周辺の浮腫を示している．視床や側脳室前角などが圧排されて，本来正中にあるべき構造物がわずかに正中線を逸脱して対側にシフト（midline shift）しているのが観察される．対側の被殻（点線矢印）にも低吸収域が確認できるが，この病変は陳旧性の被殻出血病変で，すでに血腫がマクロファージの貪食により空洞化しており，その領域に脳脊髄液が満たされた状態である．皮質は白質よりやや CT 値が高く，逆に白質は被殻や尾状核，視床などの神経核となる領域よりやや低い．骨は明瞭な高吸収域となる．

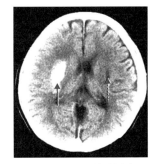

図 1　被殻出血（急性期）の CT 像

2）MRI（magnetic resonance imaging；磁気共鳴画像）

　MRI は，CT よりも精細かつ多方向からの頭蓋内病変の検出が可能な検査方法で，磁気を使い生体の水素原子の動きを画像化しているので放射線被曝がない．CT では義歯などによるアーチファクトが生じ，詳細な描出が難しくなる後頭蓋窩や脳幹などの微細構造内の病変も，MRI では鋭敏に検出できる．

　MRI の濃淡は，組織から出る電磁波の強度，すなわち信号強度を反映している．信号強度が強いほど白色系として，逆に信号強度が弱ければ黒色系としてとらえられる．CT と同様に，注目する領域の信号強度と対側などの周囲の正常組織の信号強度を比較して，正常組織より白ければ高信号，黒ければ低信号，同程度なら等信号と表現する．MRI の代表的な撮像条件を以下に示す．

（1）T1 強調画像（T1 weighted image：T1WI）

　脳脊髄液が低信号（黒色），脳実質が等信号（灰色系）となる．脳実質のなかでも白質はやや高信号，灰白質はやや低信号となる．脳溝などが明瞭に確認でき，解剖学的構造の同定がしやすい．脳表の変化をとらえやすいので，萎縮などを伴う変性疾患の診断において有用である．ただし，脳梗塞や炎症性・脱髄性病変などの急性期は，病変が判別しにくいために病変検出には向かない．

　脳出血では超急性期は等信号（図 2）となる．図 2a の CT 像では，出血性病変が明瞭な高吸収域で描出され明瞭である．同時期に撮像した図 2b の T1 強調画像では，血腫が等信号（点線矢印）となる．その後，亜急性期には高

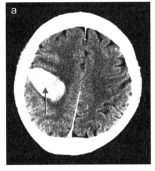
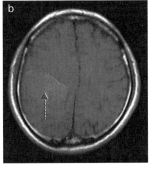

図 2　脳出血（超急性期）の CT 像（a）と T1 強調画像（b）

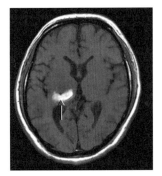

図 3　脳出血（亜急性期）の T1 強調画像

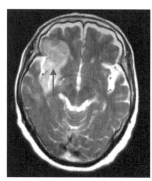
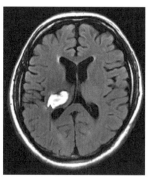
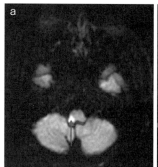
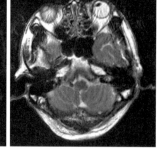

図4　中大脳動脈領域の
　　　脳梗塞（急性期）の
　　　T2強調画像

図5　脳出血（亜急性期）の
　　　FLAIR像

図6　脳出血（亜急性期）の拡散強調画像（a）と
　　　T2強調画像（b）

信号（矢印）で描出される（図3）．脳梗塞では，慢性期に低信号を呈する．

(2) T2強調画像 (T2 weighted image：T2WI)

　T1強調画像とは逆に，脳実質を低ないし等信号（黒色〜灰色系）で，脳脊髄液を高信号（白色系）で示す．脳実質のなかでも白質はやや低信号，灰白質はやや高信号となる．脳実質内の病変の検出に適し，脳梗塞は急性期から高信号で明瞭に描出される．

　急性期（発症1日後）の中大脳動脈領域の脳梗塞例（矢印）の画像を図4に示す．T2強調画像は"超"急性期の脳梗塞は描出できないため，発症直後の超急性期の虚血性脳卒中では，後述する拡散強調画像が撮像される．慢性期でも，程度の差はあるが基本的には高信号のまま観察される．脳梗塞の他，炎症性病変や脱髄性病変，腫瘍性の病変も明瞭に描出される．しかし，脳脊髄液が病変と同じ高信号となるため，脳表面上の病巣や脳表に接するように存在する病巣についてはその境界がわかりにくくなる．

　脳出血では，発症数時間以内の超急性期には等信号ないしやや高信号となり，急性期（数時間〜数日）は低信号域となる．亜急性期の早期（数日）には低信号から等信号となり，亜急性期の後期（数日〜数週間）には血腫辺縁部から中心に向かって徐々に高信号となる．これは，亜急性期の血腫周囲にみられる浮腫が高信号域として血腫の周りに描出されるためである．慢性期には，空洞化した部分に脳脊髄液がたまればその部分は高信号域となり，その周辺を薄く囲うような低信号が確認される．

(3) FLAIR (fluid attenuated inversion recovery)

　FLAIR（T2FLAIR）では水の信号を無信号とするため，脳脊髄液が低信号（黒色）となる（図5）．それ以外は基本的にT2強調画像と同じで，脳実質を低ないし等信号（黒色〜灰色系）で示し，脳実質のなかでも白質はやや低信号，灰白質はやや高信号となる．FLAIRは解剖学的な構造をT1強調画像と同程度の精度で示し，かつ病変をT2強調画像と同程度の明瞭度で示せる．そのうえ，T2強調画像では困難であった脳表面における病変の検出に非常に優れている．図5では，側脳室後角に接するような血腫が高信号（矢印）で，脳室内は低信号で描出されるため，その境界が明瞭である．

　脳梗塞では，T2強調画像と同様，超急性期の虚血性脳卒中の病変を検出できないものの，発症後3〜4時間から明瞭な高信号域として描出できる．慢性期となり，壊死した組織が吸収され空洞化した部分に脳脊髄液がたまると，脳脊髄液が低信号域となることから，その領域も低信号域となる点は，慢性期まで高信号で描出されるT2強調画像とは異なる．

(4) 拡散強調画像 (diffusion weighted image：DWI)

　拡散強調画像（図6a）は，T1強調画像などと比較すると構造の描出は鮮明とはいいがたいが，脳虚血の初期の細胞性浮腫をとらえることができ，T2強調画像（図6b）やFLAIRではとらえられない（点線矢印）発症3時間以内の超急性期の脳梗塞（矢印）を検出できる．多発性の脳梗塞の場合，従来のT2強調画像では陳旧性の病巣が混在した場合に，新たに出現した梗塞病変を正確に同定することは難しかったが，拡散強調画像では急性期病変が高信号となり陳旧性病変は低信号となるために容易に鑑別することができる．脳出血では，急性期に血腫は等信号となるが，辺縁は圧排を受け，虚血となり周辺浮腫が生じる．それが高信号となるため，高信号と低信号が混在する．

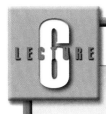

中枢性運動障害の病態

到達目標

- 異常な筋緊張の原因となる痙性麻痺を理解する.
- 脳卒中による運動障害である筋力低下について理解する.
- 共同運動や連合反応などの問題を理解する.
- バランスや持久力の問題について理解する.

この講義を理解するために

この講義では，最初に脳卒中後の片麻痺患者に生じる運動障害である筋緊張異常，筋力低下，共同運動の問題を概観します．さまざまな運動障害の定義，機能障害と活動制限の関係を理解することで，理学療法を施行するうえでの問題点の把握や目標設定に向けた基礎的な知識を学習します．

中枢性運動障害の病態を学ぶにあたり，以下の項目をあらかじめ学習しておきましょう．

□ 伸張反射などの反射機構について復習しておく（Lecture 2 参照）.

□ 運動に関連する中枢神経の解剖と生理を復習しておく（Lecture 1, 2 参照）.

□ 筋収縮の中枢性制御について学習しておく.

講義を終えて確認すること

□ 脳卒中後片麻痺患者の運動障害の特徴が理解できた.

□ 片麻痺患者の筋緊張の問題について理解できた.

□ 片麻痺患者の筋力低下の原因が理解できた.

□ 片麻痺患者の共同運動，連合反応が理解できた.

1. 片麻痺患者に生じる病態

脳卒中後片麻痺患者にみられる特徴的な機能障害は，運動に関連する機能（筋緊張，筋力，共同運動，バランス，運動耐容能）だけでなく，感覚障害や痛み，意識，注意，記憶などの高次脳機能障害も損傷領域に応じて生じる．本講義では，特に皮質脊髄路の損傷によって引き起こされる片麻痺症状の病態を中心に言及する．

1) 運動障害の特徴

上位運動ニューロンの損傷に伴う運動障害には，筋が異常な緊張をもつ筋緊張異常，筋が発揮する力が低下する筋力低下，選択的な関節運動ができなくなる共同運動などの特徴的な病態が生じる．これらの運動障害は，主に皮質脊髄路の損傷に起因する．

2) 運動障害の経過

脳卒中後片麻痺患者の病態は，回復過程で変化することが知られている．初期は弛緩性で収縮がみられないが，次第に痙性麻痺や共同運動のような特徴的な病態が現れ，機能回復に伴ってそのような特徴的な病態が消失する．

3) 運動障害の代償

片麻痺患者における運動の異常が，すべて神経学的異常から生じているとは限らない．運動課題の要求に応じるために類似した機能によって代償される場合がある．例えば，筋緊張異常により筋力低下を代償すること（**Step up** 参照）などがこれにあたる．このような性質は，通常の健常者の運動とは異なるため，「異常」な運動とみなされやすいが，活動制限を軽減するための重要なはたらきとなっている場合もある．

2. 筋緊張異常

筋緊張とは，安静時の筋の緊張および他動的に筋を動かそうとした場合に生じる抵抗を指す．脳卒中後片麻痺患者に生じる筋緊張の問題は，痙性麻痺のような神経学的原因と，それに伴って生じる筋自体の粘弾性の増加のような非神経学的原因に分けることができる．

1) 神経学的原因

神経学的原因として生じる筋緊張異常は，筋の過活動による．代表的な筋の過活動（**表 1**）[1] として，他動運動時の痙性麻痺，静的状態での異常姿勢（ウェルニッケ-マンの肢位），随意運動時の同時収縮などがある．

MEMO
皮質脊髄路などの損傷に伴う変化
単に運動指令が失われる（筋力低下）だけでなく，脊髄神経回路に対する抑制性入力が低下すること（痙性麻痺）や，皮質脊髄路の代わりに脳幹からの運動経路が代償すること（共同運動）などが起こり，多様な障害像を呈する．

LECTURE
6

筋の過活動
(muscle overactivity)
ウェルニッケ-マン
(Wernicke-Mann) の肢位

表 1　筋の過活動とその要因

種類	刺激
伸張による過活動	
痙縮（spasticity）	安静時の相動性の（急激な）伸張
spastic dystonia	安静時の緊張性の（持続的な）伸張
spastic co-contraction	随意運動＋緊張性の伸張
（痙縮による同時収縮）	
伸張によらない過活動	
分節を超えた病的な同時収縮	随意運動
皮膚反射，侵害刺激による反射	皮膚刺激
その他	

（Gracies JM.：Muscle Nerve 2005；31：552-71[1] をもとに作成）

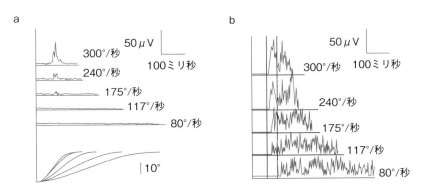

a

300°/秒
240°/秒
175°/秒
117°/秒
80°/秒

50μV
100ミリ秒

|10°

b

300°/秒
240°/秒
175°/秒
117°/秒
80°/秒

50μV
100ミリ秒

図1　痙性麻痺（痙縮）の速度依存性
a：通常の他動運動時の伸張反射．80°/秒では筋活動が生じないが，速い速度の受動的運動で伸張反射が生じる．
b：痙性筋の他動運動時の伸張反射．低速度においても伸張による筋活動が生じるが，速度の増加に伴い抵抗は増大する．
〔Sheean G, et al.：PM R 2009；1〈9〉：827-33[3]〕

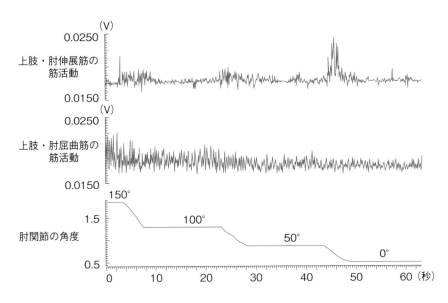

上肢・肘伸展筋の
筋活動

(V)
0.0250
0.0150

上肢・肘屈曲筋の
筋活動

(V)
0.0250
0.0150

肘関節の角度

1.5
0.5

150°
100°
50°
0°

0　　10　　20　　30　　40　　50　　60 (秒)

図3　長さ依存性の筋活動
肘関節の角度を伸展させるに伴って，肘屈曲筋の活動が減少している．
〔Sheean G, et al.：PM R 2009；1〈9〉：827-33[3]〕

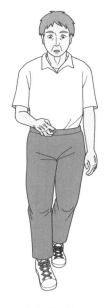

図2　片麻痺姿勢

痙性麻痺（spastic paralysis）

MEMO
痙性麻痺は，脊髄回路網への抑制性入力が減少するために生じるとされている．

MEMO
速度依存性の過活動の性質
通常の筋でも伸張反射が速度依存性をもつため，速度の増加に伴って筋活動の増加が生じる（図1a）[3]．痙性をもつ筋では低速度においても持続性のある筋活動が認められ，さらにその筋活動は速度に応じて大きくなる（図1b）[3]．

MEMO
長さ依存性の過活動である筋緊張の容態の例を図3[3]に示す．関節の角度が変化するにしたがって，筋活動が変化する．開始時に抵抗感があるのに対して，ある角度を超えると抵抗感が消失する現象（ジャックナイフ現象）もこの現象で説明される．

（1）痙性麻痺（痙縮）

　代表的な筋緊張の神経学的要因として，痙性麻痺（痙縮）がある．痙性麻痺は「上位中枢障害の一つの病態で，緊張性伸張反射の過興奮性により生じる筋緊張の速度依存性の増加を特徴とする運動障害」と定義されている[2]．臨床的には，他動的に動かされた場合や腱反射の亢進として確認される．筋紡錘からのⅠa型線維をとおした求心性入力により生じる速度依存性のある伸張反射（Lecture 2参照）の過剰な活動が生じた状態である．しかし，その原因は明確ではない．

（2）異常姿勢

　筋緊張異常の特徴として，他動的な運動を行わない状態であっても，特徴的な筋緊張の分布を生じさせることがある[1]．代表的な姿勢としては，ウェルニッケ-マンの肢位がある（図2）．他動的な運動に対して「速度依存性」を有する痙性麻痺がⅠa型線維を介するのに対して，静的な姿勢で生じる異常姿勢は「長さ依存性」のⅡ型線維が

LECTURE
6

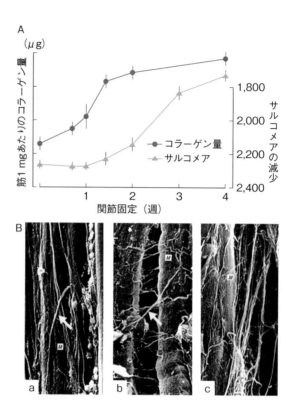

図4　筋の結合組織の変化
A：筋の不動によるコラーゲンの変化.
筋周膜におけるコラーゲンの蓄積（●）は，サルコメア長の短縮（▲）より先に生じている.
B：不動による微細構造の変化.
伸張された位置での通常の筋（a）のコラーゲン線維の角度は急峻であるが，屈曲位での通常の筋（b）におけるコラーゲン線維の角度は緩やかになる．しかし，2週間，短縮位で固定された筋（c）のコラーゲン線維の角度は屈曲位であっても急峻となる.
(Williams PE, et al.：J Anat 1984；138〈Pt 2〉：343-50[5])

MEMO
筋自体が短縮し，硬化する筋の粘弾性の増加は，神経学的な要因とは区別して観察する必要がある.

調べてみよう
筋緊張異常と筋の粘弾性増加に対して行うトレーニングをそれぞれ調べてみよう.

MEMO
同時収縮
（spastic cocontraction, coactivation）
主動筋と拮抗筋が同時に収縮している状態であり，必ずしも痙性によるとは限らない．関節の固定性を高めるための同時収縮は健常者でも生じる現象であり，片麻痺患者においても歩行中に代償性に生じることがある.

バビンスキー（Babinski）反射

関連する．したがって，随意的な命令や急激な伸張のない状態でも，近傍や遠隔の筋の活動も含んだ過活動を示す[3].

（3）同時収縮

　筋緊張の過活動は，他動的な運動だけでなく，随意的な運動時にも存在する．痙性による同時収縮とよばれる現象（主動筋と同時に拮抗筋の活動が増加する現象）は，主動筋による随意運動に対する拮抗筋の伸張に伴う過活動であると考えられている[3].

（4）反射過敏と不随意運動

　その他にも，不随意運動による過活動，バビンスキー反射のような皮膚刺激に伴う反射の亢進によるものもある.

2）非神経学的原因

　神経学的な原因以外の筋緊張異常（非神経学的原因）として，不動，不活動に伴う筋および関節の粘弾性の増加が知られている．長期間の不動により筋の結合組織が変化し，サルコメア長の短縮や硬化が生じる（**図4**）[4,5]．特に短縮位での固定は，伸張位よりも顕著な短縮を生じさせため，麻痺による神経学的原因に伴う筋の短縮位固定が筋性拘縮を強める方向に作用する.

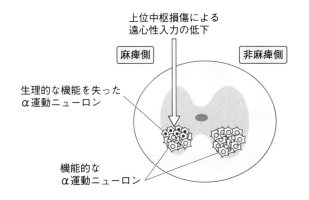

図5 運動単位の動員数の機能的低下
(Hara Y, et al.：Arch Phys Med Rehabil 2000；81〈4〉：418-23[9])

表2 共同運動のパターン

		屈筋共同運動	伸筋共同運動
上肢	肩甲骨	挙上，後退	前方突出
	肩関節	屈曲，外転，外旋	伸展，内転，内旋
	肘	屈曲	伸展
	前腕	回外	回内
	手	掌屈，尺屈	背屈，橈屈
	手指	屈曲	伸展
下肢	股関節	屈曲，外転，外旋	伸展，内転，内旋
	膝	屈曲	伸展
	足	背屈，内反	底屈，内反

3. 筋力低下

　筋力とは，ある筋や筋群の収縮によって力を生み出す機能である．脳卒中後片麻痺では，皮質脊髄路の損傷に伴い生じる神経学的原因と，不動によって生じる廃用性低下によるものがある．6か月以上経過した生活期の脳卒中後片麻痺患者においても，麻痺側の筋力が非麻痺側の1/2〜2/3程度まで低下することが知られている[6-8]．また，足関節などの遠位部の筋力のほうが近位部より低下の割合が大きいこと，麻痺側の収縮速度が非麻痺側より遅くなることなどが特徴としてあげられる．筋力低下は，歩行をはじめとした各種の運動機能に大きな影響を与える．

1) 神経学的原因

　片麻痺患者の麻痺側の筋力低下の理由として，①運動単位の動員数の減少と②運動単位の発火頻度の低下が関係する．筋力低下の程度は入院期間や退院時の移動能力との高い関連性を示すため，臨床的に重要な指標である．

（1）動員数の減少

　脳卒中後片麻痺脊患者の脊髄α運動ニューロンは，形態学的にその数を減少させているわけではない．しかし，上位運動ニューロンの損傷により機能的にはたらいている運動単位数が減少し（**図5**）[9]，その状態が発症早期から1年以上経過しても続いていることがある[10]．特に，高閾値の運動単位が選択的に動員されないため，片麻痺患者における筋力低下の大きな原因となっている．

（2）発火頻度の低下

　麻痺側の運動単位では，発火頻度も低下している．麻痺側の運動単位における発火頻度が非麻痺側より低下している場合，低下した発火頻度による筋力低下を補うため

運動単位の動員数と発火頻度
▶ Lecture 2 参照．

共同運動（abnormal synergy, synkinesis）

連合反応（associated reaction, associated movement）

定位（postural orientation）

に，より低閾値の運動単位を多く動員して代償していることもある[10]．

2）廃用性筋力低下

筋力は，脳卒中発症に伴う活動量の低下により，廃用性に低下する．脳卒中発症後の急性期から，上下肢の麻痺側，非麻痺側の多くで，健常者に比べて筋力が低下する．発症12日目であっても，膝の伸展筋力は麻痺側で健常者の35％，非麻痺側の筋力でも60％まで低下する[11]．

4．共同運動と連合反応

1）共同運動

脳卒中後の片麻痺患者では，選択的で独立した運動が失われ，課題遂行において不適切に組み合わされた関節運動が生じる．このような運動の組み合わせは共同運動とよばれ，上下肢に特有の運動を生じさせる（表2）．この原因として，皮質脊髄路の損傷に対して，脳幹からの下行経路への依存を強めた結果として生じている．

（1）屈筋共同運動

屈曲方向の運動が同時に生じるパターンで，上肢では肘の屈曲，肩関節の屈曲・外転・外旋が生じ，下肢では膝の屈曲，股関節の屈曲・外転・外旋が生じる．

（2）伸筋共同運動

伸展方向の運動が同時に生じるパターンで，上肢では肘の伸展，肩関節の伸展・内転・内旋が生じ，下肢では膝の伸展，股関節の伸展・内転・内旋が生じる．

2）連合反応

一側の筋収縮によって，反対側もしくは全身性に筋緊張の高まりを引き起こす現象である．麻痺側の上肢で観察されることが多く，典型的には，非麻痺側の努力性の筋収縮に伴って生じる．その他にも，くしゃみ，咳払い，あくびなどによって生じることもある[12]．過活動が生じている麻痺筋への非麻痺側からのオーバーフローが原因である．

5．バランス機能

バランス能力は，支持面内で垂直位を維持する能力と定義されている[13]．脳卒中後片麻痺患者において生じるバランスの問題は，複合的な原因によって生じる．バランス機能は筋力低下や感覚障害などが関連し，特に感覚障害は固有感覚よりも表在感覚との関連が強いとされる[14]．一方，半側空間無視などの空間認識にかかわる高次脳機能との関連が指摘されるが，その関連は明確ではない．しかし，左半球損傷患者のほうが，右半球損傷患者より強くなることや，側頭・頭頂接合領域，頭頂・島前庭性皮質の損傷においてバランス障害が著明になることから，空間認知がバランス障害を引き起こすことが知られている[15]．

バランスの問題は，直接的に活動制限の原因となり，座位や立位などの姿勢の保持を困難にする．同時に，そのような姿勢を前提とした日常生活上の活動を制限することにつながる．

1）姿勢の定位

姿勢の相対的な位置関係を決定する能力を定位という．直接的にバランス保持に影響するというより，四肢体幹の位置が不良となるため，いわゆる「悪い姿勢」になることを指す．脳卒中に伴う体性感覚や空間認識などの問題により，一定の肢位を維持できなくなった場合や，麻痺側の体重支持が不十分になると左右非対称な偏った姿勢となる．

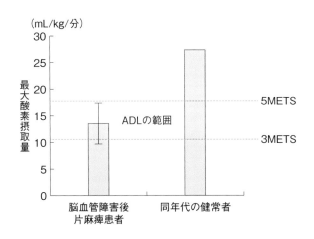

図6　脳血管障害後片麻痺患者と健常者の酸素摂取量の比較
（Ivey FM, et al.：NeuroRx 2006；3〈4〉：439-50[17]）

2）姿勢の制御

　バランスを維持するために，平衡の乱れに対して反応する能力を指す．姿勢制御とは，一定の重力のもとで支持基底面内に身体の重心点を保持する能力，もしくは重心点が支持面から逸脱したときにそれを引き戻し，身体の平衡状態を維持する能力と定義される[16]．姿勢制御には，視覚などにより生じる外乱を予測して制御する予測的姿勢制御と，生じた外乱に応じて反応する自発的姿勢制御がある．

6. 運動耐容能

　身体的運動負荷に耐えるために必要な，呼吸や心血管系の能力に関する機能である．脳卒中後片麻痺患者では，有酸素運動能の低下や易疲労性が生じることが多い．脳卒中後片麻痺患者では最大酸素摂取量（$\dot{V}O_2$ max）が11〜17 mL/kg/分であり，同年代の健常者で25〜30 mL/kg/分であるのに対して，約半分であるとされる（**図6**）[15,17]．通常，安静時の酸素消費量は3.5 mL/kg/分で，これを1 MET とよぶが，ADL（日常生活活動）に要求される運動強度は3〜5 METs である．したがって，片麻痺患者の日常生活で要求される運動強度はかなり高いことになる．これは一般的な運動強度を単に当てはめただけであるが，片麻痺患者では運動の非効率性のため，日常生活で要求される運動強度はさらに高くなる．

　片麻痺患者における運動耐容能の問題は，持続的な運動を困難にし，移動などの活動制限の原因となる．特に長距離移動能力の制限は，それを前提とした日常生活上のさまざまな参加機会を制約する．

予測的姿勢制御（anticipated postural adjustment）
自発的姿勢制御（automaticity postural response）

METs
（metabolic equivalents；代謝当量）
ADL（activities of daily living；日常生活活動）

■引用文献

1) Gracies JM：Pathophysiology of spastic paresis. II：Emergence of muscle overactivity. Muscle Nerve 2005；31（5）：552-71.
2) Lance JW：Symposium synopsis. In：Feldman RG, Young RR, et al. eds. Spasticity：Disordered Motor Control. Year Book Medical Publishers；1980. p.485-94.
3) Sheean G, McGuire JR：Spastic hypertonia and movement disorders：pathophysiology, clinical presentation, and quantification. PM R 2009；1（9）：827-33.
4) Tabary JC, Tabary C, et al.：Physiological and structural changes in the cat's soleus muscle due to immobilization at different lengths by plaster casts. J Physiol 1972；224（1）：231-44.
5) Williams PE, Goldspink G：Connective tissue changes in immobilised muscle. J Anat 1984；138（Pt 2）：343-50.
6) Eng JJ, Chu KS：Reliability and comparison of weight-bearing ability during standing tasks for

individuals with chronic stroke. Arch Phys Med Rehabil 2002 ; 83 (8) : 1138-44.

7) Hsu AL, Tang PF, et al. : Test-retest reliability of isokinetic muscle strength of the lower extremities in patients with stroke. Arch Phys Med Rehabil 2002 ; 83 (8) : 1130-7.

8) Bohannon RW, Walsh S : Nature, reliability, and predictive value of muscle performance measures in patients with hemiparesis following stroke. Arch Phys Med Rehabil 1992 ; 73 (8) : 721-5.

9) Hara Y, Akaboshi K, et al. : Physiologic decrease of single thenar motor units in the F-response in stroke patients. Arch Phys Med Rehabil 2000 ; 81 (4) : 418-23.

10) Hara Y, Masakado Y, et al. : The physiological functional loss of single thenar motor units in the stroke patients : when does it occur? Does it progress? Clin Neurophysiol 2004 ; 115 (1) : 97-103.

11) Andrews AW, Bohannon RW : Short-term recovery of limb muscle strength after acute stroke. Arch Phys Med Rehabil 2003 ; 84 (1) : 125-30.

12) Blin O, Rascol O, et al. : A single report of hemiplegic arm stretching related to yawning : further investigation using apomorphine administration. J Neurol Sci 1994 ; 126 (2) : 225-7.

13) Horak FB : Clinical measurement of postural control in adults. Phys Ther 1987 ; 67 (12) : 1881-5.

14) Tyson SF, Hanley M, et al. : Sensory loss in hospital-admitted people with stroke : characteristics, associated factors, and relationship with function. Neurorehabil Neural Repair 2008 ; 22 (2) : 166-72.

15) Geurts AC, de Haart M, et al. : A review of standing balance recovery from stroke. Gait Posture 2005 ; 22 (3) : 267-81.

16) Horak FB : Clinical measurement of postural control in adults. Phys Ther 1987 ; 67 (12) : 1881-5.

17) Ivey FM, Hafer-Macko CE, et al. : Exercise rehabilitation after stroke. NeuroRx 2006 ; 3 (4) : 439-50.

LECTURE
6

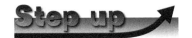

1. 学習性誤用

　回復が，発症前と同様な方法の再獲得であるとすると，発症前と異なる方法で目的を達成することは「代償」ということになる．Alaverdashvili[1]は，脳血管障害ラットを用いて餌を食べるためにリーチング動作を行わせ，そのときの運動の様子を詳細に検討している．餌をとるときに生じる運動を①前肢を餌に向かって持ち上げる運動，②餌を握る運動，③前肢を口に動かす運動，④前肢を床に降ろす運動の4つに分け，餌を取ることに成功した試行のなかで，運動の様子がどのように変化したかを調べた．その結果，脳血管障害後の急性期には，運動の数が減少したが，その後，日数を経るにしたがってその数が急激に増加し，脳血管障害発症前の数を超えて増加した（図1a）[1]．脳血管障害後の特徴として1回のリーチの間に，反復して同じ動作が出たり，それぞれの運動が同時に生じたりというように脳血管障害前にはみられないような振る舞いをみせた．このようなリーチングトレーニング期間中の不適切な運動の増加は，成功率の低下と相関を示した（図1b）[1]．このような不適切で過剰な運動の増加は，適切な運動と競合して表れている可能性があり，このことを「learned baduse（学習性誤用）」とよぶ．このような誤用を防ぐには，適切な運動が行われることに対するフィードバックが必要になると考えられる．

LECTURE
6

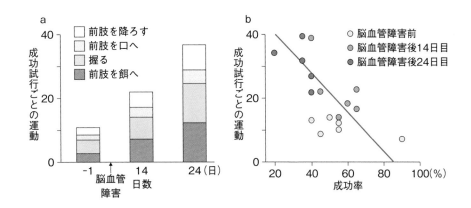

図1　学習性誤用
a：リーチ動作で生じる4つの運動（①前肢を餌へ，②握る，③前肢を口へ，④前肢を降ろす）のバリエーションの数．発症24日後に増加している．
b：リーチング動作時の成功率（横軸）は成功試行中に多くの身振りを行うほど低下している．
（Alaverdashvili M, et al.：Behav Brain Res 2008；188〈2〉：281-90[1]）

2. 筋力に対する筋緊張増加による代償

　痙縮は最も顕著な陽性徴候であるため，古くから脳血管障害後片麻痺患者の最も重要な課題とされ，随伴する多くの運動機能障害が痙縮によってもたらされると信じられてきた．この考え方の最も大きな問題は，痙縮は過活動によるものであるため，運動をさせないほうがよいとする風説が広まることである．このような考え方は，不活動による筋性拘縮を強めることで，痙縮の改善に役立たないばかりか，かえって悪化させる危険性があり，さらに運動機能を左右する最も顕著な陰性徴候である筋力低下を助長することにつながる．本講義でも紹介したように，痙縮や痙性ジストニア（spastic dystonia）は筋性拘縮を生じさせ，運動の効率性を低下させる可能性があるため，その評価は重要である．

　しかし，筋力低下を代償するという視点からみると，筋緊張の存在が必ずしも悪いとは言い切れない場合がある．Adaら[2]は脳血管障害後片麻痺患者と健常者を対象に，力を抜いた状態での緊張性伸張反射と自発的に筋活動を生じた状態での緊張性伸張反射の筋活動を比較した．その結果，歩行中の活動と同様な自発的に筋活動を生じた状態での緊張性伸張反射は健常者と違いがないことを報告している．さらに，Lamontagneら[3]は，歩行中の底屈

stiffness（自発的な筋活動も含めた底屈筋による硬さ）に対する受動的な動きに対する硬さの程度が，麻痺側において，非麻痺側や健常者と比較して増加していることを報告し，この受動的な硬さが制限された底屈筋活動を代償しているのではないかと指摘している．このことから，筋緊張の増加は歩行に悪影響だけを引き起こしているとはいえないと考えることができる．

3. 代償運動を理解しなければいけない理由

　同一の機能障害（impairment）を呈したとしても，活動制限（activity limitation）が異なる可能性は否定できない．なぜなら，活動制限が機能障害だけでなく，機能代償によって左右される可能性があるからである．例えば，動かない上肢の代わりに体幹部を運動させるような機能代償が生じることが知られている[3]．しかし，その場合，それを体幹機能障害と考え，体幹運動に対するトレーニングプログラムを行わせても運動機能の改善につながらない（図2）[4]．

　患者の運動の状態を評価したときに，どの部分が機能代償で，どの部分が機能障害であるか，また，それがどの程度，活動制限に影響するかについて，仮説を立てることが，神経障害理学療法の目標設定では重要となる．

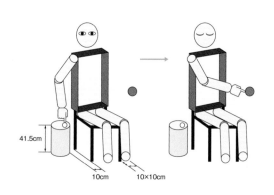

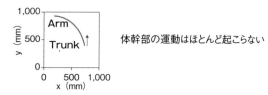

a　健常者のリーチ中の体幹−上肢の運動軌跡を上から見た図

体幹部の運動はほとんど起こらない

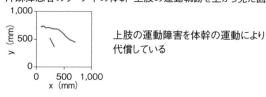

b　片麻痺患者のリーチ中の体幹−上肢の運動軌跡を上から見た図

上肢の運動障害を体幹の運動により代償している

図2　体幹による上肢動作の機能代償
上肢の運動障害を代償するために体幹を動かしているような場合，体幹の運動が変容する．この動き方は健常者（a）と異なる運動ではあるが，上肢の運動を代償することによって生じる運動であるため，体幹のトレーニングが必要であるわけではない．
（Cirstea MC, et al. Brain 2000；123〈Pt 5〉：940-53[4]をもとに作成）

■引用文献

1) Alaverdashvili M, Foroud A, et al.："Learned baduse" limits recovery of skilled reaching for food after forelimb motor cortex stroke in rats：a new analysis of the effect of gestures on success. Behav Brain Res 2008；188（2）：281-90.
2) Ada L, Vattanasilp W, et al.：Does spasticity contribute to walking dysfunction after stroke? J Neurol Neurosurg Psychiatry 1998；64（5）：628-35.
3) Lamontagne A, Malouin F, et al.：Contribution of passive stiffness to ankle plantarflexor moment during gait after stroke. Arch Phys Med Rehabil 2000；81（3）：351-8.
4) Cirstea MC, Levin MF：Compensatory strategies for reaching in stroke. Brain 2000；123（Pt 5）：940-53.

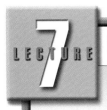

中枢性運動障害に対する評価（1）
機能障害（impairment）

到達目標

- 脳卒中の運動障害について，機能障害（impairment）を評価する目的と意義を理解する．
- 脳卒中の運動障害について，機能障害の種類をあげて，各種の評価方法の特徴を述べることができる．
- 各種の評価方法を適切に実施できる．

この講義を理解するために

　この講義では，脳血管障害により生じる運動障害を，機能障害の側面から評価する方法について学びます．脳血管障害では多様な運動障害が生じるため，機能障害の種類も多く，総合的に評価・解釈して病態を理解し，動作障害の問題点を考察し，治療プログラムを立案する必要があります．各種の機能障害の評価の特徴と方法を理解し，適切な評価指標が選択でき，また正確に評価できるようになることが重要です．

　中枢性運動障害に対する機能障害の評価を学ぶにあたり，以下の項目をあらかじめ学習しておきましょう．

- □ 国際生活機能分類（ICF）を確認しておく．
- □ 脳卒中の病態と症状について復習しておく（Lecture 4 参照）．
- □ 脳の機能局在や神経伝導路を復習し，運動麻痺や感覚障害，失調が生じる病巣について確認しておく（Lecture 1〜3 参照）．

講義を終えて確認すること

- □ 脳卒中の意識障害の評価方法が理解できた．
- □ 脳卒中の総合評価（包括的評価）が理解できた．
- □ 脳卒中の運動麻痺の評価方法が理解できた．
- □ 脳卒中により協調性障害が生じる要因および評価方法が理解できた．
- □ 脳卒中の痙性麻痺（痙縮）の病態生理，筋緊張の評価方法が理解できた．
- □ 脳卒中の病的反射の評価方法が理解できた．

1. 評価の目的と意義

中枢神経系に障害が生じると，運動制御だけでなく高次脳機能を含めたヒトの活動にさまざまな症状を認めるようになる．理学療法士は，患者の機能障害（impairment）を適切に評価し，動作（activity）の障害となる原因を抽出して，予後予測をしながら治療内容を決定することが求められる．理学療法は評価に基づいて科学的に行われるべきであり，中枢神経系の多様な機能障害を適切に把握することが必要である．加えて，定期的に評価を行うことで治療効果を判定し，目標を再設定する．

2. 評価の実際

1）意識障害の評価

脳卒中による意識障害は，リハビリテーションの進め方や機能的予後に大きく影響する．特に，急性期では意識障害を有する患者が多いため，意識レベルの評価指標は他職種との共通言語としても使用する頻度が高い．理学療法士は，運動療法中の意識レベルの変化，すなわち運動刺激や負荷により覚醒レベルに改善または悪化を認めるかを把握することも重要である．

日本で一般的に用いられる意識障害の評価には，JCS（表1）やGCS（表2）がある．GCSは世界的にも広く使用されている評価指標である．開眼，言語，運動の3分野で構成され，それぞれの点数により意識状態を簡便に評価することができる．最重度で3点，最軽度で15点となる．

2）総合評価（包括的評価）

脳卒中患者の臨床症状は，意識障害に加え運動障害，感覚障害，高次脳機能障害，情動障害など多岐にわたる．臨床症状を総合的（包括的）にとらえるために，種々の評価方法が考案されている．急性期の治療効果判定には，modified Rankin Scaleやmodified NIH Stroke Scaleなどが広く使用されている．運動障害をより詳細に評価

LECTURE 7

JCS（Japan Coma Scale）
GCS（Glasgow Coma Scale）

表1 JCS（Japan Coma Scale）

III. 刺激しても覚醒しない状態（3桁の点数で表現） （deep coma, coma, semicoma）
300. 痛み刺激に全く反応しない 　200. 痛み刺激で少し手足を動かしたり顔をしかめる 　100. 痛み刺激に対し，払いのけるような動作をする
II. 刺激すると覚醒する状態（2桁の点数で表現） （stupor, lethargy, hypersomnia, somnolence, drowsiness）
30. 痛み刺激を加えつつ呼びかけを繰り返すと辛うじて開眼する 　20. 大きな声または体を揺さぶることにより開眼する 　10. 普通の呼びかけで容易に開眼する
I. 刺激しないでも覚醒している状態（1桁の点数で表現） （delirium, confusion, senselessness）
3. 自分の名前，生年月日が言えない 　2. 見当識障害がある 　1. 意識清明とは言えない

注　R：Restlessness（不穏），I：Incontinence（失禁），A：Apallic state または Akinetic mutism.

表2 GCS（Glasgow Coma Scale）

1. 開眼（eye opening, E）	E
自発的に開眼	4
呼びかけにより開眼	3
痛み刺激により開眼	2
なし	1
2. 最良言語反応（best verbal response, V）	**V**
見当識あり	5
混乱した会話	4
不適当な発語	3
理解不明の音声	2
なし	1
3. 最良運動反応（best motor response, M）	**M**
命令に応じて可	6
疼痛部へ	5
逃避反応として	4
異常な屈曲運動	3
伸展反応（除脳姿勢）	2
なし	1

正常ではE，V，Mの合計が15点，深昏睡では3点となる．

表3　日本版 modified Rankin Scale（mRS）判定基準書　　　　　　　　　　　　　　　（mRS 信頼性研究グループ）

	modified Rankin Scale	参考にすべき点
0	まったく症候がない	自覚症状および他覚徴候がともにない状態である
1	症候はあっても明らかな障害はない：日常の勤めや活動は行える	自覚症状および他覚徴候はあるが，発症以前から行っていた仕事や活動に制限はない状態である
2	軽度の障害：発症以前の活動がすべて行えるわけではないが，自分の身の回りのことは介助なしに行える	発症以前から行っていた仕事や活動に制限はあるが，日常生活は自立している状態である
3	中等度の障害：何らかの介助を必要とするが，歩行は介助なしに行える	買い物や公共交通機関を利用した外出などには介助*を必要とするが，通常歩行†，食事，身だしなみの維持，トイレなどには介助*を必要としない状態である
4	中等度から重度の障害：歩行や身体的要求には介助が必要である	通常歩行†，食事，身だしなみの維持，トイレなどには介助*を必要とするが，持続的な介護は必要としない状態である
5	重度の障害：寝たきり，失禁状態，常に介護と見守りを必要とする	常に誰かの介助*を必要とする状態である
6	死亡	

*介助とは，手助け，言葉による指示および見守りを意味する．
†歩行は主に平地での歩行について判定する．なお，歩行のための補助具（杖，歩行器）の使用は介助には含めない．
（日本脳卒中学会 脳卒中ガイドライン委員会編：脳卒中治療ガイドライン 2015．協和企画；2015．p.328[1]）

する指標として SIAS やフューゲル-マイヤー評価表があり，リハビリテーション専門職が使用する頻度が高い評価法である．

（1）日本版 modified Rankin Scale（mRS）（**表3**）[1]

神経学的症候と ADL（日常生活活動）の制限および介助の程度を評価し，0（まったく症候がない）から5（重度の障害）の6段階で評価する．簡便に評価でき，予後予測としても使用できることから，医師や看護師など他職種でも使用頻度が高いのが特徴である．

（2）SIAS（**巻末資料・表1**参照）[1]

脳卒中患者の上下肢の運動機能，筋緊張，感覚，関節可動域，疼痛に加え，体幹機能や高次脳機能，健側機能を包括的に評価する指標である．7分類22項目で構成され，0～3点または0～5点で採点する．機能障害の重症度判定ならびに予後予測に有益な評価である．

（3）フューゲル-マイヤー評価表（**巻末資料・表2**参照）[2]

上肢運動機能66点，下肢運動機能34点，バランス14点，感覚24点，他動関節可動域と関節痛88点から成る脳卒中の総合評価である．項目数は多いが，運動機能を総合的にとらえることができるため，SIAS と同様に脳卒中の機能障害の総合評価として使用頻度が高い評価法である．

（4）modified NIH Stroke Scale（**巻末資料・表3**参照）[1]

急性期脳卒中患者の神経障害を総合的に評価するために開発された指標である．旧 NIH Stroke Scale の信頼性をより改善するために2001年に改定されたのが modified NIH Stroke Scale である．急性期治療の効果判定に有用であることから，医師や看護師による使用頻度も高く，世界的に広く用いられている評価法である．

（5）Japan Stroke Scale（JSS）

日本脳卒中学会が提唱した総合的評価指標である．重症度スケール（急性期；JSS），脳卒中運動機能障害重症度スケール（JSS-M），脳卒中高次脳機能スケール（JSS-H），脳卒中情動障害スケール（JSS-E），脳卒中うつスケール（JSS-D），脳卒中感情障害（うつ・情動障害）スケール同時評価表（JSS-DE）があり，日本脳卒中学会のホームページからダウンロードが可能である．

ADL（activities of daily living；日常生活活動）

SIAS（Stroke Impairment Assessment Set；脳卒中機能障害評価法）

フューゲル-マイヤー評価表（Fugl-Meyer Assessment：FMA）

modified NIH（National Institutes of Health）Stroke Scale（mNIHSS）

📖 **調べてみよう**
日本脳卒中学会のホームページで，各スケールを確認しておこう．

LECTURE
7

表4　ブルンストロームステージ（Brunnstrom recovery stage）

	stage	
上肢	stage I	弛緩性麻痺
	stage II	上肢のわずかな随意運動
	stage III	座位で肩・肘の同時屈曲，同時伸展
	stage IV	腰の後方へ手をつける 肘を伸展させて上肢を前方水平へ挙上 肘90°屈曲位での前腕回内・回外
	stage V	肘を伸展させて上肢を横水平へ挙上 前方頭上へ挙上 肘伸展位での前腕回内・回外
	stage VI	各関節の分離運動
手指	stage I	弛緩性麻痺
	stage II	自動的手指屈曲わずかに可能
	stage III	全指同時握り，鉤形握り（握りだけ） 伸展は反射だけで，随意的な手指伸展不能
	stage IV	横つまみ（母指は離せない） 少ない範囲での半随意的手指伸展
	stage V	対向つまみ，筒握り，球握り 随意的な手指伸展（範囲は一定せず）
	stage VI	全種類の握り，全可動域の手指伸展 すべての指の分離運動
下肢	stage I	弛緩性麻痺
	stage II	下肢のわずかな随意運動
	stage III	座位，立位で股・膝・足の同時屈曲
	stage IV	座位で足を床の後方へすべらせて，膝を90°屈曲 踵を床から離さず随意的に足関節背屈
	stage V	立位で股伸展位，またはそれに近い肢位，免荷した状態で膝の屈曲分離運動 立位，膝伸展位で，足を少し前に踏み出して足関節の背屈分離運動
	stage VI	立位で，骨盤の挙上による範囲を超えた股外転 座位で，内側・外側ハムストリングスの相反的活動と，結果として足内反と外反を伴う膝を中心とした下腿の内旋・外旋

（Brunnstrom S：Phys Ther 1966；46〈4〉：357-75[3]）

3）運動麻痺

　脳卒中により生じる運動麻痺は種々の動作制限の要因となるため，麻痺の程度，回復段階を詳細に把握することが重要である．運動麻痺の簡便な評価方法としてブルンストロームステージがあるが，SIAS やフューゲル-マイヤー評価表，modified NIH Stroke Scale の運動機能項目も運動麻痺の評価指標として広く使用されている．

（1）ブルンストロームステージ（表4）[3]

　上肢，手指，下肢の運動機能の回復段階を，関節の分離運動という質的要素において評価する方法である．stage I〜VIの6段階で評価し，簡便に評価できるため一般的に広く使用される評価法である．分離性がよくても出力が弱い患者もいるため，量的要素（筋力）の評価が併せて必要なケースも多いことに留意する．

（2）筋力評価

　脳卒中片麻痺患者において，運動麻痺による筋出力の低下は ADL の制限をきたす主たる要因の一つである．理学療法では立ち上がりや移乗，歩行，階段昇降などの移動動作にかかわることが多いが，脳卒中片麻痺患者ではこれらの動作に麻痺側下肢の筋力が大きく影響するため，運動麻痺の量的要素として筋力は重要な指標となる．

　一般的に，筋力評価は徒手筋力テストに従って実施されるが，より定量的に評価するためには徒手筋力計を用いるとよい．脳卒中患者においても，徒手筋力計による筋力測定値には高い信頼性があることが報告されている．徒手筋力計で計測した筋力測

定値は，モーメントアームを乗じてトルクに換算し，さらに体重で除して正規化することで他患者との比較にも使用できる．

（3）バレー徴候

軽度の運動麻痺の有無を確認する場合には，バレー徴候が陽性であるかを検査する．日本で一般的に使用される方法として，上肢では両腕を肘伸展位・前腕回外位で前方水平に挙上して閉眼させる．軽度の運動麻痺があれば，麻痺側の上肢が下垂，前腕回内位となり，この場合にバレー徴候陽性と判断する．下肢は，腹臥位にて両下肢を膝関節を45度程度屈曲して保持させる．踵の位置に着目し，麻痺側の膝関節が徐々に伸展（下垂）すれば，バレー徴候陽性とする．

（4）連合反応

努力を要する動作を行った際に誘発される麻痺側の異常な筋活動を連合反応という．脳卒中患者の場合，上肢の連合反応は対称性なことが多いが，下肢については股関節の内転・外転，内旋・外旋では対称性，屈伸では相反性であることが多い．連合反応はADL獲得の阻害要因となり，また筋短縮や拘縮の誘因になることもある．非麻痺側股関節の内転により麻痺側の股関節が内転する現象をレイミステ反応という．背臥位での下肢挙上に対して，膝を押さえて股関節・膝関節の屈曲に抵抗を加えた際，足関節の背屈・内反が生じる現象をシュトリュンペル現象という．

4）感覚障害

感覚障害は運動の巧緻性低下の原因となるため，代償手段をどのように選択するかを検討するうえで重要な評価指標となる．感覚障害が重度になると，麻痺肢の管理ができず，けがの原因にもなりうる．また，体性感覚は運動のフィードバックとしても重要であり，感覚障害は運動学習の阻害因子にもなりうる．脳卒中患者で認められることが多い異常感覚は，運動パフォーマンスだけでなく，睡眠や情動面に与える影響も大きいことに留意する．

評価する際は，視覚代償が生じないように工夫して実施する．閉眼下で刺激を与え，刺激を知覚したタイミングや部位を答えさせる方法や，非麻痺側にも同様の刺激を与え，感覚の程度の違いを点数などで答えさせる方法が一般的に用いられる．脳卒中の場合，運動機能と同様にSIASやフューゲル-マイヤー評価表，modified NIH Stroke Scaleなどの総合評価に感覚が含まれることが多い．

（1）表在感覚

a．触覚

毛筆や先端を細くしたティッシュペーパー，指先などで皮膚に軽く触れて検査する．より精密に検査する方法として，セメスワインスタインモノフィラメントを用いた検査法もある．

b．痛覚

爪楊枝やピンなどの鋭利で安全な物品を使用して検査する．応答できない場合は，手足の逃避反応や表情の変化などを確認する．

c．温度覚

試験管に湯水や冷水を入れて検査する．簡易的には，温水や冷水に手を付けることもできるが，評価部位が限られるという欠点がある．また，金属などの冷たさを感じるかで評価することもできるが，正確性に欠ける点に注意が必要である．

（2）深部感覚

a．位置覚

麻痺側の上下肢を他動的に動かし，非麻痺側でその位置を真似させて検査する．母指探し試験も，位置覚検査として使用できる．

バレー（Barré）徴候

👁 **覚えよう！**
下肢の運動麻痺の有無を背臥位で確認する方法に，下肢ミンガッツィーニ（Mingazzini）徴候がある．日本では一般的に，背臥位で両下肢を股・膝関節90度屈曲位で保持させて，麻痺側の大腿・下腿が下降する場合に陽性と判断する．

📖 **調べてみよう**
上下肢のバレー徴候，ミンガッツィーニ徴候については，一般に実施されている手技とオリジナルの方法とに差異があることが指摘されている．調べてみて両者の違いを理解しておくと，神経症候検査の歴史の理解に役立つ．

レイミステ（Raimiste）反応
シュトリュンペル（Strümpell）現象

LECTURE 7

⚡ **気をつけよう！**
他の疾患（脊柱管狭窄症，閉塞性動脈硬化症，糖尿病など）により感覚障害を有している可能性があるため，既往歴や併存疾患についての情報収集が重要である．

セメスワインスタイン（Semmes-Weinstein）モノフィラメント

👁 **覚えよう！**
2点識別覚
複合的な体性感覚の検査方法として2点識別覚がある．空間的な識別能を評価すると考えられ，ノギスやコンパスを用いて2点を識別できる最小距離を計測する．2点刺激と1点刺激を混在させて検査するか，2点刺激のみの場合には最初は狭い間隔から開始し，徐々に距離を広げて検査するのが一般的である．

b．運動覚

　麻痺側の各関節を他動的に屈曲あるいは伸展させ，どちらの方向に動いたかを答えさせる．検者は検査する麻痺肢に側方から触れ，運動方向に圧力が加わらないように注意する．

c．振動覚

　体幹や四肢の骨突出部に音叉の振動刺激を与えて検査する．

5）協調性の障害

　脳卒中により小脳や小脳とネットワークをもつ神経核や投射線維，さらに体性感覚情報のネットワークに障害が生じると，協調性が低下（失調）して巧緻性やバランスの低下を認める．

（1）肢節・体幹の協調性

　四肢失調では，振戦，測定障害，運動分解，変換運動障害（反復拮抗運動不能），協同運動不能，時間測定異常などが認められる．上肢では指鼻試験，鼻指鼻試験，膝打ち試験，手回内・回外試験などがある．下肢では踵膝試験，向こう脛叩打試験，foot patなどがある．体幹失調は座位，立位，歩行のバランス障害の要因となるため，ADLにも大きく影響する．体幹協調性の定性的・定量的な評価方法は数が少なく，閉眼座位姿勢や上肢の支持なしで姿勢動揺を評価するなどの方法が簡便に行われる．日本では，内山らによる軀幹協調機能ステージが報告されている[4]．

（2）ICARS（巻末資料・表4参照）[5]

　姿勢および歩行障害，四肢運動障害，言語障害，眼球運動障害の4要素を19項目から測定し，0〜100点で点数化して総合的に協調性を評価する．点数の内訳では，歩行および姿勢障害が34点，四肢運動障害が52点，言語障害が8点，眼球運動障害が6点となり，日常生活で介助，介護が必要になりやすいものに重きがおかれている．

（3）SARA[6]

　ICARSは測定項目が多く評価時間がかかるため，より簡便な運動失調評価として開発された．ICARSとの関連性も高く，簡便かつ総合的に評価できるため，臨床でも使用しやすい協調性の評価指標である．

6）筋緊張異常

　脳卒中の上位運動ニューロン障害として，特に急性期で運動麻痺が重度の場合は筋緊張が低下し弛緩性となる．一方，筋緊張の抑制機構がはたらかなくなった場合に，筋緊張は過剰に亢進する．脳卒中患者では痙性麻痺（痙縮）として認められ，特に回復期以降に出現することが多い．痙縮の特徴は，腱反射亢進を伴う速度依存性の伸張反射の亢進である．痙縮のある筋を他動的にすばやく伸張すると，被動抵抗として運動のはじめは抵抗が大きく，途中から急に抵抗が小さくなる，いわゆる折りたたみナイフ現象を認める．さらに被動抵抗が強くなると他動運動も困難になる．

　痙縮の病態生理には，筋伸張反射回路の制御機構においてさまざまな要因が関与しているとされる（表5）[7]．従来は脊髄神経回路に着目されることが多かったが（図1）[8]，近年は脊髄より上位からの制御機構も痙縮に深く影響することが明らかになっている（図2）[9]．

　筋緊張の検査方法として，深部腱反射や被動抵抗を検査する方法がある．筋緊張の亢進により関節可動域制限を認める場合には，関節可動域の測定も併せて実施する．

（1）深部腱反射

　伸張反射は，筋紡錘における錘内筋線維が受容器となり，Ia線維から求心性インパルスを発してα運動ニューロンを興奮させ，同名筋の錘外筋が収縮する反射活動で

ある．深部腱反射では，この反射弓の活動の強さを評価する．上肢では上腕二頭筋，上腕三頭筋，腕橈骨筋，下肢では膝蓋腱反射，アキレス腱反射などが一般的に実施される．患者をリラックスさせて筋の力が抜けた状態で，打腱器をすばやく叩いて腱を伸張させる．亢進を認める場合，「腱→筋腱移行部→筋腹」の順に叩打部位を変えて，亢進の程度を把握する．

(2) modified Ashworth Scale（表6）[10)]

筋緊張の評価はSIASやフューゲル-マイヤー評価表にも一部含まれているものの，対象筋が少ないため，動作障害の要因をより深く検討するためには個別の筋ごとの評価が望ましい．本評価法では，対象筋を徒手的に伸張し，被動抵抗の強さとその範囲から痙縮の程度を判定する．この変法では従来のグレード1を，1と1+にさらに細かく分類し，グレード0〜4の間での6段階で判別する．

MEMO
折りたたみナイフ現象で被動抵抗が途中から弱まる要因
持続的に力が加わることでIb線維を介して筋収縮が抑制されることが考えられている（Ib抑制）．

覚えよう！
腱反射の増強法
腱反射が出にくい場合は，患者の注意をそらす方法やイェンドラシック（Jendrassik）手技を用いるとよい．これは，患者に両手を組み合わせてもらい，合図で左右に引っ張るように指示して，同時に膝蓋腱を叩打する方法である．上肢の検査の場合，歯をかたく噛みしめてもらう方法も用いられる．

表5　痙縮に関連のある神経機構

1．筋伸張反射回路の制御機構	
A．促進系	B．抑制系
1）γ運動ニューロンの活動性の亢進 2）α運動ニューロンの過剰興奮性 ●筋紡錘の感受性の上昇 ●Ia群線維の発芽現象 ●シナプス後膜の感受性の増大	1）Ia群線維終末のシナプス前抑制の低下 2）相反性抑制の低下 3）反回抑制の低下 4）Ib抑制の低下
2．脊髄より上位からの筋伸張反射回路の制御機構	
A．促進系	B．抑制系
1）前庭脊髄路 2）内側網様体脊髄路	1）皮質網様体路・背側網様体路

（宮城 愛ほか：脳神経外科速報 2014；24〈1〉：72-7[7)]）

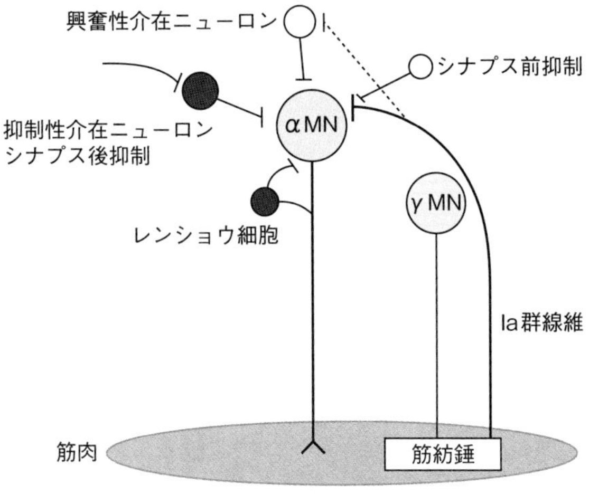

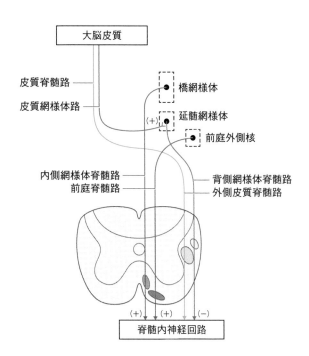

図1　伸張反射回路と興奮性を制御する脊髄反射回路
筋が伸張されると筋紡錘からの入力が脊髄α運動ニューロン（αMN）を単シナプス性に興奮させ，筋収縮を発生させる反射が起きる．γ運動ニューロン（γMN）は筋紡錘の感受性を調節している．白丸は興奮性介在ニューロン，黒丸は抑制性介在ニューロンを示し，伸張反射回路の活動性は複数の神経機構により制御されている．
（鏡原康裕：Brain and nerve：神経研究の進歩 2014；66〈9〉：1019-29[8)]）

図2　上位中枢による筋緊張の制御機構
（Li S, et al.：Front Hum Neurosci 2015；9：192[9)]）
脊髄神経回路に対して橋由来の網様体脊髄路は興奮性，延髄由来の網様体脊髄路は抑制性出力を送る．脳卒中により皮質網様体路や延髄網様体が損傷した場合，残存している橋網様体や前庭外側核からの出力が脊髄回路に興奮性の出力を送るため，筋緊張の亢進が生じやすくなる．

LECTURE 7

◉覚えよう！

脳卒中患者での痙縮は，一般的には上肢屈筋群，下肢伸筋群で認めやすい（図3）．上肢屈筋群の緊張亢進に伴う特徴的な肢位をウェルニッケ-マン（Wernicke-Mann）肢位という．随意運動が妨げられ，重度になると更衣や洗体も困難になる．下肢では足部の内反尖足が生じやすく，立位や歩行での支持性やクリアランス低下の原因になりやすい．筋緊張が亢進した状態が慢性的に続くと，筋腱組織の粘弾性が低下し，拘縮を生じやすくなる．

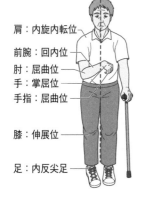

肩：内旋内転位
前腕：回内位
肘：屈曲位
手：掌屈位
手指：屈曲位

膝：伸展位

足：内反尖足

図3　脳卒中患者に生じやすい痙縮部位

◉覚えよう！

痙縮の治療の一つにボツリヌス療法がある（Lecture 10・Step up 参照）．痙縮筋への注射により，神経終末でのアセチルコリンの放出が阻害されることで筋弛緩作用が生じる．一般的に，効果は2～4か月程度期待できる．

LECTURE 7

表6　modified Ashworth Scale (MAS)

0	筋緊張の亢進なし
1	軽度の筋緊張亢進がある．引っかかりと消失，または屈曲・伸展の最終域でわずかな抵抗がある
1+	軽度の筋緊張亢進がある．引っかかりが明らかで，可動域の1/2以下の範囲で若干の抵抗がある
2	筋緊張の亢進がほぼ全可動域に認められるが，運動は容易に可能
3	かなりの筋緊張の亢進があり，他動運動は困難である
4	固まっていて，屈曲または伸展ができない

(Bohannon RW, et al.：Phys Ther 1987；67〈2〉：206-7[10])

表7　modified Tardieu Scale (MTS)

筋の伸張速度
　V1：できるだけゆっくり（重力落下速度より遅く）
　V2：重力で落下する速度
　V3：できるだけ速く（重力落下速度よりも速く）

筋の反応の質（X）
　0：他動運動中の抵抗を感じない
　1：他動運動中のわずかな抵抗を感じるが，明らかな引っかかりはない
　2：他動運動に対する明らかな引っかかりがある
　3：持続しない（伸張し続けた場合に10秒に満たない）クローヌスがある
　4：持続する（伸張し続けた場合に10秒以上の）クローヌスがある
　5：関節が動かない

筋の反応が生じる角度（Y）
　筋の最大短縮位から計測する（股関節を除く）
　R1：V3（またはV2）の速度で伸張し，最初に引っかかりが生じる角度
　R2：V1の速度で伸張したときの最大関節可動域

推奨される測定肢位と伸張速度
　下肢：背臥位
　股関節
　　伸筋群（膝関節伸展位，V3）
　　内転筋群（股関節屈曲，膝関節屈曲位，V3）
　　外旋筋群（股関節90°屈曲位，V3）
　　内旋筋群（膝関節90°屈曲位，V3）
　膝関節
　　伸筋群（股関節90°屈曲位，V2）
　　屈筋群（股関節屈曲位，V3）
　足関節
　　底屈筋群（膝関節90°屈曲および完全伸展位，V3）

(Boyd RN, et al.：Eur J Neurol 1999；6〈S4〉：s23-s35[11])

(3) modified Tardieu Scale（表7）[11]

　modified Ashworth Scale は，個別に筋緊張を評価できるものの，測定肢位や他動的に伸張する速度については標準化されていない．本評価法はこれらが規定されており，伸張時に筋の反応が生じる角度と質を詳細に評価する．できるだけ速く伸張した際に最初に引っかかりを認める角度（R1）と，ゆっくり伸張したときの最大関節可動域（R2）を測定する．R2は安静時の筋緊張を反映し，R1は伸張反射の亢進状態を反映する．R2とR1の差分（R2-R1）が小さければ非反射性要素（軟部組織の粘弾性や伸張性）の影響が示唆され，差分が大きければ伸張反射の要素が強いと判断する．

(4) クローヌス

　クローヌスは，対象筋へのすばやい伸張刺激に対して律動的に筋収縮を繰り返す現象である．膝クローヌス（膝蓋腱）や足クローヌス（アキレス腱）を検査するのが一般

的である．クローヌスの有無だけでなく，律動回数や持続時間を測定しておくと縦断的に評価する際に役立つ．

7）病的反射

脳卒中の陽性徴候としてさまざまな病的反射が認められる．病的反射は筋の伸張や皮膚表面の刺激により引き起こされる反射であり，正常であれば原則として認められない．病的反射が陽性であれば，上位運動ニューロン障害を疑う．

上肢の錐体路障害に伴う病的反射の評価で一般に用いられるのは，ホフマン反射，トレムナー反射などの手指の屈筋反射である．ホフマン反射は手関節軽度背屈位で，患者の中指を検者が弾いて遠位指節間（DIP）関節が屈曲した際に，患者の母指が内転・屈曲すれば陽性とする．一方，トレムナー反射ではDIP関節を伸展方向に弾いた際に，母指が内転・屈曲するかを評価する．

下肢の病的反射ではバビンスキー反射が有名である．足底の外側をゆっくりと踵から上に向かってこすり，先端で母趾の方向に曲げる．正常ではこの刺激により足底反射が生じて母趾は屈曲するが，バビンスキー反射が陽性だと母趾が背屈する．また，母趾以外の4趾が開く開扇徴候を認めることもある．バビンスキー反射の変法に，チャドック反射，オッペンハイム反射，ゴードン反射，シェファー反射，ゴンダ反射がある．

その他，前頭葉障害による病的反射に吸引反射や把握反射などがある．

ホフマン（Hoffmann）反射
トレムナー（Trömner）反射

遠位指節間（distal interphalangeal：DIP）関節

バビンスキー（Babinski）反射

チャドック（Chaddock）反射
オッペンハイム（Oppenheim）反射
ゴードン（Gordon）反射
シェファー（Schaeffer）反射
ゴンダ（Gonda）反射

LECTURE
7

📖 **調べてみよう**
反射による神経所見については「ベッドサイドの神経の診かた」[12] を参照されたい．本講義で触れた反射以外の項目についても詳細に解説されているので，精読して理解を深めよう．

■引用文献

1）日本脳卒中学会 脳卒中ガイドライン委員会編：脳卒中治療ガイドライン2015．協和企画；2015．p.320，321，328-30．
2）Fugl-Meyer AR, Jääskö L, et al.：The post-stroke hemiplegic patient. 1. a method for evaluation of physical performance. Scand J Rehabil Med 1975；7（1）：13-31．
3）Brunnstrom S：Motor testing procedures in hemiplegia：based on sequential recovery stages. Phys Ther 1966；46（4）：357-75．
4）内山　靖，松田尚之ほか：運動失調症における躯幹協調機能ステージの標準化と機能障害分類．理学療法学 1988；15（4）：313-20．
5）Trouillas P, Takayanagi T, et al.：International Cooperative Ataxia Rating Scale for pharmacological assessment of the cerebellar syndrome. The Ataxia Neuropharmacology Committee of the World Federation of Neurology. J Neurol Sci 1997；145（2）：205-11．
6）Schmitz-Hübsch T, du Montcel ST, et al.：Scale for the assessment and rating of ataxia：development of a new clinical scale. Neurology 2006；66（11）：1717-20．
7）宮城　愛，梶　龍兒：ボツリヌス療法と脳卒中のリハビリテーション．脳神経外科速報 2014；24（1）：72-7．
8）鏡原康裕：痙縮の病態生理．Brain and nerve：神経研究の進歩 2014；66（9）：1019-29．
9）Li S, Francisco GE：New insights into the pathophysiology of post-stroke spasticity. Front Hum Neurosci 2015；9：192．
10）Bohannon RW, Smith MB：Interrater reliability of a modified Ashworth scale of muscle spasticity. Phys Ther 1987；67（2）：206-7．
11）Boyd RN, Graham HK：Objective measurement of clinical findings in the use of botulinum toxin type A for the management of children with cerebral palsy. Eur J Neurol 1999；6（S4）：s23-s35．
12）田崎義昭，斎藤佳雄ほか：ベッドサイドの神経の診かた．改訂18版．南山堂；2016．

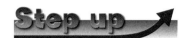

1. どの評価指標を用いるか？

　評価は，治療内容を患者とともに決定するための手段であり，理学療法士は各種の評価指標を有効に使うことが求められる．どの評価指標を用いるかについては，対象となる患者の病態や症状に合わせて選択する．この際，信頼性，再現性，妥当性が高く，推奨度の高い評価指標を選択することが望ましい．これに役立つのが，ガイドラインの活用である．日本では，「脳卒中治療ガイドライン」や「理学療法診療ガイドライン」が発表されており，評価方法の選択ならびに治療の意思決定に役立つ．

　評価指標の選択にあたり，重要となるキーワードについて説明する．
- **信頼性**：計測した値に再現性があるか．

　　　　→再テスト法，検者内および検者間信頼性，内的一貫性など．
- **妥当性**：計測した値が検証したい機能を評価しているか．

　　　　→内的妥当性，表面妥当性，構成概念妥当性，予測妥当性，基準関連妥当性など．
- **応答性**：時間経過に伴う機能的変化に対して感度があるか．

　　　　→臨床的有意な最小変化量（minimal clinically important difference：MCID），床効果（floor effect），天井効果（ceiling effect）など．

　評価指標の採点方法にはいくつかの尺度があり，名義尺度，順序尺度，間隔尺度，比例尺度に分類される（表1）．また，評価指標の床効果，天井効果にも注意する必要がある．評価対象となる患者の運動機能に応じて適切な評価指標を選択することが求められる．

LECTURE
7

表 1　評価指標の採点方法

質的データ	名義尺度：区別や分類をするために用いられる尺度	性別，血液型，病型，治療の種類など
	順序尺度：大小関係のみを表す尺度	MMT，改善・維持・悪化，ブルンストロームステージなど
量的データ	間隔尺度：数値の差のみに意味がある尺度（絶対的な原点〈0〉がない）	年齢，体温，Berg Balance Scale，SIAS，FIM など
	比例尺度：数値の差に加え，比にも意味がある尺度（絶対的な原点〈0〉がある）	体重，VAS，歩行速度，6 分間歩行距離，TUG など

MMT：徒手筋力テスト，SIAS：Stroke Impairment Assessment Set，FIM：機能的自立度評価法，VAS：Visual Analogue Scale，TUG：Timed Up and Go test.

2. 体幹機能の評価

　随意運動の発現にかかわる神経機構として，上下肢遠位筋を優位に制御する外側運動制御系と，体幹および上下肢近位筋を優位に制御する内側運動制御系がある[1]．内側運動制御系の運動関連領野（補足運動野，運動前野）は皮質-網様体投射を介して網様体脊髄路を動員し，体幹機能を含めた姿勢制御に重要な役割を果たす（**巻末資料・図4**）[1]．そのため，脳卒中による片麻痺では，上下肢の運動麻痺に加え，体幹機能も低下しやすい特徴がある．体幹機能は座位，立位，歩行のバランスに影響し ADL にも深くかかわるため，臨床において体幹機能を評価する意義は大きい．Berg Balance Scale などの一般的なバランス検査やバーセルインデックス（Barthel index），機能的自立度評価法（functional independence measure：FIM）などの ADL 検査のなかで，座位関連項目と結びつけて体幹機能を評価することもあるが，体幹機能に特化した指標としては体幹機能評価（trunk impairment scale）や体幹コントロールテスト（trunk control test：TCT）などがある．日本では，臨床的体幹機能検査（Functional Assessment for Control of Trunk：FACT）も開発されている．

■引用文献
1）高草木 薫：大脳基底核による運動の制御．臨床神経学 2009；49（6）：325-34.

中枢性運動障害に対する評価（2）
活動・参加（activity/participation）

到達目標

- 脳卒中の運動障害について，「活動（activity）」を評価する目的と意義を理解する．
- 脳卒中の運動障害について，「参加（participation）」を評価する目的と意義を理解する．
- 脳卒中のバランス評価の種類をあげて，各種評価法の特徴を述べることができる．
- 片麻痺歩行の歩容の特徴を理解する．
- 脳卒中の歩行評価の種類をあげて，各種評価法の特徴を述べることができる．

この講義を理解するために

この講義では，脳血管障害により生じる運動障害を，国際生活機能分類（ICF）の構成要素である「活動」および「参加」の側面から評価する意義について学びます．脳血管障害では多様な運動障害が生じるため，機能障害（impairment）に特化した評価と治療に陥りやすいですが，ICF の概念に従い，総合的に障害像や生活像を把握して治療プログラムを立案する必要があります．「活動」および「参加」を評価する意義とその方法について学び，適切な評価指標を選択できるようになることを目指します．また，歩行分析は，理学療法に欠かせない評価です．片麻痺歩行の特徴と評価の種類について理解を深めましょう．

中枢性運動障害に対する「活動」および「参加」の評価を学ぶにあたり，以下の項目をあらかじめ学習しておきましょう．

- □ ICF を確認しておく．
- □ ICF の観点から歩行評価の意義を検討する．
- □ 健常歩行の運動学的および運動力学的特徴を確認しておく．

講義を終えて確認すること

- □ 脳卒中患者の障害像と生活像を理解するうえで，「活動」を評価する意義が理解できた．
- □ 脳卒中患者の障害像と生活像を理解するうえで，「参加」を評価する意義が理解できた．
- □ 脳卒中の ADL（日常生活活動）の評価法が理解できた．
- □ 片麻痺歩行の歩行障害の特徴が理解できた．
- □ 脳卒中患者の歩行評価の意義を ICF の観点から理解できた．

1. 評価の目的と意義

QOL (quality of life；生活の質)

ADL (activities of daily living；日常生活活動)

国際生活機能分類 (International Classification of Functioning, Disability and Health：ICF)

　中枢神経系による運動障害が日常生活に与える影響は大きく，身の回りの基本動作が制限されるだけでなく，就学や就労が困難になったり，介助が必要になったり，また家庭での役割が変化し，社会とのかかわりにも影響するため，QOL (生活の質) にも深く関係する．中枢神経系疾患は理学療法士がかかわることが多い疾患であり，患者の ADL (日常生活活動) および QOL を最大限に高められるようかかわるには，国際生活機能分類の概念に沿って患者の障害像を総合的にとらえることが不可欠である (**図 1**)．機能障害 (impairment) を詳細に評価し，「活動」の制限 (activity limitation) や「(社会) 参加」の制約 (participation restriction) を把握して，「個人因子」と「環境因子」を加味しながら適切な治療および支援の方法を検討し，患者の意思決定を支えていくことが求められる．機能障害のアプローチに特化するだけでなく，障害像や生活像を総合的に把握することが重要である．

　本講義では，脳血管障害後の片麻痺を中心に，国際生活機能分類の構成要素である「活動 (activity)」と「参加 (participation)」の評価の進め方について学習する．

2. 評価の実際

機能的自立度評価法 (functional independence measure：FIM)

バーセルインデックス (Barthel index)

modified Rankin Scale (mRS)
▶ Lecture 7・表 3 参照.

1) ADL の評価

　ADL 評価の代表的なものとして，機能的自立度評価法 (FIM) とバーセルインデックスがある．いずれも広く使用されており，リハビリテーションの帰結 (アウトカム) 指標として用いられる．脳卒中患者では，modified Rankin Scale も ADL の制限および介助の程度を評価する指標としてあげられる．

LECTURE 8

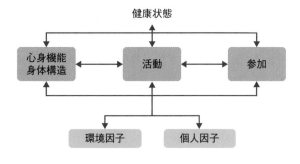

健康状態

図 1　国際生活機能分類 (ICF)

表 1　機能的自立度評価法 (FIM) の評価項目

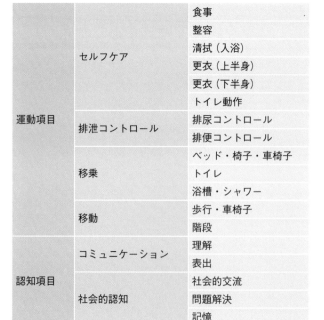

運動項目	セルフケア	食事
		整容
		清拭 (入浴)
		更衣 (上半身)
		更衣 (下半身)
		トイレ動作
	排泄コントロール	排尿コントロール
		排便コントロール
	移乗	ベッド・椅子・車椅子
		トイレ
		浴槽・シャワー
	移動	歩行・車椅子
		階段
認知項目	コミュニケーション	理解
		表出
	社会的認知	社会的交流
		問題解決
		記憶

(千野直一ほか編：脳卒中の機能評価—SIAS と FIM. 基礎編. 金原出版：2012. p.83[1])

（1）機能的自立度評価法（FIM）（表1，2）[1]

　1983年にグレンジャーらによって開発されたADL評価法である．運動13項目と，認知5項目で構成され，各項目ともに1点（全介助）～7点（完全自立）で点数化する．合計点は18～126点になる．介護負担度が評価でき，ADL評価法のなかでも最も信頼性と妥当性がある．

グレンジャー（Granger CV）

（2）バーセルインデックス（表3）[2]

　食事，移乗，整容，トイレ動作，入浴，歩行，階段昇降，着替え，排便および排尿コントロールの10項目の自立度を評価し，合計点は0～100点になる．簡便に使用で

表2　機能的自立度評価法（FIM）の採点基準

得点	運動項目	認知項目
7	自立	自立
6	修正自立（用具の使用，安全性の配慮，時間がかかる）	軽度の困難，または補助具の使用
5	監視，準備	90％以上している
4	75％以上，100％未満している	75％以上，90％未満している
3	50％以上，75％未満している	50％以上，75％未満している
2	25％以上，50％未満している	25％以上，50％未満している
1	25％未満しかしていない	25％未満しかしていない

（千野直一ほか編：脳卒中の機能評価—SIASとFIM．基礎編．金原出版；2012. p.84-5[1]）

表3　バーセルインデックス（Barthel index）

項目名	判定	判定基準
食事	10	自立または自助具などの使用により可能で，標準的な時間内に食べ終える
	5	おかずを細かく切ってもらうなどの部分介助を要する
	0	全介助
車椅子からベッドへの移乗	15	車椅子をベッドに近づける，ブレーキやフットレストの操作を含めて移乗動作が自立している（歩行自立も含む）
	10	部分介助または見守りを要する
	5	端座位にはなれるが，移乗に重度介助を要する
	0	全介助または不可能
整容	5	手洗い，洗顔，整髪，歯磨き，ひげ剃りまたは化粧が自立
	0	部分介助または全介助
トイレ動作	10	衣服の操作や後始末を含め，自立している．ポータブルトイレを使用している場合は，その洗浄も含む
	5	体を支える，衣服や後始末に部分介助を要する
	0	全介助または不可能
入浴	5	浴槽に入る，シャワーを使用する，洗体・洗髪動作のすべてが自立している
	0	部分介助または全介助
歩行	15	45m以上を介助や見守りなしで歩行可能．装具や杖，歩行器の使用の有無は問わないが，車輪付き歩行器は認めない
	10	わずかな介助や見守りがあれば45m以上の歩行が可能．歩行器を使用してもよい
	5	歩行は不可能であるが，車椅子で自動駆動45m以上可能
	0	上記のいずれも不可能
階段昇降	10	介助や見守りなしに，階段を安全に昇降可能．手すりや杖を使用してもよい
	5	介助や見守りがあれば階段昇降可能
	0	不可能
着替え	10	衣類，靴，装具の着脱が可能．ファスナーの上げ下ろし，靴ひも結びも含む
	5	介助を要するが，半分以上は自分で行い標準的な時間内で終了できる
	0	相当量の介助や全介助を要する
排便コントロール	10	失禁なく，座薬の使用や浣腸も可能
	5	時々失敗する．座薬や浣腸の使用に介助を要する
	0	全介助
排尿コントロール	10	失禁なく，尿器や集尿バッグの使用，後始末も可能
	5	時々失敗する．集尿器の使用に介助を要する
	0	全介助

（Mahoney FI, et al.：Md State Med J 1965；14：61-5[2]）

LECTURE 8

きるため，医療・介護現場において使用頻度が高い評価指標であるが，介護負担度の程度が詳細に反映されないのがFIMとの違いである．

2) バランスの評価

脳卒中患者は，運動麻痺や感覚障害，協調性低下などによりバランス能力の低下を認めやすい．バランス能力の低下は転倒や活動範囲の狭小化につながるため，的確に評価し，トレーニング方法，装具や補助具の選択，環境調整の必要性を検討する．

（1）ファンクショナルリーチテスト

ファンクショナルリーチテスト
（functional reach test：FRT）

直立し，肩関節を90度屈曲して腕を伸ばし，できるだけ前方にリーチし，指先の最大到達位置を計測する．立位バランスを簡便に評価できる．

（2）Timed Up and Go（TUG）test

TUG testは，肘かけのある椅子から立ち上がり，3m先のコーンを回って再び椅子に着座するまでの時間を計測する．患者にはできるだけ速く実施するように指示する．この検査には立ち上がり，歩行，方向転換，着座など複数の動作が含まれており，動的バランス評価の指標として簡便に使用できる．所要時間が13.5秒未満の場合，転倒リスクが高い．

（3）Berg Balance Scale（巻末資料・表5参照）[3]

Berg Balance Scale（BBS）

MEMO

Dynamic Gait Index（DGI）
動的歩行バランスの評価として広く使用されている．動的バランスが要求される8課題を0〜3点（0：重度障害〜3：正常）の4段階で評価する．階段昇降も含まれている．課題の遂行状況によって，最も近いと考えられる点数を選択する．19点以下で転倒リスクが高まるとされる．

高齢者のバランス能力の評価として開発されたが，現在はさまざまな疾患で利用されており，ADLとの関連性も高い．座位と立位での14課題における機能的バランスを0〜4点の5段階（0：不可〜4：自立）で評価する．この指標には天井効果と床効果があるため，運動機能が高い患者や，急性期で運動機能が著しく低下している患者には留意して使用する．

3) 歩行の評価

脳卒中の歩行障害は，急性期，回復期，生活期のいずれの時期でも理学療法士がかかわる機会が多く，理学療法プログラムを選択するうえでも歩行機能を適切に把握することが重要である．

歩行機能を国際生活機能分類の概念に沿って検討すると，さまざまな側面から歩行

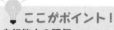

ここがポイント！

歩行能力の評価
歩行能力は，安全性，実用性，効率性の観点から評価する．脳卒中後の片麻痺歩行は転倒リスクが高いため，まず安全に歩行できることが第一優先となる．次に，生活環境のなかで実際に歩行できるかは，それが実用的かどうかにかかわってくる．歩行の効率性が増すと，歩行頻度や範囲が増えてくると考えられる．

LECTURE
8

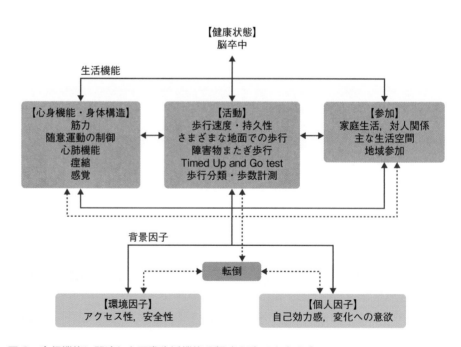

図2 歩行機能に関連した国際生活機能分類（ICF）のとらえ方
（Eng JJ, et al.：Expert Rev Neurother 2007；7〈10〉：1417-36[4]）

能力および歩行環境を評価する必要があることがわかる．歩行に関連する国際生活機能分類のとらえ方の例を**図2**[4)]に示す．患者の歩行状態を多面的に評価し，運動機能との関係性に加え，歩行能力が「参加」にどの程度反映されているのか，患者の「個人因子」や「環境因子」もふまえて理解する必要がある．歩容の問題点を抽出することに主眼をおきやすいが，病棟やリハビリテーション室のいわゆる安全な環境だけでなく，患者の生活環境に応じた視点で歩行機能（安全性，実用性，効率性）をとらえ，目標設定とそれに基づいた問題点の掘り下げを行うことが求められる．

（1）歩行能力（移動能力）

歩行の自立度を判定する指標としては Functional Ambulation Category（FAC）が有名である（**表4**）[5)]．歩行環境に応じた自立度や介助量を0〜5の6段階で評価する．FIM の運動項目にも歩行や階段昇降の項目が含まれるが，この指標は歩行に特化しているため，歩行自立度を簡便に評価する方法として広く使用されている．

（2）歩行速度

歩行評価において，歩行速度は最も重要な指標の一つである．歩行速度は日常生活での歩行自立度と密接に関係するため，速度の向上は理学療法の介入目標としてあがることが多い．歩行速度は麻痺側の下肢筋力と有意に関連する．

実際の計測では，10 m歩行速度が用いられることが多い．前後に2〜3 mの補助路を設定し，10 m歩行中の所要時間と所要歩数を計測することで，歩行速度，ストライド長（重複歩距離），ケイデンス（歩行率，歩調）が求められる．歩行速度には快適と最大の2通りがある．快適歩行速度は日常での普段の歩行速度が，最大歩行速度は患者の最大能力が評価できる．両者の違いを理解して使い分ける．

10 mの測定区間を確保することが難しい場合は，5 m歩行テストを使用してもよい．装具や補助具の有無で歩行速度に違いがあれば，どの方法が実用的かを判断する．

（3）歩行持久力

歩行持久力も，片麻痺歩行の実用性，効率性を判断するために有用な指標である．最も代表的なものは6分間歩行テストで，脳卒中患者でも使用頻度が高い．6分間にできるだけ長い距離を歩行させて，その距離を測定する．歩行路は一般的には30 mに設定する．歩行路を短く設定する場合は，方向転換の回数が増えるため，他のデータと比較する際に注意する．

6分間歩行テストは心肺機能の指標としても使用されるが，片麻痺歩行の場合，6分間歩行距離と麻痺側の下肢の機能（立脚後期の股関節の伸展角度と足関節の底屈

LECTURE **8**

表4　Functional Ambulation Category（FAC）

分類	定義
0：歩行不能	●歩行不可 ●平行棒内でのみ歩行可能 ●平行棒外を安全に歩行するためには，2人以上の監視・介助が必要
1：介助歩行　レベルⅡ	●転倒予防のため平地歩行中に1人介助が必要 ●介助は常時必要で，バランス保持や協調性の補助と同時に，体重の支持も含まれる
2：介助歩行　レベルⅠ	●転倒予防のため平地歩行中に1人介助が必要 ●介助は常時あるいは一時的に軽く触れて，バランスや協調性を補助する程度
3：監視歩行	●介助なしで平地歩行できるが，判断力の低下や心機能の問題，口頭指示が必要などの理由により，安全歩行のために近くで1人見守りが必要
4：平地のみ歩行自立	●平地歩行は自立可能だが，階段や坂道，不整地では見守りや介助が必要
5：歩行自立	●平地，不整地，階段，坂道ともに歩行自立

（Holden MK, et al.：Phys Ther 1984；64〈1〉：35-40[5)]）

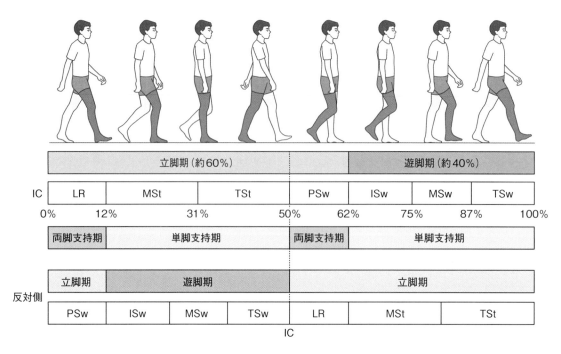

図3　歩行周期（ランチョ・ロス・アミーゴ方式）
歩行周期は初期接地と4つの期からなる立脚期と3つの期からなる遊脚期とに分けられる.
IC：initial contact（初期接地），LR：loading response（荷重応答期），MSt：mid stance（立脚中期），TSt：terminal stance（立脚終期），PSw：pre swing（前遊脚期），ISw：initial swing（遊脚初期），MSw：mid swing（遊脚中期），TSw：terminal swing（遊脚終期）.
（建内宏重：身体運動学—関節の制御機能と筋機能. メジカルビュー社：2017. p.417[6]）

モーメント）が深くかかわっている. 実際，検査時に非麻痺側の下肢の疲労感が顕著になる患者が少なくないが，これは麻痺側の下肢の機能低下を非麻痺側の下肢で代償しているためと考えられる.

（4）歩行分析

　歩行分析は，片麻痺歩行の問題点を抽出し，治療方法を決定するために欠かせないものである. 正確な歩行分析に基づき的確な治療介入ができれば，片麻痺歩行の安全性，実用性，効率性の向上に結びつく. 一方，歩容の改善には必ずしもつながらず，非麻痺側の下肢の代償を強めることがあり，脳卒中の歩行リハビリテーションの難しいところである. PDCAサイクルがうまく機能するかは，的確な歩行分析によるといえる.

a. 観察による歩行分析

　歩行分析の基本は，歩行周期を正確に同定することから始まる. 歩行周期は，一般的にはランチョ・ロス・アミーゴ方式で分類される（**図3**）[6]. これに従い，初期接地，立脚期の荷重応答期，立脚中期，立脚終期，前遊脚期，遊脚初期，遊脚中期，遊脚終期における歩容を観察し，正常からの逸脱パターンを見極めることが重要である. 特に，両脚支持期は，荷重受け継ぎのために最も歩行エネルギーが消費される歩行相である. 円滑に荷重受け継ぎができるかは歩行の効率性に影響するため，歩行観察における重要なポイントとなる. 各関節の動きだけでなく，重心移動の軌跡にも着目する.

　脳卒中後の片麻痺歩行では，臨床的に特徴的な歩容を呈することが知られている. 片麻痺歩行の歩容を歩行周期における膝関節の運動に着目し，extension thrust pattern（初期接地後に膝関節の過伸展，足関節の底屈が増強），stiff-knee pattern（立脚期を通じて膝関節が軽度屈曲位で固定），buckling-knee pattern（荷重応答期に膝関節の屈曲，足関節の背屈が増強）に分類する方法がある（**図4**）[7]. ただし，立脚期ま

📝 **MEMO**
PDCAサイクル
plan（計画），do（実行），check（評価），act（改善）を繰り返すことで業務を継続的に改善していく手法.

ランチョ・ロス・アミーゴ（Rancho Los Amigos）方式

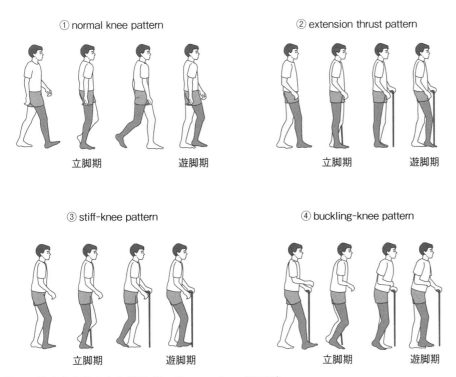

図4　片麻痺歩行の歩容分類（De Quervain, 1996）
（De Quervain IA, et al.：J Bone Joint Surg Am 1996；78〈10〉：1506-14[7]）

たは遊脚期の膝関節の運動は，股関節や足関節の運動や，足圧中心と重心位置との関係性で決まることに留意する．

　その他，片麻痺歩行の歩容の特徴として，引きずり歩行（dragging），分回し歩行，伸び上がり歩行などが認められる．

　観察による歩行分析では，歩容に加えて時間距離因子として，立脚時間や歩幅（前型，揃え型，後型）の非対称性，歩隔や足角の把握も重要である．

b. 機器による歩行分析

　歩容をより定量的に評価する方法として，機器を用いた歩行解析がある．足圧センサー型シートを用いた時間空間的指標，三次元動作分析装置や床反力計を用いた運動学的・運動力学的指標，表面筋電図を用いた電気生理学的指標などがある．機器による歩行分析の利点は，観察だけではとらえきれない情報を視覚化・定量化できることである．歩容の問題点を掘り下げるのに有益な情報となる一方で，価格や測定環境の制約がある．近年，ウェアラブルの測定機器（装着型のコンピュータ搭載機器）の開発が進んでおり，今後普及すると思われる．

(5) 活動量

　近年，脳卒中患者における身体活動量が注目されている．脳卒中患者の身体活動量は低いことが明らかになっており，活動制限から社会参加にも制限をきたしやすく，閉じこもりとなる可能性も高くなる．理学療法士は脳卒中患者の身体活動量を把握し，活動量低下の要因と解決策を検討しなければならない．身体活動量の適切な管理は生活習慣病の改善にもつながり，脳卒中の再発予防の観点からも重要である．

　身体活動量の評価には，質問紙によるアンケートと機器を用いた測定がある．

　Life-Space Assessment（LSA）は，質問紙による評価法として広く使用されている．身体活動を生活空間の概念でとらえ，居室から町外まで生活空間を5つに分類し，その範囲での活動の有無と頻度，自立度によって個人の活動量を得点化する（**表5**）[8]．総合得点が高いほど生活空間が広いことを示す．その他，身体活動量の質問紙

LECTURE 8

📖 MEMO
Gait Assessment and Intervention Tool（G.A.I.T.）
観察に基づき歩容を定量的かつ包括的に評価する指標で，歩行周期における各相での上肢，体幹，下肢の運動学的パラメータを31項目に分類し，各項目に応じて0〜3点で点数化する．歩容の異常が明確になるため，治療ターゲットを決定するうえで有用である．

📖 調べてみよう
歩行は，両下肢で床面から受ける反力（床反力）を制御しながら身体を進める動作であるため，運動力学的指標は，歩行の問題点の抽出にたいへん役立つ情報となる．正常歩行と片麻痺歩行での床反力，関節モーメントの違いを比較してみよう．

表5 Life-Space Assessment (LSA)

レベル1（居室内）	この4週間，あなたは自宅で寝ている場所以外の部屋に行きましたか	はい・いいえ
	この4週間で，上記生活空間に何回行きましたか	毎日・週4〜6回 週1〜3回・週1回未満
	上記生活空間に行くのに，補助具または特別な器具を使いましたか	はい・いいえ
	上記生活空間に行くのに，他者の助けが必要でしたか	はい・いいえ
レベル2（敷地内）	この4週間，玄関外，ベランダ，中庭，（マンションの）廊下，車庫，庭または敷地内の通路などの屋外に出ましたか	はい・いいえ
	この4週間で，上記生活空間に何回行きましたか	毎日・週4〜6回 週1〜3回・週1回未満
	上記生活空間に行くのに，補助具または特別な器具を使いましたか	はい・いいえ
	上記生活空間に行くのに，他者の助けが必要でしたか	はい・いいえ
レベル3（近隣）	この4週間，自宅の庭またはマンションの建物以外の近隣の場所に外出しましたか	はい・いいえ
	この4週間で，上記生活空間に何回行きましたか	毎日・週4〜6回 週1〜3回・週1回未満
	上記生活空間に行くのに，補助具または特別な器具を使いましたか	はい・いいえ
	上記生活空間に行くのに，他者の助けが必要でしたか	はい・いいえ
レベル4（町内）	この4週間，近隣よりも離れた場所（ただし町内）に外出しましたか	はい・いいえ
	この4週間で，上記生活空間に何回行きましたか	毎日・週4〜6回 週1〜3回・週1回未満
	上記生活空間に行くのに，補助具または特別な器具を使いましたか	はい・いいえ
	上記生活空間に行くのに，他者の助けが必要でしたか	はい・いいえ
レベル5（町外）	この4週間，町外に外出しましたか	はい・いいえ
	この4週間で，上記生活空間に何回行きましたか	毎日・週4〜6回 週1〜3回・週1回未満
	上記生活空間に行くのに，補助具または特別な器具を使いましたか	はい・いいえ
	上記生活空間に行くのに，他者の助けが必要でしたか	はい・いいえ

（Baker PS, et al.：J Am Geriatr Soc 2003；51〈11〉：1610-4[8]）

LECTURE 8

IPAQ（International Physical Activity Questionnaire；国際標準化身体活動質問票）

としてIPAQも国際的に広く使用されている．

定量的な評価法として最も簡便に使用できる方法に，歩数計による歩数計測がある．1日あたりの歩数や，曜日による歩数変化を計測することで身体活動量を定量的に評価することができる．近年では，多軸の加速度計やジャイロセンサーが内蔵された活動量計も普及しつつある．これにより，歩数だけでなく運動強度や時間についても詳細に評価することができる．

4）「参加」の評価

「参加」には，家庭内での役割や地域社会とのつながり，就労などが含まれるため，広い概念でとらえる必要がある．まさにQOLにかかわる要素であるため，理学療法において重要度の高い評価に位置づけられる．

（1）手段的ADL（IADL）の評価

手段的ADL（instrumental activities of daily living：IADL）

日常生活関連動作ともいわれ，食事の支度，家事動作，電話の使用，公共交通機関の利用，服薬管理などが含まれる．個人の年齢や性別，家庭や社会における役割によっても異なるため，その点に留意する．代表的なものにロートンらによる評価表や老研式活動能力指標，FAIなどがある．

ロートン（Lawton MP）
FAI（Frenchay Activities Index）

（2）QOLの評価

健康関連QOL（health-related quality of life：HRQOL）
SF-36（MOS 36-Item short-form health survey）

健康関連QOLの評価法として，世界中で広く使用されるものにSF-36がある．対象者の身体機能，日常役割機能（身体），体の痛み，全体的健康感から身体的健康度を，活力，社会生活機能，日常役割機能（精神），心の健康から精神的健康度を測定する．疾患特異的な評価法としては，脳卒中患者に対して開発された質問表であるSS-QOLがある．

SS-QOL（Stroke specific quality of life scale）

（3）環境の評価

　国際生活機能分類の概念において，「環境因子」は個人の障害像を把握するうえで重要な要素に含まれる．家族，自宅，自宅周辺，地域の状況を個別に把握し，環境に応じた目標設定とともに，環境調整が必要かどうかを判断する．患者，家族，関連職種からの情報収集とともに，時に自宅を訪問して実際の環境を評価する．質問紙による環境尺度の評価法としてはIPAQ-Eがある．

5）臨床における評価の意義

　リハビリテーションにおける理学療法士の役割は，対象者のADLを最大限に高めることであり，生活像を把握することが大事である．患者，家族に加え，看護師，ケアマネジャーなどの他職種からも適切に情報収集するスキルが求められる．そして，日常生活を困難にしている原因を掘り下げていく．このような詳細な評価過程を経て，予後予測に基づきながら患者および家族とともに目標を共有し，治療プログラムを決定する．運動麻痺や筋緊張などの機能障害，歩容異常だけに注目するのではなく，国際生活機能分類に基づいて生活像，障害像を総合的に把握することが重要である．病期や障害の程度によっては，必ずしも麻痺肢の機能や運動パフォーマンスが改善するとは限らないため，非麻痺側での代償や補助具の検討，環境調整についても考慮する．

　また，定期的な評価により目標の達成状況や再設定の必要性を検討し，理学療法プランの見直しを行う．脳卒中患者は急性期，回復期，生活期においてリハビリテーションを受ける病院や施設を変わることが多いため，評価内容を適切に情報共有することでシームレスな理学療法が提供できるように取り組むことも重要である．

MEMO

脳卒中後に生じやすい精神情動障害の一つに，脳卒中後うつ（post-stroke depression）がある．うつによる意欲低下は活動量の低下を招きやすく，またリハビリテーションの阻害因子ともなる．早期に発見し，家族を交えて薬物治療，患者とのかかわり方を検討する必要がある．

IPAQ-E
（International Physical Activity Questionnaire Environmental Module；国際標準化身体活動質問紙環境尺度）

調べてみよう
Shared Decision Making
患者–医療従事者が対等な関係性のもとで，利用可能なすべての治療選択肢を見渡して，問題解決のための方針を協働して決定する意思決定プロセスである．

LECTURE
8

■引用文献

1）千野直一，椿原彰夫ほか編：脳卒中の機能評価—SIASとFIM．基礎編．金原出版；2012．p.83-5．
2）Mahoney FI, Barthel DW：Functional evaluation：the Barthel Index. Md State Med J 1965；14：61-5.
3）Berg K, Wood-Dauphinee S, et al.：Measuring balance in the elderly：preliminary development of an instrument. Physiotherapy Canada 1989；41（6）：304-11.
4）Eng JJ, Tang PF：Gait training strategies to optimize walking ability in people with stroke：a synthesis of the evidence. Expert Rev Neurother 2007；7（10）：1417-36.
5）Holden MK, Gill KM, et al.：Clinical gait assessment in the neurologically impaired. Reliability and meaningfulness. Phys Ther 1984；64（1）：35-40.
6）建内宏重：歩行．市橋則明編：身体運動学—関節の制御機能と筋機能．メジカルビュー社；2017．p.417.
7）De Quervain IA, Simon SR, et al.：Gait pattern in the early recovery period after stroke. J Bone Joint Surg Am 1996；78（10）：1506-14.
8）Baker PS, Bodner EV, et al.：Measuring life-space mobility in community-dwelling older adults. J Am Geriatr Soc 2003；51（11）：1610-4.

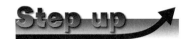

1. バランス評価の問題点

　バランス評価の指標は，転倒や ADL との関連性が報告されているものも含め数多くあるが，バランス能力にどのような問題があるかを示し，適切な治療介入へと誘導する指標は少ない．この問題に対して，近年，Balance Evaluation Systems Test（BESTest）が考案された．BESTest は，システム理論に基づいてバランス機能にかかわる 6 要素（生体力学的制約，安定限界，姿勢変化-予測的姿勢制御，反応的姿勢制御，感覚機能，歩行安定性）の得点を算出することで，個々のバランス機能の問題点を要素別に抽出できる特徴がある．そのため，バランス改善のための治療ターゲットを明確にできる利点がある．また，脳卒中患者では，座位や立位姿勢において非麻痺側の上下肢で座面や床面を強く押して麻痺側に傾斜する，pusher 現象を認めることがある．特に発症早期の急性期で認めることが多いが，臨床では pusher 現象の評価方法として Clinical rating Scale for Contraversive Pushing（SCP；Lecture 12・**表 1** 参照）や Burke Lateropulsion Scale（BLS；Lecture 12・**表 2** 参照）が用いられる．

2. 歩行速度，持久力と歩行の自立度との関係

　歩行速度は歩行の自立度と関連している．その基準として，0.8 m/秒以上では地域での移動が可能，0.4〜0.8 m/秒では地域での移動に制限がある，0.4 m/秒では屋内移動レベルと報告されている[1]．

　一方，近年さらに症例数を増やして，歩行の自立度と速度，持久力との関連を検討した研究では，歩行の自立の可否を予測する因子として，快適歩行速度よりも 6 分間歩行距離のほうが精度が高いことが示された（図 1）[2]．その基準として，地域移動レベルか自宅移動レベルかを予測する基準が 6 分間歩行距離で 205 m，地域移動での制限の有無を予測する基準が 6 分間歩行距離で 288 m であった．

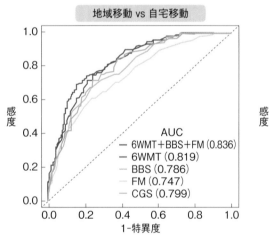
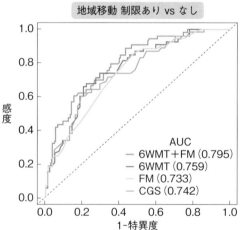

図 1　歩行自立度を予測する因子
（Fulk GD, et al.：Stroke 2017；48〈2〉：406-11[2]）
AUC：area under curve，6 MWT：6 分間歩行テスト，BBS：Berg Balance Scale，FM：フューゲル - マイヤー評価表，
CGS：快適歩行速度．

3. 転倒恐怖感

　脳卒中患者では，病棟や自宅，屋外で転倒経験を有する人が多い．転倒すると歩行の心理的因子として自己効力感が低下し転倒恐怖感が増すため，歩行機会の減少を招き，社会参加がさらに低下するおそれがある．転倒恐怖感の評価法には，Falls Efficacy Scale（FES）や ABC（Activities-specific Balance Confidence）scale などがある．

■引用文献

　1）Perry J, Garrett M, et al.：Classification of walking handicap in the stroke population. Stroke 1995；26（6）：982-9.
　2）Fulk GD, He Y, et al.：Predicting home and community walking activity poststroke. Stroke 2017；48（2）：406-11.

脳卒中後片麻痺に対する理学療法（1）
一般的トレーニングと課題特異的トレーニング

到達目標

● 脳卒中後片麻痺患者に対する基本的なトレーニングの目的を理解する

● 課題指向型トレーニングと運動学習の理論的背景を理解する．

● 筋力トレーニング，バランストレーニング，持久力トレーニングについて理解する．

● 歩行を行うための神経機構と歩行の力学的特性を理解する．

● 脳卒中後片麻痺患者の歩行の特徴と歩行改善に向けたトレーニングを理解する．

この講義を理解するために

　この講義では，最初に脳卒中後片麻痺患者に対するトレーニングの目的と機能的再組織化を促す課題指向型トレーニングについて概観します．背景となる運動学習の理論を理解することで，理学療法を施行するうえでのトレーニングプログラム立案に向けた基礎的な知識を学習します．また，脳卒中後片麻痺患者の歩行障害の特徴と歩行改善に向けたトレーニングについて学びます．

　脳卒中後片麻痺に対するトレーニング方法を学ぶにあたり，以下の項目をあらかじめ学習しておきましょう．

　　□ 脳卒中患者における機能回復について学習しておく．

　　□ 筋力トレーニング，持久力トレーニングについての基礎的な知識を学習しておく．

　　□ 歩行の運動学的特徴を復習しておく（Lecture 8 参照）．

講義を終えて確認すること

　　□ 脳卒中後片麻痺患者に対する基本的なトレーニングの目的が理解できた．

　　□ 課題指向型トレーニングが理解できた．

　　□ 運動学習の理論的背景が理解できた．

　　□ 筋力トレーニング，バランストレーニング，持久力トレーニングについて理解できた．

　　□ 歩行を行うための神経機構と歩行の力学的特性が理解できた．

　　□ 脳卒中後片麻痺患者の歩行改善に向けたトレーニングが理解できた．

1. 脳卒中後片麻痺患者に対する一般的なトレーニング

脳卒中後片麻痺患者を対象としたトレーニングにおいても，他疾患で用いられる一般的なトレーニングは重要である．しかし，その際に中枢神経系疾患患者の機能障害の性質に合わせることが求められる．そのため，筋緊張や筋力などの局所的な機能障害と，バランスや持久力などの全身的な機能障害との両面からの改善が求められる．

1) 局所的な機能障害に対するアプローチ

(1) ストレッチ

脳卒中後片麻痺では，痙性麻痺をはじめとした筋緊張異常に伴う不動化が生じるため，筋の粘弾性が増加して，筋性拘縮に至る場合がある．このため，それを防ぐためのストレッチや関節可動域練習が重要となる．静的なストレッチやポジショニングによる効果についての報告は少なく，その意義は明確ではない．少なくとも筋の不動化を妨げることを目的とした介入は上下肢ともに必要になる．

(2) 筋力トレーニング

脳卒中後片麻痺患者の筋力低下は主要な機能障害の一つであり，筋力改善に向けたトレーニングは非常に重要である．一般に，筋力トレーニングの筋力増強効果は片麻痺患者であっても認められる．しかし，筋力を向上させるだけのトレーニングでは，必ずしも動作能力を改善させることにはならない．漸増負荷による筋力トレーニングは筋力低下を改善させるが，機能的なパフォーマンスに対する明確な効果が得られない．この理由として，目的とする動作課題で必要になる筋力水準が決まっており，目的とする筋力以下で改善が得られても，目的の筋力を超えて向上しても動作能力に影響を及ぼさない可能性があるからである (**図1**)[1]．このため，片麻痺患者の筋力トレーニングは，目的とする課題特性を考慮する必要がある．

2) 全身的な機能障害に対するアプローチ

(1) バランストレーニング

脳卒中後片麻痺患者のバランス能力は，ADL (日常生活活動) の基盤となる重要な機能である (Lecture 6 参照)．バランス機能は，臨床的に座位バランスと立位バランスに分けられる．バランスが悪化する理由としては，姿勢定位の側面と姿勢制御の側面があり，姿勢定位の問題により姿勢の非対称性や偏りが生じ，姿勢制御の問題により反応の遅延や低下が生じる．

鏡などを用いた視覚的なフィードバック[2]は姿勢定位の改善を目的とし，外乱を加えるようなバランストレーニングは姿勢制御の改善を目指して行われる．特に，姿勢制御は課題依存性があるため，バランス能力の改善には目的とする運動課題 (座位，立位，歩行時など) の特性に応じた方法を選択する必要がある．

(2) 持久力トレーニング

脳卒中後片麻痺患者の運動機能は，神経学的要因だけでなく，心肺機能の低下によっても悪化する．脳卒中後片麻痺患者では，最大酸素摂取量 ($\dot{V}O_2 \, max$) が制限されるとともに運動効率が低下するため，ADL の運動強度は非常に高くなる (Lecture 6 参照)．しかし，通常の回復期における運動学習を主体としたトレーニングプロトコルでは運動強度は低く，効果的な持久力トレーニングが行えない．持久力トレーニングは，自転車エルゴメータやトレッドミル歩行，プールでの水中歩行などの，30 分程度の有酸素運動が行われる．このようなトレーニングは，回復期や慢性期の片麻痺患者であっても有酸素運動能を改善する．特に，トレッドミル歩行のような漸増的

MEMO
運動器疾患のように局所の機能障害を中心に考えると，全身的な機能障害の改善が得られない場合がある．

ここがポイント!
急性期には顕著な筋緊張の亢進を認めず，経過に伴った筋緊張の亢進が生じる場合が多い．しかし，運動麻痺による不動化は急性期から生じているため，十分な運動範囲の維持が重要な要素となる．

MEMO
脳卒中後片麻痺患者に対する下肢トレーニングの強度を高めることは，歩行能力の改善につながる．

ADL (activities of daily living；日常生活活動)

LECTURE
9

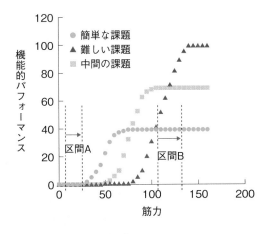

図1　筋力と運動機能の模式図
簡単な課題（●）において，区間Aや区間Bで筋力が増強しても，パフォーマンスの変化は得られない．しかし，区間Bで変化した場合，難しい課題（▲）においてパフォーマンスの改善が得られる．
(Bohannon RW：J Rehabil Med 2007；39〈1〉：14-20[1])

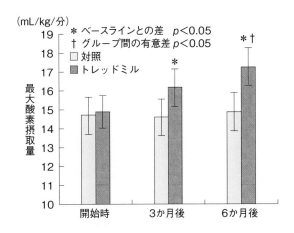

図2　トレッドミル歩行トレーニングによる有酸素運動能の改善
(Ivey FM, et al.：NeuroRx 2006；3〈4〉：439-50[3])

に強度を増加することができる課題指向的な有酸素トレーニングは，歩行能力（歩行速度や持久力）と有酸素運動能を同時に改善することができる（**図2**）[3]．

2. 脳卒中後片麻痺患者に対する課題特異的トレーニング

　脳卒中後片麻痺患者の運動機能改善に最も重要となるのが課題特異的トレーニングである．これは，運動機能改善の背景となる機能的再組織化が学習依存性に生じるため，運動学習の原則に沿った介入が求められるからである．

1）課題指向型トレーニング

　要求される運動課題自体やその課題の遂行に関連する運動課題の学習を行うトレーニング方法である．これらのトレーニングで求められるプログラムの内容は，運動学習の原則に基づいて行われる．

（1）目標があること

　運動学習では，目標に対する誤差がフィードバックされることにより修正される過程が重要であるため，運動学習に用いる課題には，目標が明確な課題である必要がある．目標がなく，漫然とした運動の反復では学習効果が得られない．

　対象とする動作は患者の必要とする動作を選択すべきであり，そのゴールの性質は，SMART とよばれる性質をもつことが推奨される[4]．漠然としたものではなく特異的（Specific）で，その達成度が測定可能（Measurable）であり，到達可能性が高く（Attainable），関連性があり（Relevant），期限のある（Time bound）ことが望ましい（**図3**）．

（2）フィードバックがあること

　運動学習を成り立たせるためには，「結果の知識」の提示が必要不可欠となる．通常，フィードバックを与えない場合には，学習効果が得られない．また，与えるべき結果の知識は，できるだけ定量的に，運動直後に与えることが重要となる．

　しかし，片麻痺患者における運動の回復と代償の関係を考えると，結果としてその運動が可能かどうかだけでなく，どのような動き方であったかが問題となる．このような動き方に関する結果の提示を「パフォーマンスの知識」という．脳卒中後片麻痺患者の運動パターンの改善には，パフォーマンスの知識を与えることが有用となる可

課題特異的トレーニング
(task specific training)

課題指向型トレーニング
(task oriented training)

LECTURE
9

📝 **MEMO**
goal-directed training
目的の存在を強調したトレーニング手法として goal-directed training[5] がある．このトレーニングは，①意義のあるゴールの選択，②開始時点での評価，③介入，④結果の評価という4つの要素で構成されており，学習理論に従ってトレーニングを実行する．

結果の知識
(knowledge of results)

パフォーマンスの知識
(knowledge of performance)

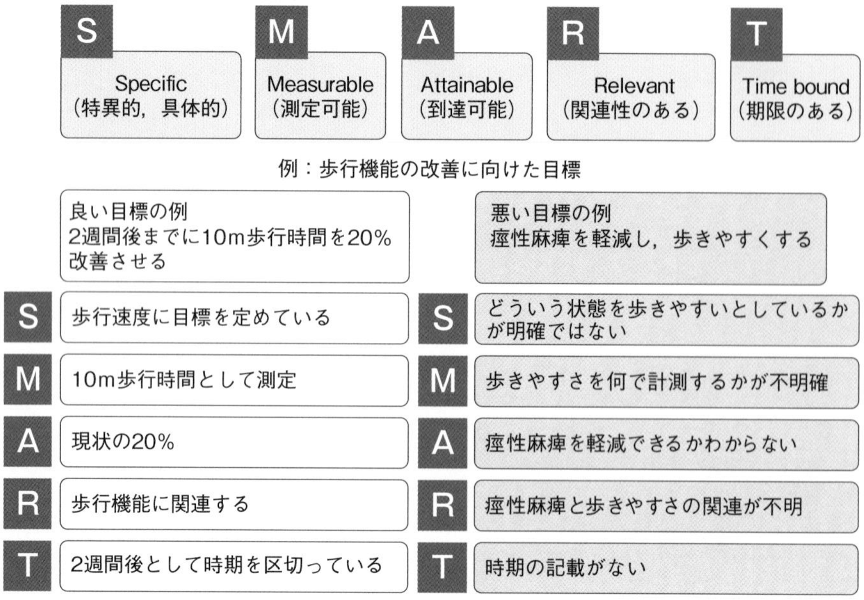

S	M	A	R	T
Specific (特異的, 具体的)	Measurable (測定可能)	Attainable (到達可能)	Relevant (関連性のある)	Time bound (期限のある)

例：歩行機能の改善に向けた目標

	良い目標の例 2週間後までに10m歩行時間を20%改善させる		悪い目標の例 痙性麻痺を軽減し, 歩きやすくする
S	歩行速度に目標を定めている	S	どういう状態を歩きやすいとしているかが明確ではない
M	10m歩行時間として測定	M	歩きやすさを何で計測するかが不明確
A	現状の20%	A	痙性麻痺を軽減できるかわからない
R	歩行機能に関連する	R	痙性麻痺と歩きやすさの関連が不明
T	2週間後として時期を区切っている	T	時期の記載がない

図3 課題指向型トレーニングの目標設定（SMART）

能性がある.

（3）難易度の設定が適切であること

　機能的再組織化は，対象者にとって単純でやさしい運動では生じず，技術的にある程度の困難度を有する課題で生じる．一方で，課題の難易度が高すぎると，反復できないだけでなく，機能低下を補うように代償的な運動が生じやすい．また，失敗を繰り返すと，その課題を達成する自信を失うため，動機づけが低下する可能性もある．したがって，学習者の能力より少し高いレベルでの課題設定が必要になる.

（4）反復すること

　運動学習による機能的再組織化は反復回数に依存し[6]，集中的な運動の反復が機能改善における重要な要素となる[7]．課題特異的トレーニングの反復は，歩行能力の改善を促すとされる．しかし，何回の反復が適切かに関しては明確になっていない.

2）さまざまな学習デザイン

　課題指向型トレーニングを行う際，最適な学習方法を選択する必要がある．トレーニング手法を考えるために，各種の学習設定による違いを知っておく必要がある.

（1）分習法と全習法

　適切な課題設定を行うために，問題となっている運動要素のみに対してトレーニングを行う学習方法を分習法といい，目的とする課題の全体をひとまとまりにして行う学習方法を全習法という．分習法は，全習法と比較して目的とする学習効果の達成は遅くなるが（**図4**），学習した課題による転移を利用して難易度の高い運動を学習するための準備を行うことができる．学習すべき運動をひとまとめにして行うことが困難な学習者に対しては，特に獲得すべき運動要素のみを練習し（分習法），徐々に全体を通した運動を練習する（全習法）というように，学習状況や習熟度に併せて用いる.

（2）集中学習と分散学習

　一定量の練習を休みなく行う学習を集中学習，休みを小刻みに入れて行う学習を分散学習という（**図5**）．一般的に，集中学習より分散学習のほうが効果的であるといわれている．理由としていくつかの説明がなされているが，学習課題の遂行中に生じる疲労や集中力の低下などが関係している.

LECTURE 9

MEMO
動機づけ
達成されたときの利得と，達成できるかどうかの見込みによって決まる．失敗を繰り返すと，達成できる見込みが少ないと考えるようになるので，動機づけの低下につながりやすい.

分習法（part method）
全習法（whole method）

MEMO
集中学習（massed learning）と分散学習（distributed learning）
30回連続して運動を行わせる場合（集中学習）と，10回の連続した運動を3回に分けて間に休憩をはさむ場合（分散学習）とでは，分けて行うほうが時間がかかる．しかし，学習効果は分けて行うほうが高くなる.

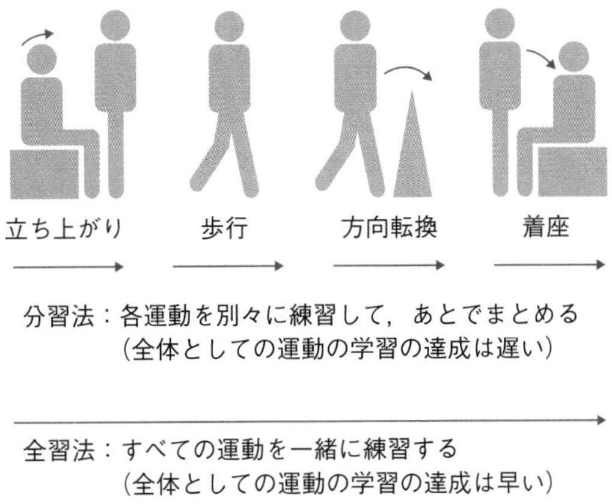

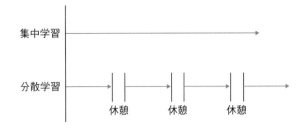

立ち上がり　　歩行　　方向転換　　着座

分習法：各運動を別々に練習して，あとでまとめる
　　　　（全体としての運動の学習の達成は遅い）

全習法：すべての運動を一緒に練習する
　　　　（全体としての運動の学習の達成は早い）

図4　TUG における分習法と全習法の一例
TUG：Timed Up and Go test.

集中学習

分散学習　　　　休憩　　　休憩　　　休憩

同じ運動課題を同じ回数行う場合，分散学習のほうが時間が
長くなるが，学習効果は分散学習のほうが高い

図5　集中学習と分散学習のプロトコル

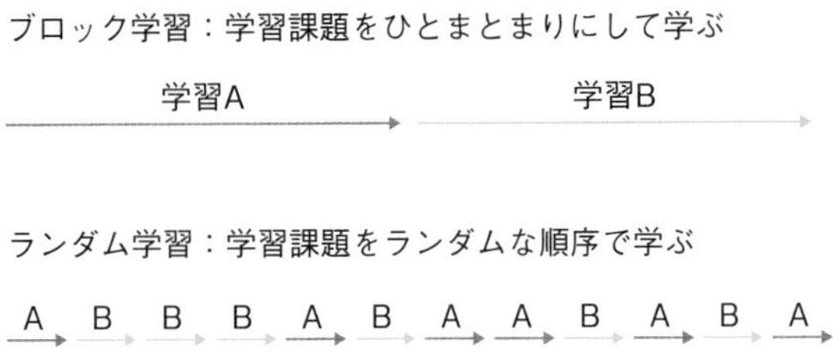

ブロック学習：学習課題をひとまとまりにして学ぶ

学習A　　　　　　　学習B

ランダム学習：学習課題をランダムな順序で学ぶ

A B B B A B A A B A B A

図6　ブロック学習とランダム学習

（3）ブロック学習とランダム学習

　いくつかの複合した課題を学習する際に，同じ課題を何度も繰り返してから，次の課題に移るという方法をブロック学習，異なる課題をランダムな順序で繰り返す方法をランダム学習という（**図6**）．単一の課題に対する学習の習熟はブロック学習のほうが早いが，ランダム学習のほうが長期間にわたって学習効果が持続する．

　このような学習効果の持続性の違いは，文脈干渉とよばれる学習の性質で説明されている．同じ課題ばかり反復すると，学習内容だけでなく，学習の状況なども一緒に記憶されるため，文脈から切り離された状態では学習効果が生じにくい．そのため，いったん運動が途切れると，運動の記憶が消失しやすい．これに対して，ランダムな順序で文脈干渉をさせ続けることにより，記憶を保持させ，学習効果を持続させることになる[8]．実際，片麻痺患者に対して，ブロック学習とランダム学習を行わせても同様な結果を示す[9]．

文脈干渉（context interference）

（4）試行錯誤学習とエラーレス学習

　通常，学習は課題遂行時の誤差を修正することにより習熟する学習過程である（試行錯誤学習）．しかし，このために通常行われる正しい運動を理解，記憶していないと，遂行時の誤差が認識できない．認知障害，精神発達遅滞，アルツハイマー型認知症などの患者の場合，正しい運動が何であるかが認識しづらいことが多く，エラーレス学習のほうが効果的な場合がある．

アルツハイマー（Alzheimer）型
認知症

3. 脳卒中後片麻痺患者に対する歩行トレーニング

　効果的な脳卒中後片麻痺患者に対するトレーニングを立案するために，片麻痺患者の特性を理解してプログラムを作成することが求められる．歩行トレーニングを例として，その流れを確認する．

LECTURE
9

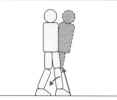

extension thrust pattern

立脚期前半に，膝伸展方
向へのスラストを生じる

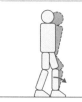

buckling knee pattern

立脚期前半に，過剰な膝
屈曲を生じる

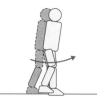

stiff-knee pattern

歩行周期を通じて，膝角
度20～30°屈曲位となる

**図7　膝関節にみられる片
麻痺歩行の特徴**
(De Quervain IA, et al.：J Bone
Joint Surg Am 1996；78〈10〉：
1506-14[10]) をもとに作成)

MEMO
● 空間的対称性：左右の関節
角度やステップ長，ストライド
の対称性.
● 時間的対称性：左右の遊脚
時間，立脚時間，ステップ時
間，ストライド時間.

ブルンストロームステージ
(Brunnstrom recovery stage)
▶ Lecture 7・表4 参照.

気をつけよう！
歩行を観察する際に運動学的
な特徴を列挙する場合が多い
が，実際には運動力学的な制
限が歩容に影響していることが
多い.

1）片麻痺歩行の特性

（1）運動学的特徴

　脳卒中後片麻痺患者の歩行において最も特徴的な運動は，麻痺側の膝関節の運動にみられる．膝の運動に着目すると，麻痺側の立脚期に膝が過剰に伸展する歩行（extension thrust pattern），麻痺側の立脚期に膝が屈曲する歩行（buckling-knee pattern），全歩行周期を通じて，膝関節の角度が20～30度で維持する歩行（stiff-knee pattern）などがある（図7）[10]．その他にも，立脚期に足部が内反する内反足歩行や遊脚期の股関節外転や骨盤の挙上などがみられる．

　また，麻痺側と非麻痺側の非対称性も，片麻痺歩行の重要な特徴である．対称性には，空間的対称性および時間的対称性があるが，片麻痺患者の歩行では，特に時間的非対称性とブルンストロームステージや歩行速度と関連する．

a．反張膝

　立脚初期から中期にかけて，下腿の前方への回転が生じないために膝が過剰に伸展する歩行を指す．多くは下腿を前方へ引き出すための前脛骨筋活動の低下や，立脚初期の下腿三頭筋の過活動を伴う．大腿四頭筋の筋力低下のため，適切な膝関節の支持性が得られないことが影響する場合もある．

b．膝屈曲

　立脚期をとおして，過剰な膝の屈曲がみられる歩行を指す．下腿の前方傾斜を制動する足関節底屈筋の筋力の低下や，ハムストリングスの過剰な筋活動を伴う場合がある．

c．内反足歩行

　立脚期に足関節の内反が生じる歩行を指す．前脛骨筋の過剰な同時収縮が伴う場合が多い．内反により，歩行中の麻痺側への荷重が大きく制限される．

d．遊脚期のクリアランスの低下

　片麻痺歩行では，遊脚期に足関節の背屈角度が減少する下垂足歩行や，膝の屈曲角度が低下するためにクリアランスが低下することがしばしば認められる．クリアランスの低下が生じると，代償するために下肢の分回し（遊脚期の股関節の外転角度の増加）や骨盤の引き上げなどの特徴的な歩容が生じることもある．

（2）運動力学的特徴

　片麻痺患者では，ブルンストロームステージが低くなるほど足圧中心軌跡が短縮し，床反力波形は単峰性となることが知られている（図8）[11]．通常歩行では，足圧中心軌跡は踵から始まり爪先に達するが，片麻痺歩行では体重を支持できる期間が短く，特に踵接地や踵離地（爪先荷重）が失われるため，足圧中心軌跡は重症度に応じて短縮する．

　通常歩行での床反力波形は，踵接地から始まる第一ピークと，蹴り出しにおける第二ピークにより二峰性を示すが，片麻痺歩行においては，重症になるほど単峰性となる．これ

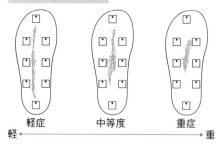

足圧中心軌跡の変化

軽症　　中等度　　重症

軽　　　　　　　　　重

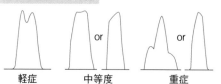

床反力波形の単峰化

or　　　　or

軽症　　中等度　　重症

**図8　片麻痺歩行における足圧中心と床反力波
形の特徴**
(Wong AM, et al.：Arch Phys Med Rehabil 2004；85
〈10〉：1625-30[11])
ブルンストロームステージが重症なほど，足圧中心
軌跡が短縮し，床反力波形が単峰化する．

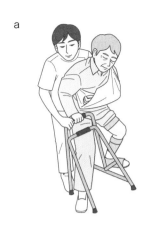
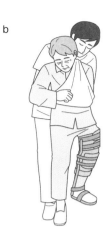
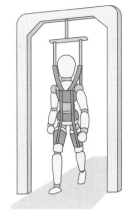
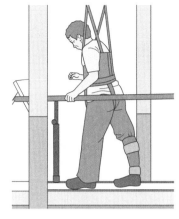

図9　長下肢装具の使用
装具非装着 (a) の状態では，過剰な膝屈曲のため立位を維持することができないが，長下肢装具を装着することで (b)，歩行の練習を行うことができる．

図10　体重免荷トレッドミルトレーニング
体重をハーネスで支持して，トレッドミル上を歩行することで，より対称的な歩行を反復することができる．

は，片麻痺患者において，特に歩行時の踵接地と蹴り出しのメカニズムが消失していることを表している．

(3) エネルギーコスト

　歩行は非常にエネルギーコストの低い移動動作であり，必要なエネルギーは安静時代謝量から50%増加するにすぎない[12]．しかし，異常歩容を呈する片麻痺歩行は非効率な歩行形態であり，片麻痺患者では歩行における1mあたりの酸素消費コストが，健常者と比較して25%上昇する[13]．さらに，一般的に片麻痺者では最大酸素摂取量が低下しているため（Lecture 6 参照），結果的に酸素消費コストの上昇は，エネルギー消費のできるだけ少ない低速度歩行が多くなる．そのため，歩行持久性の改善には，全身持久力とともに歩行効率の改善が必要になる．

2) 片麻痺歩行の改善のためのトレーニングの実際

(1) 一般的トレーニング

a. ストレッチ

　足関節の底屈筋や膝関節の屈曲筋などの筋緊張が高い部分では，筋の粘弾性が増加している場合があるため，運動前の準備としてストレッチを行う．

b. 筋力トレーニング

　麻痺側においても，筋力トレーニングの効果は認められる．特に，日常生活における機能的な課題に類似した筋力トレーニング方法（椅子やベッドからの立ち上がりなど）を提示する．

c. バランストレーニング

　急性期の座位バランスはその後の歩行自立度と関連するため，早期の離床や座位の再獲得を目指したトレーニングの必要性は高い．同様に，静止立位時の重心位置は歩行速度や歩行の時間的対称性と相関するため，荷重量の左右差を改善するためのトレーニングは一定の意義をもつ．実際に，バランストレーニングと筋力トレーニングにより歩行速度の改善を認める場合もある．さらに，麻痺側の荷重量の増加は，装具を使用することによっても得られる．

d. 有酸素運動トレーニング

　リハビリテーション室内の歩行だけでは，有酸素運動能の向上に不十分である．通常，有酸素運動トレーニングとして，自転車エルゴメータやトレッドミル歩行などを

👆**試してみよう**
ストレッチは徒手的なものより，自重を用いた持続的な方法のほうが効果的である．

💥**気をつけよう！**
一般的なトレーニングは，あくまで補助的なものであり，歩行改善には歩行トレーニングが最も重要となる．

MEMO
体重免荷トレッドミルトレーニング
（body weight supported
treadmill training：BWSTT）
ハーネスを用いて身体を吊り上
げ，下肢への荷重量を制限した
状態で，トレッドミル上を歩行させ
るBWSTTは，トレッドミルの設
定や，ハーネスの調整により安定
して歩行距離を増加させることが
可能であり，反復した歩行トレー
ニングを容易に行うことができる．

用いて，十分な運動量を確保することが求められる．このようなトレーニングは，歩行速度や耐久性を向上させる効果が認められている．

（2）課題指向型トレーニング

歩行トレーニング

　入院中の歩行トレーニングは，平行棒や病棟の手すりを用いて行うことが多いが，運動量が低下しやすいことに注意が必要である．平行棒を利用したステップトレーニングなどを反復して行ってから歩行練習を行うなど，段階づけをして行うこともある．麻痺側の支持能力が不十分な場合は，理学療法士の介助下での長下肢装具を用いた歩行（**図9**）や，体重免荷装置を利用したトレッドミル歩行（**図10**）を行うことで，歩行の練習ができる．可能であれば，病棟内や屋外など，さまざまな環境での歩行や，方向転換や障害物を加えた歩行など，バリエーションをもたせる．

■**引用文献**

1）Bohannon RW：Muscle strength and muscle training after stroke. J Rehabil Med 2007；39（1）：14-20.
2）Geurts AC, de Haart M, et al.：A review of standing balance recovery from stroke. Gait Posture 2005；22（3）：267-81.
3）Ivey FM, Hafer-Macko CE, et al.：Exercise rehabilitation after stroke. NeuroRx 2006；3（4）：439-50.
4）McLellan DL：Introduction to rehabilitation. In：Wilson BA, McLellan DL. eds. Rehabilitation Studies Handbook. Cambridge University Press；1997. p.1-20.
5）Mastos M, Miller K, et al.：Goal-directed training：linking theories of treatment to clinical practice for improved functional activities in daily life. Clin Rehabil 2007；21（1）：47-55.
6）Schmidt RA, Lee TD：Motor Control and Learning. 3rd ed. Human Kinetics；1999.
7）Kwakkel G, Wagenaar RC, et al.：Intensity of leg and arm training after primary middle-cerebral-artery stroke：a randomised trial. Lancet 1999；354（9174）：191-6.
8）Shea JB, Morgan RL：Contextual interference effects on the acquisition, retention, and transfer of a motor skill. J Exp Psychol Hum Learn Mem 1979；5：179-87.
9）Hanlon RE：Motor learning following unilateral stroke. Arch Phys Med Rehabil 1996；77（8）：811-5.
10）De Quervain IA, Simon SR, et al.：Gait pattern in the early recovery period after stroke. J Bone Joint Surg Am 1996；78（10）：1506-14.
11）Wong AM, Pei YC, et al.：Foot contact pattern analysis in hemiplegic stroke patients：an implication for neurologic status determination. Arch Phys Med Rehabil 2004；85（10）：1625-30.
12）Saibene F, Minetti AE：Biomechanical and physiological aspects of legged locomotion in humans. Eur J Appl Physiol 2003；88（4-5）：297-316.
13）Waters RL, Mulroy S：The energy expenditure of normal and pathologic gait. Gait Posture 1999；9（3）：207-31.

LECTURE 9

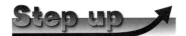

機能的再組織化に求められる運動学習の性質

1）使用か？　学習か？

「使用依存性の回復（use-dependent recovery）」という言葉の理解が不十分なまま使われているため，神経障害理学療法における運動療法のあり方は，「とにかくどのような形でもよいから使用させればよい」という誤解を受けがちである．脳損傷後の機能的再組織化の概念の形成に多大な貢献をしたヌド（Nudo RJ）は，このような使用依存性についての誤解を明確に否定している．

ヌドは，運動地図（もしくは感覚地図）の変化が，運動技術の獲得という特殊な行動学的要求に基づくのか，それとも単に反復した使用が重要であるのかという問いに対して，次のような例をあげて説明している[1]．サルに正確な技術が必要な，小さな皿からえさをとるという課題を行わせると，その課題を遂行する能力が向上する．この場合，運動地図の変化や神経の構造学的変化が生じることが確認できる．しかし，トレーニングを行わなくても適切に遂行できるような単純な運動の繰り返しでは，運動地図の変化は生じない[2]．したがって，脳の可塑的変化は，学習依存性もしくは技術依存性に生じているのであり，単に使用依存性に生じているのではないと考えることができる．

この結果を，脳損傷後の片麻痺患者のリハビリテーションに応用して考えると，リハビリテーションのトレーニングに求められる運動課題は，単に反復して使用させるだけでなく，より高いレベルの運動技術を獲得させるべきであるといえる．神経障害理学療法には，このような高いレベルの運動技術をいかに獲得させるかという学習戦略がつねに求められている．

2）どのような学習か？

中枢神経系疾患では，高いレベルの運動を行わせたいにもかかわらず，どうしても代償的な運動を用いてしまうことが多い．この場合，「自ら運動を行わせる（したがって，異常な運動が生じてしまうことを許容する）」とする立場と「正しい運動を行わせる（したがって，自らはほとんど運動しないで他動的な運動を主体にする）」とする立場が存在することになる．このような立場の違いについて，明確な根拠を示して，どちらを優先すべきであるかを判断することは非常に難しい．しかし，機能的再組織化の程度を比較すると，神経障害理学療法学で求められる運動学習の方向性についての一定の手がかりを得ることができる．

ペレス（Perez MA）ら[3]は，経頭蓋磁気刺激（transcranial magnetic stimulation：TMS）とよばれる一次運動野に直接刺激を送ることができる装置を用いて，健常者の運動学習の戦略が下肢筋（前脛骨筋）の運動野の機能的再組織化にどのような影響を与えるかを調べた（図1）[3]．運動戦略として，運動技術トレーニング群（自発的に足部

LECTURE
9

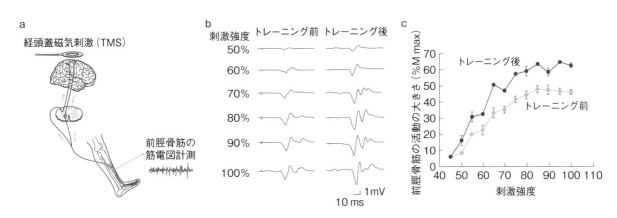

図1　運動学習による運動皮質の興奮性変化の測定方法
a：経頭蓋磁気刺激（TMS）の模式図．TMS からの刺激により発生する前脛骨筋の筋活動を測定する．
b：TMS で生じる前脛骨筋の筋活動．刺激強度を上げると増加する．同じ強度で刺激しても，トレーニング前に比べてトレーニング後の波形が大きくなっており，大脳皮質の興奮性が増大していることを示している．
c：●がトレーニング前，●がトレーニング後．どの刺激強度でも，TMS で生じる前脛骨筋の筋活動が増加しており，このトレーニングは大脳皮質の興奮性に変化を起こせたことを示している．

（Perez MA, et al.：Exp Brain Res 2004；159〈2〉：197-205[3]）

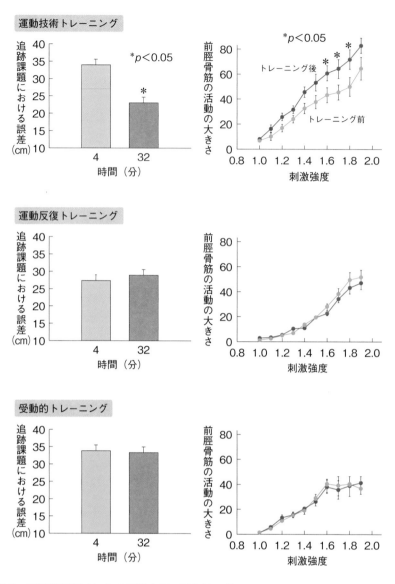

図2 運動学習戦略による運動皮質の興奮性の差
左列：実際の運動学習前後の追跡課題における誤差の大きさ．運動技術トレーニングでは
学習効果を示したが，他の2つの方法では変化が生じていなかった．
右列：TMS で生じる前脛骨筋の筋活動の大きさ．●がトレーニング前，●がトレーニン
グ後．運動技術トレーニングでは大脳皮質の興奮性の増大が認められたのに対して，他の
方法では認められていない．
(Perez MA, et al.：Exp Brain Res 2004；159〈2〉：197-205[3])

を使った目標追跡課題を行わせる），運動反復トレーニング群（足部の自動運動を反復させる），受動的トレーニング群（運動技術トレーニング群と同じ目標追跡課題を行わせるが，他動的に足部を動かし，自分では動かさない）という3つのトレーニング群を設定した．その結果，運動技術トレーニング群では明確な興奮性の増大が認められたが，他の2つでは興奮性の変化が認められなかった（図2）[3]．

以上の結果は，運動学習の成立には自発的な運動が必要であり，感覚刺激がどれだけ正しくても神経学的な変化が得られるとは限らないことを示唆している．

■引用文献

1）Nudo RJ：Plasticity. NeuroRx 2006；3（4）：420-7.
2）Plautz EJ, Milliken GW, et al.：Effects of repetitive motor training on movement representations in adult squirrel monkeys：role of use versus learning. Neurobiol Learn Mem 2000；74（1）：27-55.
3）Perez MA, Lungholt BK, et al.：Motor skill training induces changes in the excitability of the leg cortical area in healthy humans. Exp Brain Res 2004；159（2）：197-205.

脳卒中後片麻痺に対する理学療法（2）
装具療法, 機能的電気刺激, 電気刺激療法, ロボット治療

到達目標

- 脳卒中後片麻痺患者に対する装具療法の考え方を理解する.
- 脳卒中後片麻痺患者に対する機能的電気刺激（FES）の考え方を理解する.
- 脳卒中後片麻痺患者に対する電気刺激療法の考え方を理解する.
- 脳卒中後片麻痺患者に対するロボット治療の考え方を理解する.

この講義を理解するために

　この講義では，脳卒中後片麻痺患者に対する機器や道具を用いた代表的なトレーニング方法について概説します．さまざまな症状を呈する脳卒中患者に対して個々の病態に合った安全かつ効果的な理学療法を展開するためには，機器がもつ特性を十分理解することが重要です．そのためには，運動学や生理学，物理学などの基礎知識の理解が欠かせません.

　脳卒中後片麻痺患者に対する装具療法，FES，電気刺激療法，ロボット治療を学ぶにあたり，以下の項目をあらかじめ学習しておきましょう.

- □ 立位および歩行運動のバイオメカニクスを学習しておく.
- □ 物理療法における電気刺激の生体物理作用を学習しておく.
- □ 痙性麻痺（痙縮）の病態生理を学習しておく.
- □ 運動学習や運動制御について学習しておく.

講義を終えて確認すること

- □ 脳卒中後片麻痺患者に対する装具療法に用いられる装具の種類と適応が理解できた.
- □ FES が運動障害を改善させるメカニズムが理解できた.
- □ 電気刺激が生体に及ぼす影響と治療目的に応じた刺激パラメータの調整方法が理解できた.
- □ ロボット治療の基本原理と機器による特徴が理解できた.

1. 装具療法

脳卒中後に生じる歩行障害を改善することは，脳卒中リハビリテーションにおいて主要なゴールの一つである．理学療法の治療の一環として，かつ日常生活での歩行能力の改善を目的として下肢装具が用いられる．脳卒中リハビリテーションでよく用いられる装具には，短下肢装具と長下肢装具がある．

1）装具の種類

（1）短下肢装具（AFO）

● 金属支柱付き短下肢装具（足継手を選択可能；**図 1a**）

● プラスチック短下肢装具（プラスチック一体型，足継手付き；**図 1b**）

● カーボン短下肢装具（**図 1c**）

● その他

（2）長下肢装具（KAFO）

● 両側金属支柱付き長下肢装具（**図 2**）

● ハイブリッド長下肢装具（プラスチック短下肢装具に両側金属支柱付き大腿部が連結され，取り外し可能なもの）

● プラスチック長下肢装具

（3）膝装具

● 膝継手付き

● ニーブレース（膝折れ防止；**図 3a**）

● スウェーデン式膝装具（反張膝防止；**図 3b**）

2）下肢装具の目的

下肢装具を使用する目的として，体重支持，変形矯正，変形予防，不随運動の制御などがあげられる．特に，立位や歩行の改善に用いる場合は，立脚期の安定性を改善するためや，遊脚期に足クリアランスを保つため，正常歩行パターンに近づけるため，二次的な変形を予防するために処方される．

使用目的によって処方される内容が異なり，急性期において重度麻痺を呈する場合は，膝折れせず体重支持を可能にすることで立位および歩行トレーニングができるように長下肢装具が処方される．直接的に ADL（日常生活活動）の自立度を改善させるのではなく，立位・歩行トレーニングが目的である．一方，回復期や生活期においては，不足している機能を補うために，短下肢装具が処方されることが多く，装具がも

短下肢装具
（ankle foot orthosis：AFO）

MEMO
足継手
足関節の可動の回転軸となる接合部分．

長下肢装具（knee ankle foot orthosis：KAFO）

MEMO
足クリアランス（toe clearance）
床と足尖の距離．

ADL（activities of daily living；日常生活活動）

LECTURE
10

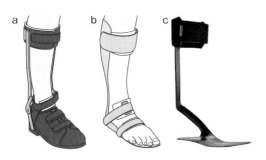

図 1 短下肢装具
a：金属支柱付き短下肢装具，b：プラスチック短下肢装具，
c：カーボン短下肢装具（ウォークオン®〈OttoBock〉）．

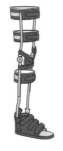

図 2 両側金属支柱付き長下肢装具

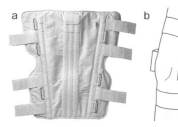

図 3 膝装具
a：ニーブレース（アルケア）．短下肢装具にニーブレースを装着することで簡易的に長下肢装具の代用が可能である．既製品であるためフィッティングには注意を要する．
b：スウェーデン式膝装具．

つ力学的特性によって立脚期の安定性が増す，あるいは遊脚期の足クリアランスが改善することで安全性が増すように，ADL の自立度を向上させる目的で用いられる．

　近年，装具は更生用装具としての利用だけでなく，運動学習を効率的に展開するためのツールとして積極的な運動療法と併用することを前提にした「治療用装具」としての使用方法が発展している．下肢装具は目的に応じて処方される時期や種類が大きく異なるため，適応を見極めて主治医および義肢装具士と相談しながら作製する．また，患者の希望や価値観なども考慮する．

3) 短下肢装具の種類と適応

　短下肢装具の適応と種類を表 1 に示す．短下肢装具の素材には，金属支柱，プラスチック，カーボンがある．金属支柱は強度や耐久性が高いが重く，プラスチックは加工が容易で安価であるが強度や耐久性が低く，カーボンは強度，耐久性ともに高く制動機能をもつが加工が困難で高価であるなど，それぞれの素材で長所と短所がある．

　足継手にもさまざまな種類があり，底屈または背屈を，固定・制限・制動・遊動するか否かによって適切な足継手を選択する．

　短下肢装具の設定では，立位時における SVA（下腿の前傾角度）の設定が重要である．SVA によって立位や歩行に対する力学的作用が異なるため，動作を観察・分析して角度を設定する（図 4）．立脚初期に大腿四頭筋の収縮を認めず膝折れが生じる場合，膝屈曲モーメントを減少させるため SVA を小さくする．一方，立脚期で膝が過伸展する，または重心が後方に残存し，前方の重心移動を促したい場合は SVA を大きくする．

(1) 短下肢装具を用いた立位・歩行トレーニング

　短下肢装具は，不足している機能を補うことで歩行の安全性を向上させるほか，運動学的，運動力学的パラメータを改善させる[1]．装具の効果を最大限活かすためには，歩行トレーニングが重要である（具体的な方法論は Lecture 13 参照）．

(2) 短下肢装具を用いた治療のエビデンス

　「脳卒中治療ガイドライン 2015」において，脳卒中片麻痺で内反尖足がある患者に，歩行の改善のために短下肢装具を用いることが勧められている（グレード B）[2]．

　ただし，短下肢装具を装着すればすべての脳卒中患者が一様の効果または反応を示すものではなく，患者の運動機能や歩容などによって大きく反応が異なる．そのため，可能な限り複数の装具着用条件下で詳細な動作分析や客観的評価を行い，どの装具が最も適しているかを検証した後に処方する．

表 1　短下肢装具（AFO）の適応と種類

	適応	AFO の種類
底屈：固定 背屈：固定	底屈・背屈ともに重度麻痺	ダブルクレンザック固定，PDC 固定，シューホーン型 AFO（リジッド）
底屈：固定 背屈：遊動，制限	底屈筋群の拘縮，内反尖足（高度痙縮），下垂足，反張膝	ダブルクレンザック背屈フリー，PDC 背屈フリー
底屈：制限 背屈：制限	底屈・背屈中等度麻痺，痙縮中等度	ダブルクレンザック，PDC
底屈：制動 背屈：制動	底屈・背屈軽度〜中等度麻痺，痙縮軽度	シューホーン型 AFO（フレキシブル），UD フレックス，オルトップ AFO，APS-AFO，ウォークオン
底屈：制動 背屈：補助（遊動含む）	下垂足，背屈軽度麻痺	タマラック背屈補助，ジレット背屈補助，PDA 補助，ゲイトソリューションデザイン

PDC：Planter/Dorsi Flexion Control，APS：adjustable posterior strut，PDA：Planter/Dorsi Flexion Assist.

SVA（shank to vertical angle；下腿の前傾角度）

☞ 試してみよう

プラスチック短下肢装具の下腿後面に詰め物を入れて，SVA を変化させると歩行がどう変化するか体験してみよう．

🖋 MEMO

短下肢装具の効果

2005 年 1 月〜2012 年 10 月の脳卒中リハビリテーションデータベースを用いた後方視的研究において，脳卒中後の短下肢装具の処方の有無と ADL の改善の関係を調査したところ，入院時に機能的自立度評価法（FIM）が 63 未満の患者において，装具が処方された患者のほうが退院時 FIM が有意に高かったとしている[3]．

「脳卒中治療ガイドライン 2015」の推奨グレード
▶ Lecture 4 参照.

LECTURE 10

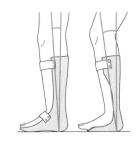

図 4　短下肢装具における SVA（下腿の前傾角度）

SVA が大きいと立脚期に膝が屈曲しやすくなるが，遊脚期には背屈位となるため，足クリアランスが保ちやすい.

調べてみよう
装具の種類や素材によってどのように歩容が変化するか，またなぜそうなるのかを力学的に説明できるよう議論してみよう．

MEMO
2動作前型
非麻痺側の足を麻痺側の足より前に出す歩行．

中枢パターン発生器（central pattern generator：CPG）

ランダム（無作為）化比較試験（randomized controlled trial：RCT）

4）長下肢装具の種類と適応

長下肢装具は，主に急性期や重度運動麻痺などによって下肢の支持性が乏しい患者が適応となる（表2）．

主に処方される両側金属支柱付き長下肢装具においては，足部の機能から膝継手や足継手を目的に応じて決定する．膝継手は，機能的に固定（リングロック〈図5a〉，ダイヤルロック〈図5b〉など），半遊動，遊動（スリーウェイジョイント〈図5c〉，スペックス〈図5d〉，ステップロック〈図5e〉など）がある．足継手には，底屈および背屈の制限や制動によって多くの種類がある（ダブルクレンザック〈図5f〉など）．足部は，整形靴（外出が容易），足部覆い（着脱が容易），プラスチック靴インサート（屋内使用に適す）がある．

（1）長下肢装具を用いた立位・歩行トレーニング

従来から長下肢装具を用いて，立位での麻痺側への体重移動など立位バランス練習が実施されている．歩行練習では，2動作前型で理学療法士が介助歩行を実施することで，受動的な歩行を再現することが可能となり，股関節の伸展および足底の荷重により脊髄に内在する中枢パターン発生器の活動を惹起させることができる[4]．理学療法士の人的介入は必要であるが，体重免荷装置付きトレッドミルやロボット機器を用いなくても，中枢パターン発生器の活動惹起を目的とした介入が可能となる．

（2）長下肢装具を用いた介入によるエビデンス

装具療法は，伝統的な理学療法として実施されるが，ランダム化比較試験で他の治療と有効性を比較した研究はなく，エビデンスが不足している．

表2　長下肢装具の適応

下肢の支持性の低下	重度運動麻痺（弛緩性），重度感覚障害，半側空間無視，身体失認
膝関節の安定性の低下	反張膝，膝折れ
下肢の屈曲運動パターン優位	屈曲反射の亢進，連合反応
膝関節の変形拘縮	筋緊張の亢進，廃用症候群

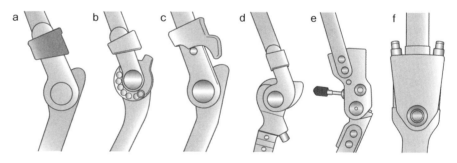

図5　長下肢装具の膝継手（a〜e）と足継手（f）

a：リングロック．ロックをすると固定，ロックを外すと遊動となる．耐久性がある．

b：ダイヤルロック．膝の屈曲拘縮がある場合などに用いられる．任意の角度でロック位置を調整できる．

c：スリーウェイジョイント．伸展位固定，軽度屈曲位固定，遊動と3種の設定が可能である．長下肢装具から離脱可能か判断する場合に軽度屈曲制限の設定にすると，膝折れを予防しつつ立脚期の膝の伸展を求めることが可能となる．

d：スペックス．ねじの調整により膝の屈曲角度を決定し，かつばねにより膝の伸展補助機構を備えることができる．膝の可動性をもたせたい場合，円背などにより膝の屈曲角度が必要な場合などに用いられる．

e：ステップロック．ラチェット式に伸展固定となる．レバーでロックを解除できる．膝屈曲位の支持性に乏しく，膝折れのリスクが高い患者や膝の伸展を自力で行い膝を伸展位で固定させる場合に用いる．

f：ダブルクレンザック．左右のねじによって底屈・背屈角度制限を自由に設定可能である．

2. 機能的電気刺激

機能的電気刺激（functional electrical stimulation：FES）

　機能的電気刺激は，脳卒中や脊髄損傷などにより失われた運動機能に対して，電気刺激を用いて麻痺筋を収縮させ，合目的な動作を再建する方法である．機能的電気刺激は，電気刺激によって得られる筋収縮を利用して補装具のように機能を代償することを目的とするため，神経補綴（neuroprosthesis）ともよばれる．

　機能的電気刺激には，装具的効果と治療的効果という2つの効果がある．装具的効果とは，麻痺などによって障害された機能を電気刺激による筋収縮で補うことで動作が再建され，即時的にパフォーマンスが向上することを指す．一方，治療的効果とは，電気刺激による動作の補助を撤回してもなおその効果が持続していることを指す．これは機能的電気刺激を実施することによって得られた機能改善効果である．前述した装具療法と同様に，機能的電気刺激をどのような目的で使用するかによって適応が異なることに注意が必要である．

1）機能的電気刺激の理論的背景

　皮質に脳梗塞を生じさせたサルに，課題指向型の麻痺肢の積極的な反復運動トレーニングを行うと，損傷に近い領域で皮質の再構成が生じる[5]．課題指向型トレーニングが皮質の再構成を促進すると考えられているため，機能的電気刺激によって補われた課題指向型トレーニングもまた皮質の再構成を促進すると考えられる．これは，損傷を受けた皮質脊髄路において随意努力と機能的電気刺激が同期することにより，ヘッブの法則に従って前角細胞レベルでのシナプス可塑性変化が促進されるというメカニズムである．このメカニズムを用いて，良好な皮質可塑性変化を促進する目的で機能的電気刺激は使用される．

MEMO
ヘッブ（Hebb）の法則
神経接続部であるシナプスにおいて，シナプス前ニューロンの繰り返しの発火によってシナプス後ニューロンに発火が起きると，シナプス伝達効率が増強されるという法則である
▶ Lecture 1 参照.

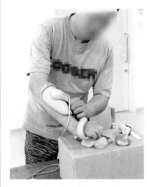

2）機能的電気刺激の種類

　機能的電気刺激は，再建したい動作の主動作筋に対して電気刺激を行うため，体表から刺激できる筋であれば，どのような動作でも応用は可能である．また，特定の運動の再現に特化した専用の機器が販売されている．機器によってそれぞれ特徴があるため，患者の問題点に合わせて使い分ける．

（1）上肢に対する機能的電気刺激

- **手関節の背屈，把握に対する機能的電気刺激**：総指伸筋および浅指屈筋，手内在筋に電極を設置する．装具と一体型となり，自宅での使用が可能な H200 ハンド・リハビリテーション・システム NESS H200®（Bioness）という機器がある（**図6**）.

- **肩関節の亜脱臼に対する機能的電気刺激**：棘上筋，三角筋後部線維のモーターポイントに電極を設置する．電気刺激により筋収縮されることで亜脱臼が軽減する（**図7**）.

（2）下肢に対する機能的電気刺激

- **下垂足に対する機能的電気刺激**：総腓骨神経および前脛骨筋に電極を設置し，遊脚期に刺激することで足関節が背屈する．フットセンサー（フットドロップ・システム NESS L300®〈Bioness〉）やハンドスイッチ（電気刺激装置 NM-F1®〈伊藤超音波〉），傾斜センサ（ウォークエイド®〈帝人ファーマ〉）を用いたものがある（**図8**）.

- **股関節の外転筋に対する機能的電気刺激**：中殿筋および大腿筋膜張筋に電極を設置する．麻痺側立脚期における股関節の支持性を改善させる目的で実施する．

- **足関節の底屈筋に対する機能的電気刺激**：下腿三頭筋およびヒラメ筋に電極を設置する．麻痺側立脚終期のプッシュオフを援助する目的で実施する．

3）機能的電気刺激のエビデンス

　下垂足や内反尖足を伴う患者に対する機能的電気刺激と短下肢装具は，歩行速度に

図6　上肢に対する機能的電気刺激
汎用機能式筋肉電気刺激装置（H200 ハンド・リハビリテーション・システム NESS H200®〈Bioness〉を用いた例）.

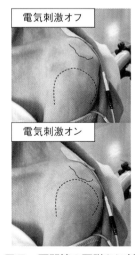

電気刺激オフ

電気刺激オン

図7　肩関節の亜脱臼に対する機能的電気刺激

LECTURE
10

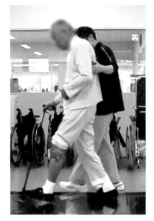

図8　下肢に対する機能的電気刺激
歩行神経筋電気刺激装置（ウォークエイド®〈帝人ファーマ〉を用いた例）。

治療的電気刺激（therapeutic electrical stimulation：TES）
神経筋電気刺激
（neuromuscular electrical stimulation：NMES）
TENS（transcutaneous electrical nerve stimulation；経皮的末梢神経電気刺激）

📖 MEMO
Aδ線維
アーランガー（Erlanger J）とガッサー（Gasser HS）による末梢神経線維の分類法による名称。髄鞘の有無，直径，伝導速度などにより，Aα，Aβ，Aδ，B，C線維に分類される。
Aδ線維は，侵害性機械刺激に特異的に反応する高閾値機械受容器である。

📖 MEMO
相反抑制
筋紡錘からの情報は，単シナプス性に興奮性入力を送るだけでなく，同時に1個の介在ニューロンを介して拮抗筋のα運動ニューロンに抑制性の入力を送る。これを相反抑制とよぶ。

対して同様の治療効果があるとされている[6]。加えて，長期的な機能的電気刺激の使用が，歩行持久力と歩行能力のさらなる改善につながる可能性があることが報告されている[7]。

　肩関節の亜脱臼に対する機能的電気刺激では，急性期および回復期の患者において，短時間または長時間，毎日の治療（1日60分，週3～7回，4～8週間）で有益な効果が報告されている[8]。

3. 電気刺激療法

　脳卒中における電気刺激療法は，治療的電気刺激（TES）とよばれ，筋力増強や運動制御・関節可動域・痙縮の改善，痛みの軽減に用いられる。特に，筋力増強や運動制御の改善に用いられる電気刺激は，神経筋電気刺激（NMES）とよばれる。痛みや痙縮改善にはTENSが用語として用いられる場合もある。治療目的によって名称が異なっており，電気刺激の波形や刺激パラメータは類似しているため，臨床で適応する場合は電気生理の基礎を理解しておく必要がある。

1）刺激パラメータの決定

　筋力増強や運動制御の改善のための神経筋電気刺激や機能的電気刺激では，主にパルス波が用いられる。パルス波では，ある電荷のかたまり（パルス幅）を1秒間に何回（周波数），どの程度の強さ（刺激強度）で電流を流すかを決定する。筋収縮は末梢運動神経の脱分極によって生じ，この神経の発火閾値は刺激強度とパルス幅で決定される（**図9**）[9]。運動神経を興奮させるには50～100 μsec以上のパルス幅が必要になる。パルス幅を大きくすると運動神経は低い強度で閾値に到達するため，強い筋収縮を生じさせることができるが，一方でパルス幅を大きくすると痛みの線維であるAδ線維も興奮するため，臨床的には200～300 μsecが用いられている。

　筋萎縮や神経変性など，なんらかの末梢神経障害が存在する場合には，刺激強度を上げても筋収縮が得られない場合がある。その場合，適切な筋収縮を生じさせるためにパルス幅を上げる必要があるが，痛みによって強度を上げられないこともあるため，臨床的には患者の痛みに応じて調節する。

2）電気刺激の作用メカニズム

　中枢神経障害における電気刺激の治療効果は，電気刺激による求心性入力を増加させることによる神経の可塑性変化の促進による。末梢の電気刺激により感覚入力が脊髄を上行し，一次感覚野に到達する。一次感覚野からの修飾によって一次運動野の興奮性が増大し，下行性出力が増大する。これが，中枢性の筋力増強のメカニズムである。

　また，電気刺激は痙縮の軽減にも用いることができる。拮抗筋への電気刺激によって相反抑制を強めることで痙縮を生じ

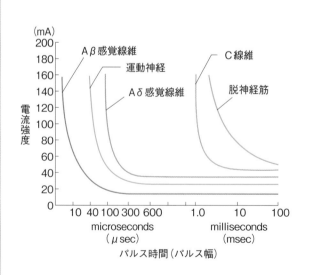

図9　神経線維の興奮閾値によるパルス幅と電流強度の関係
（Cameron MH編著，渡部一郎監訳：EBM物理療法．原著第4版．医歯薬出版；2015. p.245[9]）

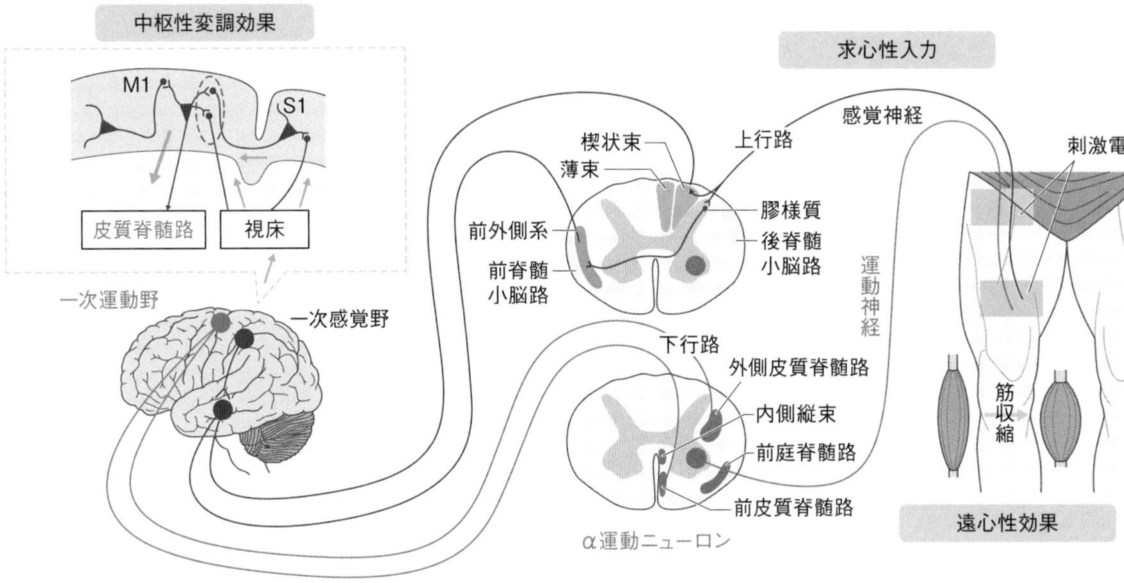

図 10 電気刺激の生理学的メカニズム
M1：一次運動野，S1：一次感覚野．

た筋の脊髄運動ニューロンの興奮性を減弱させることが可能である．一方で，痙縮を生じた筋への電気刺激においても反回抑制によって痙縮軽減効果がある．

電気刺激は，運動神経を刺激することで不随意的に筋収縮を誘発させることができる．この作用は遠心性効果とよばれ，筋萎縮の予防や筋肥大に用いられる．脳卒中患者において，意識障害などがある急性期，または重度運動麻痺によって随意収縮が生じない患者は筋収縮を引き起こせないため，筋萎縮が進行する．電気刺激は，意識障害があっても筋収縮を生じさせることが可能なため，効果的に筋萎縮を予防することができる．

このように，電気刺激は大脳皮質，脊髄，筋のすべてにおいて作用し，脳卒中後に生じる運動障害の病態にうまく対応することが可能である（**図 10**）．

3）電気刺激療法のエビデンス

慢性期の脳卒中患者に対する下肢の神経筋電気刺激の 21 のランダム化比較試験によるシステマティックレビューでは，下肢の運動機能を改善する有効な治療法であると報告されている[10]．

4．ロボットなどとの併用療法

ロボット治療は，近年，脳卒中リハビリテーションにおいて注目されている分野である．ロボット治療は，理論的に理学療法士が介助しないとできない動作を代替的に提供することが可能であり，高頻度かつ課題特異的な動作練習ができる．理学療法士の徒手的介助では援助できない機能を提供できるロボットもある．

1）ロボット治療の治療メカニズム

ロボット治療は，機器により理論背景やコンセプトに違いがあるが，多くは機能改善のための運動学習の促進を目的としている．そのため，①練習量，②難易度の調整，③動機づけ，④フィードバック，⑤転移性などの要素が含まれている．

（1）練習量

ロボットを使用することにより，理学療法士では限界がある介助を長時間，繰り返し実施することが可能となる．練習量の確保は，シナプス結合の強化や可塑性変化に

MEMO
反回抑制
運動神経からの側副枝の入力がレンショウ（Renshaw）細胞を介して，自らの運動ニューロンを抑制する回路である．

LECTURE
10

重要な要素である.

（2）難易度の調整

運動学習において重要な役割を示す．課題が難しすぎると目標の動作を遂行できず，過剰な代償運動を惹起する場合もあり，本来の動作とは異なる動作を学習することになる（誤学習）．高難度で遂行不可能な課題は，モチベーションの低下を引き起こすおそれもある．一般的に，課題の難易度は7割くらいの成功率に設定することが有効とされているが，患者の特性や心理状態に合わせて理学療法士が適切に変化させることが重要である．

（3）動機づけ

運動学習に必須であり，動機づけが高まることで強化学習が生じる．ロボット機器の多くは，課題の達成が視覚的に確認できるものや聴覚刺激によって課題の成功を知らせるものがあり，モチベーションを高める工夫がなされている．

（4）フィードバック

結果の知識，パフォーマンスの
知識
▶ Lecture 9 参照.

MEMO
内在的フィードバック
視覚や固有感覚（深部感覚）などの感覚情報によってもたらされるフィードバックのこと.

外在的なものや内在的なもの，結果やパフォーマンスの知識を与えるものなど，さまざまな種類がある．ロボット機器にはその両方が搭載されているものが多いが，特に重要なのは内在的フィードバックである．ロボットによるアシストによって正常な運動パターンによる感覚情報が付与されることで運動学習が促進される．

（5）転移性

治療で行う動作が実際の動作の改善につながっていることを指す．ロボット機器は，リーチ動作や歩行動作など ADL の基本動作をアシストするものが多く，基本動作に近い動作を課題としているため，ADL に転移しやすいと考えられる．

2）ロボットの種類

ロボットは大きく分けて2種類あり，エンドエフェクタータイプとよばれる末端（上下肢）を固定してサポートするものと，外骨格タイプとよばれるロボットが下肢の関節の動きを誘導するものがある．近年では，ウェアラブルタイプ（Honda 歩行アシスト〈本田技研工業〉）のものもある．機器によって，それぞれ目標とする動作や関節運動，アシスト制御の方法，販売価格が異なるため，理学療法士はそれぞれのロボット機器のもつ特徴を理解し，患者に適応可能かどうか判断する．

3）ロボット治療の種類

（1）上肢用ロボット

上肢用ロボット型運動訓練装置 ReoGo®-J（図 11a）

エンドエフェクタータイプのロボットで，手や前腕を固定し，ディスプレイに表示された目標にリーチする課題によって，主に肘関節，肩関節の運動機能の改善を目的としている．単純な二次元のリーチ動作から応用的な三次元のリーチなど軌道の異なる課題が搭載されており，全介助運動，初動時負荷，段階的付加，軌道アシスト，自動運動など患者の能力に合わせて難易度が調整できる．

フューゲル-マイヤー評価表
（Fugl-Meyer Assessment：
FMA）
▶巻末資料・表2参照.

ReoGo® を用いた発症後4～8週間の軽度から中等度運動麻痺を呈する60例を対象としたランダム化比較試験では，セラピストによる上肢練習に加えて，40分・週7回・6週間のロボット練習を追加する群（以下，ロボット介入群）と，同介入時間のセラピストの指導に基づく自主トレーニングを追加する群（以下，自主トレーニング群）にランダムに割り付けた結果，上肢のフューゲル-マイヤー評価表（FMA）のうち，肩・肘・前腕機能がロボット介入群で有意に改善したと報告されている．初期のFMA が30点未満の群では，ロボット介入群で有意に上肢のFMA が改善し，初期のFMA が30点以上の群ではロボット介入群と自主トレーニング群に効果の違いはなかったとしている（**図 12**）[11].

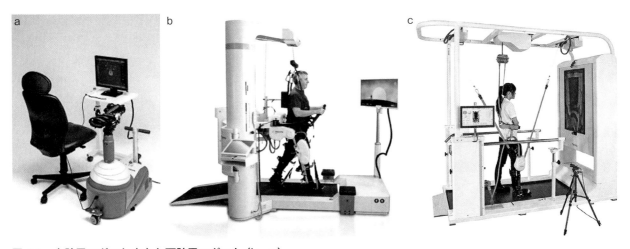

図 11　上肢用ロボット（a）と下肢用ロボット（b，c）
a：ReoGo®-J（帝人ファーマ），b：Lokomat®（Hocoma），c：ウェルウォーク WW-1000®（トヨタ自動車）．

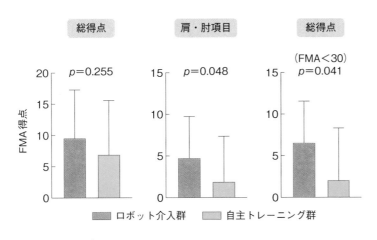

図 12　ReoGo® による脳卒中患者に対する運動麻痺改善効果
（Takahashi K, et al.：Stroke 2016；47〈5〉：1385-8[11] をもとに作成）

　2017 年に実施された上肢用ロボットの治療効果に関するシステマティックレビューでは，38 のランダム化比較試験（$n=1,206$）が解析された．麻痺肢の運動制御と筋緊張異常にわずかな改善（FMA で 2 ポイント）が示されたが，ADL の改善には至らなかったと報告されている[12]．

　これらの研究結果より，ロボット治療は，特に重度麻痺を呈する患者において，自主トレーニングでは実施できない質の高い動作練習を十分な量実施可能な点が運動麻痺（随意運動）の改善に寄与している可能性が考えられる．しかし，ロボット治療機器によりターゲットとする機能が異なる場合があり，対象者の選定も十分に考慮されていない可能性もあるため，今後の研究が待たれる．治療効果はロボット機器が有する機能に特異的であり，患者の病態や運動機能を分析したうえで，理学療法士がどのロボット機器をどのようなパラメータで適応するかによって効果は異なるものと予想される．

（2）下肢用ロボット

a. Lokomat®（図 11b）

　両側股関節・膝関節のモーターが下肢運動を制御し，トレッドミル上で受動的な歩行を実現する．足関節の底屈がばねにより制動され，体重免荷装置によって免荷し，骨盤の左右の移動もサポートする．下肢の関節運動のアシスト量は機器によって調整可能であり，その治療メカニズムは中枢パターン発生器による筋活動の惹起と，長時

MEMO
体重免荷装置
ハーネスを装着し，天井または金属製フレームからリフトを用いて垂直方向に引き上げる装置である．動力は手動や電動，空気圧などによる．トレッドミルや歩行器に搭載されており，これによって体重を免荷した状態で立位・歩行練習が可能となる．脳卒中患者や脊髄損傷患者のみならず，下肢骨折後に体重免荷が必要な患者や歩行に対する恐怖心が強い患者においても安全に歩行練習が実施可能となる．

間かつ高強度な歩行練習の反復による可塑性変化である．しかし，歩行可能な慢性期脳卒中患者においては，Lokomat® を用いた歩行練習よりも従来の歩行練習を実施した群のほうが有意に歩行速度が改善しており，適応や介入時期，効果的な介入パラメータ設定を考慮する必要があるとされている[13]．

b. ウェルウォーク WW-1000®（図 11c）

歩行アシスト型ロボットで，免荷装置と，下肢支持および振り出し補助による対象者に合わせた難易度の調整，モニターによる視覚的フィードバックなど，運動学習理論に基づく支援機能を有する．

4）下肢用ロボット治療のエビデンス

1,472 人の 36 のランダム化比較試験から成るシステマティックレビューにおいては，急性期の患者（発症後 3 か月以内）には有益である可能性はあるが，慢性期の患者は効果が少ない可能性が示唆されている．また，介入開始時に歩行不能な患者がより恩恵を受ける可能性があるが，使用する機器によっては歩行速度による効果の違いがあり，それぞれの機器がもつ役割はまだ不明確であるため，最も効果的な頻度や方法，適応が検証される必要がある[14]．

適切にロボットを用いるためには，患者の機能評価とロボットの選定，介入パラメータの調整，動機づけなど，理学療法士が担う役割は大きい．実際に臨床で用いる際は，安易にロボット機器を対症療法的に使用するのではなく，患者の問題点を分析したうえで，ロボット治療の利を活かす治療介入を計画することが重要である．

調べてみよう

日本および海外では，数多くのロボット機器が開発されている．インターネットで "robotic therapy arm"または"robotic therapy leg"をキーワードにして検索し，それぞれの機器がどのような治療コンセプトをもち，どのような特徴があるのかを調べてみよう．

■引用文献

1) Tyson SF, Kent RM：Effects of an ankle-foot orthosis on balance and walking after stroke：a systematic review and pooled meta-analysis. Arch Phys Med Rehabil 2013；94（7）：1377-85.
2) 日本脳卒中学会 脳卒中ガイドライン委員会編：脳卒中治療ガイドライン 2015. 協和企画；2015.
3) Momosaki R, Abo M, et al.：Effects of ankle-foot orthoses on functional recovery after stroke：a propensity score analysis based on Japan rehabilitation database. PLoS One 2015；10（4）：e0122688.
4) Dietz V, Müller R, et al.：Locomotor activity in spinal man：significance of afferent input from joint and load receptors. Brain 2002；125（Pt 12）：2626-34.
5) Nudo RJ, Milliken GW, et al.：Use-dependent alterations of movement representations in primary motor cortex of adult squirrel monkeys. J Neurosci 1996；16（2）：785-807.
6) Prenton S, Hollands KL, et al.：Functional electrical stimulation and ankle foot orthoses provide equivalent therapeutic effects on foot drop：A meta-analysis providing direction for future research. J Rehabil Med 2018；50（2）：129-39.
7) Bethoux F, Rogers HL, et al.：Long-term follow-up to a randomized controlled trial comparing peroneal nerve functional electrical stimulation to an ankle foot orthosis for patients with chronic stroke. Neurorehabil Neural Repair 2015；29（10）：911-22.
8) Lee JH, Baker LL, et al.：Effectiveness of neuromuscular electrical stimulation for management of shoulder subluxation post-stroke：a systematic review with meta-analysis. Clin Rehabil 2017；31（11）：1431-44.
9) Cameron MH 編著，渡部一郎監訳：EBM 物理療法. 原著第 4 版. 医歯薬出版；2015. p.245.
10) Hong Z, Sui M, et al.：Effectiveness of neuromuscular electrical stimulation on lower limbs of patients with hemiplegia after chronic stroke：a systematic review. Arch Phys Med Rehabil 2018；99（5）：1011-22.
11) Takahashi K, Domen K, et al.：Efficacy of upper extremity robotic therapy in subacute post-stroke hemiplegia：an exploratory randomized trial. Stroke 2016；47（5）：1385-8.
12) Veerbeek JM, Langbroek-Amersfoort AC, et al.：Effects of robot-assisted therapy for the upper limb after stroke. Neurorehabil Neural Repair 2017；31（2）：107-21.
13) Hidler J, Nichols D, et al.：Multicenter randomized clinical trial evaluating the effectiveness of the Lokomat in subacute stroke. Neurorehabil Neural Repair 2009；23（1）：5-13.
14) Mehrholz J, Thomas S, et al.：Electromechanical-assisted training for walking after stroke. Cochrane Database Syst Rev 2017；（5）：CD006185.

LECTURE **10**

Step up

ボツリヌス療法

　ボツリヌス療法とは，ボツリヌス菌が産生するボツリヌス毒素が神経筋接合部などでアセチルコリンの放出を妨げるはたらきをもっていることを活用した治療法であり，脳卒中分野では主に痙縮などの筋緊張異常に対して用いられる．2010年に注射剤であるA型ボツリヌス毒素製剤ボトックス®が上肢および下肢の痙縮に適応承認された．

　ボツリヌス毒素の薬理作用は，注射後24時間以内に発現するが，臨床効果が確認されるのは2～3日後で，1～2週間以内に効果が安定するのが一般的である．効果の持続時間は約2～4か月である．

1) ボツリヌス毒素の作用メカニズム

　筋内に注射されたボツリヌス毒素は，受容体を介して運動神経終末に結合し，神経伝達を阻害することで，筋収縮が抑制，すなわち筋緊張が低下する（図1）[1]．

　ボツリヌス療法の利点は，他の全身性の筋弛緩薬とは対照的に，注射された筋でのみ痙縮を軽減することである．また，ボツリヌス療法はフェノールブロック（神経ブロックの一つ）などの局所的な組織破壊を生じさせる治療と異なり，皮膚感覚の喪失や疲労，脱力などの副作用が少ない．

　ボツリヌス療法は，注射する筋の同定が重要である．医師の診察に加えて，理学療法士によるADLや歩行の動作分析の情報は，注射部位を決定するうえで非常に重要である．目的とした筋に正確に注射するには，筋電図やポール針による電気刺激，超音波ガイドを使用することが推奨されている．

2) ボツリヌス療法とリハビリテーション

　痙性麻痺の病態として，最初に中枢神経損傷が生じて運動麻痺が生じる．運動麻痺は，日常生活上での運動の機会を減少させ，また筋が短縮位におかれることで筋の短縮や萎縮などの廃用症候群を生じさせる．この不動が筋の拘縮を引き起こす．時間の経過とともに，中枢神経系の可塑的変化が生じ，運動麻痺はさらなる廃用症候群を惹起し，かつ皮質や脊髄の不活性化も生じ，さらに麻痺が進行するという負のサイクルが生じる．日常生活に対応するために過剰な筋活動が生じ，その過剰な筋活動，いわば代償的な戦略が学習されてしまう．この過剰な筋活動は，運動範囲を狭小化させたり，同一肢位への固定を惹起し，さらに拘縮が進行するという負のサイクルが生じる

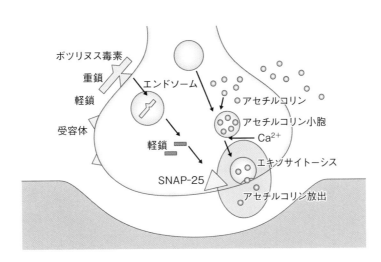

図1 ボツリヌス製剤の作用メカニズム
筋内に注射されたボツリヌス毒素は受容体を介して運動神経終末に結合し，エンドソームとして取り込まれる．エンドソーム内で毒素の構造が変化し，軽鎖を細胞質内に送り込む．軽鎖はSNAP-25（synaptosomal-associated protein 25）という蛋白複合体を切断することによりアセチルコリンの放出を阻害するため，神経伝達が阻害され，筋収縮が抑制，すなわち筋緊張が低下する．ボツリヌス毒素はγ運動線維終末にも作用し，筋紡錘を弛緩させIa求心性線維の活動をも低下させる．このため，伸長反射が抑制され，かつ相反抑制の改善が認められる．
（目崎高弘ほか：ジストニアとボツリヌス治療．改訂第2版．診断と治療社：2005[1]）

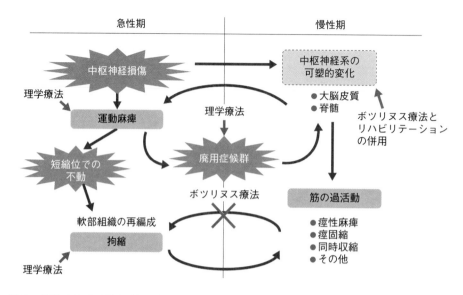

図2 痙性麻痺の病態とボツリヌス療法，リハビリテーションの位置づけ
（Gracies JM：Muscle Nerve 2005；31〈5〉：552-71[2]をもとに作成）

（図2）[2]．これが，痙性麻痺の病態である[2,3]．

　ボツリヌス療法は，薬理作用によって筋の過活動を抑制することができる．一方，筋の過活動を抑制しただけでは，薬理作用が減弱すると再度負のサイクルに戻ってしまうため，リハビリテーションの併用が重要となる．ボツリヌス療法で異常な筋の活動を低下させている間に，拘縮や運動麻痺，廃用症候群に対して積極的な理学療法を行う．以降は，良好な変化を導き，最終的には中枢神経系の可塑的変化を促し，筋の過活動を抑制するという戦略が重要と考えられる．

3）ボツリヌス療法のエビデンス

　ボツリヌス療法は，「脳卒中治療ガイドライン2015」において痙縮に対する治療法として推奨されており，2019年の脳卒中患者2,718人（40研究）のメタ分析によっても，modified Ashworth Scaleで測定される受動運動時の被動抵抗の有意な軽減が報告されている[4]．しかし，注射後にどのようなリハビリテーション介入を併用することが最も効果的かはいまだエビデンスが不十分である．2016年のシステマティックレビューにおいては，ボツリヌス療法と電気刺激，CI療法（constraint induced movement therapy），理学療法，スプリントの組み合わせが痙縮の軽減に効果的であったことが報告されており，テーピングや振動刺激，周期的電気刺激，エルゴメータの付加的効果は乏しい可能性が指摘されている[5]．

■引用文献

1）目崎高弘，梶 龍兒：ジストニアとボツリヌス治療．改訂第2版．診断と治療社；2005．
2）Gracies JM：Pathophysiology of spastic paresis. II：Emergence of muscle overactivity. Muscle Nerve 2005；31（5）：552-71.
3）Gracies JM：Pathophysiology of spastic paresis. I：Paresis and soft tissue changes. Muscle Nerve 2005；31（5）：535-51.
4）Andringa A, van de Port I, et al.：Effectiveness of botulinum toxin treatment for upper limb spasticity poststroke over different ICF domains：a systematic review and meta-analysis. Arch Phys Med Rehabil 2019；100（9）：1703-25.
5）Mills PB, Finlayson H, et al.：Systematic review of adjunct therapies to improve outcomes following botulinum toxin injection for treatment of limb spasticity. Clin Rehabil 2016；30（6）：537-48.

LECTURE
10

脳卒中後片麻痺に対する理学療法（3）
合併症

到達目標

- 脳卒中後片麻痺の合併症である肩関節の亜脱臼の病態について理解する．
- 脳卒中後片麻痺の合併症である視床痛の病態について理解する．
- 脳卒中後片麻痺の合併症である摂食嚥下障害の病態について理解する．
- 脳卒中後片麻痺の高次脳機能障害（半側空間無視，失行，失語）の病態について理解する．

この講義を理解するために

　この講義では脳卒中後の合併症のうち，麻痺側肩関節の亜脱臼，麻痺側上下肢に激しい痛みを伴う視床痛，摂食嚥下障害，半側空間無視，失行，失語について学びます．これらの合併症は，臨床でよく遭遇するものです．当然，実習でも遭遇する頻度が高いため，十分に理解しておく必要があります．理解を深めるためには，基本的な肩関節の解剖について整理しておくこと，視床の解剖生理や嚥下にかかわる脳神経についてしっかりと復習することが大切です．また，各種の高次脳機能障害を理解するためには，脳の連合野の解剖について整理しておく必要があります．

　麻痺側肩関節の亜脱臼，視床痛，摂食嚥下障害，半側空間無視，失行，失語の病態を学ぶにあたり，以下の項目をあらかじめ学習しておきましょう．

- □ 肩関節の解剖を学習しておく．
- □ 視床の構造と機能を学習しておく．
- □ 嚥下にかかわる脳神経や器官について学習しておく．
- □ 連合野の解剖と機能について学習しておく．

講義を終えて確認すること

- □ 脳卒中後の麻痺側肩関節の亜脱臼の病態と対応について理解できた．
- □ 脳卒中後の視床痛の病態と対応について理解できた．
- □ 脳卒中後の摂食嚥下障害の病態と理学療法士のかかわりについて理解できた．
- □ 脳卒中後の高次脳機能障害の病態と理学療法士のかかわりについて理解できた．

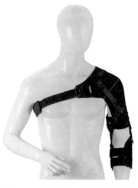

図1 上肢懸垂用肩関節装具
Omo Neurexa (OttoBock).

LECTURE
11

1. 麻痺側肩関節の亜脱臼

1）麻痺側肩関節の亜脱臼の病態

脳卒中後に重度の上肢麻痺をきたした患者における亜脱臼の発生率は，調査によって17〜66％[1-3]とばらつきがあるものの，比較的高い確率で発生する．肩関節は自由度3の関節である．同じ自由度3の股関節と対比すると，肩の可動域は股関節のそれより広い．股関節は荷重関節であり，歩行や立位において支持の役割を担い，これに対し，肩関節は非荷重下で上肢が自由に動かせる環境で，さまざまな道具を使用するためにはたらくことが多い．これらの特性を反映し，それに見合った機能を発揮するため，関節窩は肩関節で浅く，股関節で深い．股関節は関節接合の主体が人体最強の靱帯である腸骨大腿靱帯（Y字靱帯）や大腿骨頭靱帯などであるのに対し，肩関節は靱帯による接合は強固ではなく，広い可動域を担保しつつ，その固定性を担うのは回旋筋腱板などの筋である．

片麻痺という状態は，その筋の活動が困難となる状態であり，筋力を発揮できない状態に陥ると亜脱臼が生じる．亜脱臼が発生するのは，上腕骨が重力にさらされる座位や立位などの抗重力下の姿勢（抗重力肢位）であり，背臥位や腹臥位などでは骨頭が関節窩から離れるように下垂しないため出現しない．

2）麻痺側肩関節の亜脱臼と肩関節の疼痛との関連性

肩関節の亜脱臼が，脳卒中後の肩関節の疼痛の発生に有意に関連しているとの報告がある[3,4]．特に，上肢に重度の麻痺を呈した患者における麻痺肢の管理が肩関節の疼痛の出現に関与し，麻痺肢の管理が不十分である場合に疼痛が出現しうるとの指摘がある[4]．筋緊張が低下した発症早期の麻痺側肩関節の亜脱臼は，抗重力肢位となった際の棘上筋や関節包の過剰な伸張により，周辺の軟部組織に過度のストレスを与え，麻痺側肩関節の周辺組織の微細損傷ならびに炎症の出現を誘発する[3]．立位や歩行練習などの機会の増大に伴い麻痺側上肢が下垂する頻度が増えれば，そのリスクは高まる．また，このような侵害刺激は，複合性局所性疼痛症候群の一つである肩手症候群を引き起こす一つの要因ともなりうる．よって，発症早期から肩関節の二次的損傷を予防する試みが必要である[1-4]．

3）装具療法

上肢懸垂用肩関節装具（**図1**）のOmo Neurexa（OttoBock）は，シリコンを用いて上腕が下垂して関節窩から骨頭が離れることを防ぎ，亜脱臼の発生を防止する装具である．この装具は，適切に装着すると，歩行の遊脚期に麻痺側の上前腸骨棘高をわずかに増大させるため，歩行介助量の軽減を図るうえで有効である[5]．その他の肩装具として，リングショルダーブレイス（アドバンフィット）は，肩の固定性を保証し，かつ肘などの他関節の固定を要しない点で，さまざまなアームスリングや三角巾固定（**図2**）などよりも有利である[6]．肘などの関節が固定されるという問題はあるものの，亜脱臼による二次的障害を防止するという点ではアームスリングや三角巾固定も有効である．

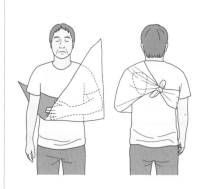

図2 三角巾の使用例

4）機能的電気刺激

肩甲上腕関節のアライメント保持に重要な棘上筋などに施行され，また筋活動を促すことで亜脱臼の改善を目的に行われることがある．疼痛緩和の効果も期待できる．

5）関節可動域トレーニング

損傷に留意して行う愛護的な他動・自動的な関節可動域トレーニングを，発症早期から行うことは，不要な筋の短縮や関節可動域制限を防止する意味で推奨される．可能であれば，他動的運動ではなく自動的な運動とする．その際には，上腕骨頭が関節窩から離れないように保持して，疼痛が起きない範囲でゆっくりと運動する（**図3**）．麻痺が重篤な場合，最大可動域まで拡大する意義は臨床上乏しく，無理に正常可動域を保とうと可動域トレーニングを進める必要はない．重度な片麻痺を伴う患者は感覚障害を合併することが多く，痛みを感じにくくなっているため，知らず知らずに微小損傷が発生する危険性を十分に理解し，愛護的に行う．重度の上肢麻痺患者においては，実際の使用を想定した場合，正常可動域の1/2〜2/3程度あれば十分である．

麻痺に伴い関節包に付着する関節筋がはたらかず，関節内圧が陰圧であるため，他動関節運動に伴い関節包の挟み込みが起こりうる．そのため，特に挟み込みのリスクが高い外旋の他動運動時には上腕骨頭を関節窩から牽引させつつ運動させる．

2．視床痛

1）視床痛の病態

視床痛は，中枢神経障害によって発生する中枢性疼痛とされる．視床の後外側腹側部の血管障害によって生じ，発症から一定期間をおいた後に知覚障害を伴う激しい自発痛が発生する．視床の感覚情報を中継する神経核が脳血管障害発症時になんらかの機械的変化を受けた後，病変あるいは病変周囲において機能構築の再編に起因するさまざまな機能変化が生じている[8]と推定され，さらにこれらの視床の感覚情報を中継する神経核に生じた病変周囲の構造に変化が生じて，それに伴い，視床において末梢から入力される侵害刺激ではない刺激に対する過剰反応や感覚信号の異常伝導，大脳皮質中心溝付近における感覚信号の受容変化など，疼痛伝導，受容系に大きな変調が生じ難治性疼痛が出現している[8]．

2）中枢性疼痛への対応

理学療法では，視床痛などの中枢性疼痛によって生じる関節可動域制限や筋緊張の異常などへの対応が必要となる．

3．摂食嚥下障害

1）脳卒中患者の摂食嚥下障害とその頻度

嚥下障害の存在は，栄養障害や脱水，肺疾患などの罹患率，脳血管障害患者の死亡率の増大に関連する．急性期には高頻度で嚥下障害が観察され，球麻痺を呈する脳幹損傷に加えて，臨床上よく遭遇する一側性の大脳病変例でもその出現率は高い．初回発症の大脳一側性脳卒中患者357例で，その頻度と経過を調査した報告[9]では，臨床的になんらかの嚥下障害を有する割合は，48時間以内に29％，1週以内で16％，1か月以内で2％，6か月以内で0.4％（1例）であった．よって，急性期には大脳一側性病変でもかなり高率に嚥下障害が発生する一方，その予後は良い．ただし，初診時の意識障害例や経口摂取不能例，途中死亡例，再発例，脳幹部病変例では，嚥下障害の発生頻度はより高く，持続性がある[10]．

2）摂食嚥下の各段階と障害の発生頻度

摂食嚥下は，①先行期，②準備期，③口腔期，④咽頭期，⑤食道期の5期に分けら

MEMO

「脳卒中治療ガイドライン」[7]では「肩関節亜脱臼に伴う肩痛や肩手症候群の予防として，三角巾や肩関節装具の使用が勧められる」がグレードBとして推奨されている．
「脳卒中治療ガイドライン2015」の推奨グレード
▶ Lecture 4 参照．

機能的電気刺激（functional electrical stimulation：FES）
▶ Lecture 10 参照．

MEMO

「脳卒中治療ガイドライン」[7]では「麻痺側の肩関節可動域と亜脱臼の改善を目的として，機能的電気刺激が勧められるが，長期間の効果の持続はない」とされ，グレードBで推奨されている．

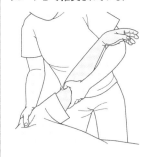

図3　関節可動域トレーニング
● 上腕骨頭が関節窩から逸脱しないよう保持する．
● 外転時には外旋を伴わせる（外転80度付近から）．
● 実施中に疼痛を起こさせない．
● 時間をかけて実施し，肩関節周囲筋を急激に伸張しない．

MEMO

「脳卒中治療ガイドライン」[7]では「麻痺側肩の関節可動域制限および疼痛に対して関節可動域訓練が勧められる」がグレードBとして推奨されている．

MEMO

「脳卒中治療ガイドライン」[7]では，中枢性疼痛治療薬のプレガバリンが有効であり，グレードBで勧められている．その他，アミトリプチリン，ラモトリギン，クロナゼパム，ガバペンチン，カルバマゼピン，メキシレチンが有効との報告があり，使用を考慮してもよいとグレードC1で推奨されている．その他，薬剤無効例に対して，反復経頭蓋磁気刺激，外科的手術の脊髄電気刺激法や大脳皮質電気刺激法が，行うことを考慮してもよいとしてグレードC1にて推奨されている．

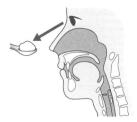 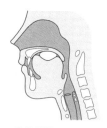 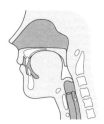 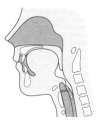 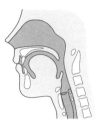

①先行期（食物の確認）　②準備期（咀嚼と食塊形成）　③口腔期　④咽頭期　⑤食道期

図4　摂食嚥下の5期モデル

📓 **MEMO**

嚥下障害に対して推奨される治療
「脳卒中治療ガイドライン」[7]によれば，嚥下障害に対するリハビリテーションは以下のように推奨されている．

●脳卒中患者においては，嚥下障害が多く認められる．それに対し，嚥下機能のスクリーニング検査，さらには嚥下造影検査，内視鏡検査などを適切に行い，その結果をもとに，栄養摂取経路（経管・経口）や食形態を検討し，多職種で連携して包括的な介入を行うことが強く勧められる（グレードA）．

●経口摂取が困難と判断された患者においては，急性期から（発症7日以内）経管栄養を開始したほうが，末梢点滴のみ継続するよりも死亡率が少ない傾向があり勧められる（グレードB）．発症1か月後以降も経口摂取困難な状況が継続しているときには胃瘻での栄養管理が勧められる（グレードB）．

●頸部前屈や回旋，咽頭冷却刺激，メンデルゾーン手技，supraglottic swallow（息こらえ嚥下），頸部前屈体操，バルーン拡張法などの間接訓練は，検査所見や食事摂取量の改善などが認められ，それぞれの症例に合わせて包括的な介入として実施することが勧められる（グレードB）．

📖 **調べてみよう**

咽頭冷却刺激，メンデルゾーン手技，息こらえ嚥下，頸部前屈体操，バルーン拡張法について調べてみよう．

📖 **調べてみよう**

●糖尿病性神経障害，反回神経麻痺の病態について調べてみよう．

●嚥下反射のしくみについて調べてみよう．

●嚥下筋の種類について調べてみよう．

れる（図4）．このうち，口腔期から食道期までが，食塊（bolus）を口腔から胃へと運搬する本来の嚥下運動である．食事，摂食という観点からは，食べ方を決める認知的な時期である先行期，そして食塊を形成する咀嚼のための準備期も大切になる[10]．

実際，脳卒中患者がその大部分を占める慢性期の機能的摂食嚥下障害患者における障害の出現率は，先行期47％，準備期63％，口腔期81％，咽頭期97％と，口腔期，咽頭期の障害が中心ではあるが，それより前の先行期，準備期の障害も高率に存在する[10]．

3）嚥下障害の病態

嚥下障害は，嚥下に関係する組織や器官の構造には問題がないが，動きに（生理学的）異常があるために起こる機能的障害と，構造そのもの（解剖学的）に異常があるために起こる器質的障害があり，加えて加齢に伴う機能低下も嚥下障害の原因となる．

器質的障害は，先天奇形，腫瘍，術後などである．機能的障害は，中枢神経系の障害である偽性（仮性）球麻痺，球麻痺，末梢神経障害（糖尿病性神経障害，反回神経麻痺など），筋肉の障害（筋炎など）がある．加齢によるものとしては，加齢に伴う歯牙の減少で食塊が形成しにくくなり嚥下反射が遅くなることや，咳嗽力の低下でむせやすくなることがあげられる．この他，意識障害が合併すれば嚥下は困難になる．

（1）偽性球麻痺

両側の皮質延髄（皮質核）路がどこかで障害された場合に偽（仮）性球麻痺が起こると考えられていて，その嚥下障害の特徴は嚥下に関係する筋肉の運動の協調性の低下と，筋力の低下である[11]．球麻痺の場合には嚥下反射が消失することが多いが，それが保たれ，そのうえ，喉頭挙上が十分である．しかし，嚥下反射が随意的に誘発されることは難しく，また協調性に欠けている．嚥下造影検査の所見としては，口の中で食塊を形成している際に食物が咽頭に流れ込んだり，咽頭に食物が入っても嚥下反射がなかなか始まらないといった状態が観察されることがある．具体的には，口唇での食物の取り込みが悪い，食物が口唇からぽろぽろこぼれる，咀嚼と食塊形成が不十分，食塊を奥舌に送り込めない，咽頭へ食物が入ってから遅れて嚥下反射が起こるなどである[11]．

また，嚥下失行という，舌と咬筋の動きは良いのに，口の中に食べ物を頬張ってしまい飲み込めない症状も認められることがある[11]．

（2）球麻痺

球麻痺とは，延髄から出ている脳神経の障害による運動麻痺を指しているが，臨床的には顔面神経や三叉神経支配の筋も同時に侵されていることが多い[11]．中心となる症状は嚥下障害と構音障害で，嚥下筋の萎縮がみられる．偽性球麻痺と異なり喉頭挙上が不十分で，嚥下反射はないかきわめて弱く，偽性球麻痺患者の場合には高次脳機

能障害を伴うことが多いが，球麻痺ではまれである．延髄後外側部梗塞ではワレンベルグ症候群を呈するが，その一つの症候として嚥下障害が出現する．

4) 嚥下障害の評価

問診，観察に始まり，身体所見，神経学的所見の確認，さらにはスクリーニングテストとして反復唾液嚥下テスト，水飲みテスト，嚥下時の頸部聴診により，残留や誤嚥の有無を確認する．また，パルスオキシメータを用いて酸素飽和度の低下が生じていないかモニタリングする．可能であれば，嚥下造影や嚥下内視鏡検査などのより専門的な評価を行い，臨床症状とあわせてグレード評価を行う（表1）[11]．

表1　摂食嚥下能力のグレード評価

Ⅰ 重症 経口不可	1	嚥下困難または不能．嚥下訓練適応なし
	2	基礎的嚥下訓練のみの適応あり
	3	条件が整えば誤嚥は減り，摂食訓練が可能
Ⅱ 中等症 経口と 補助栄養	4	楽しみとしての摂食は可能
	5	一部（1〜2食）経口摂取
	6	3食経口摂取プラス補助栄養
Ⅲ 軽症 経口のみ	7	嚥下食で，3食とも経口摂取
	8	特別に嚥下しにくい食品を除き，3食経口摂取
	9	常食の経口摂食可能，臨床的観察と指導を要する
Ⅳ 正常	10	正常の摂食嚥下能力

（藤島一郎：日本バイオレオロジー学会誌 2006：20〈2〉：2-9[11]）

5) 嚥下障害に対する理学療法

理学療法士は，直接的に嚥下障害にアプローチするというよりも，サポート的な立場で多職種で連携するチームの一員としてかかわる．摂食機能障害を有する患者に対して介入する際，摂食機能障害は口腔・咽頭の障害だけでなく，姿勢保持などの頸部や体幹の機能障害も大きく関与しうることを理解する必要がある．姿勢保持を中心とした頸部・体幹機能などの評価ならびに必要な能力の改善に向けた治療を考慮する．

具体的介入として，座位保持だけでなく，頸部後方の筋をストレッチして頷き動作ができるようにする．頸部が過伸展していると咽頭から喉頭まで一直線となり，誤嚥のリスクが高まる（図5）．また，頷き動作は，喉頭蓋谷を狭めて残留物を飲み込むのに用いられる手技である「頷き嚥下」に必要である．誤嚥しても肺炎を起こさないように，咳の訓練や体位排痰法で気道に侵入した食物や唾液を除去する．十分な咳をするために，呼吸筋の筋力増強が必要な場合がある．また，体力も重要で，体力が十分であることは少量の誤嚥があっても直接訓練を進める根拠となる．

4. 半側空間無視

1) 半側空間無視の病態

半側空間無視とは，大脳病巣の反対側の空間に与えられた刺激に対して，感覚障害や運動障害では説明できないような反応の低下や欠如を示す現象である[13]．健常であれば左右の情報はほぼ均等に入手し対応できるが，半側空間無視がある場合は病巣と反対側の刺激に対し，発見したり，反応したり，その方向を向くということが障害される[13]．右半球損傷後の高次脳機能障害として最も多くみられ，左半球損傷例でも起こるが，その頻度は明らかに右半球損傷のほうが多い．また，右半球損傷のほうが重症で，回復も遅延する傾向がある．

2) 半側空間無視の背景

Mesulam（メスラム）の方向性注意神経ネットワークという仮説がある[14]．空間性注意の神経ネットワークは，頭頂葉，前頭葉，帯状回と皮質下の視床，線条体，上丘などから成り（図6）[15]，これらの構成部位の一つに病巣が生じるだけで空間性注意機能の全体的障害が生じると考えられている[15]．なぜ左右半球間で差異が生じるのかについては，半側空間無視の要因として左右の大脳機能の相違が推察されている（図7）[13-15]．右半球の注意機能は両側視空間に関与し，左半球損傷で右の半側空間無視が生じても，次

MEMO

ワレンベルグ（Wallenberg）症候群（延髄外側症候群）
延髄背外側部の障害で，患側の角膜反射の低下や顔面の温痛覚障害，ホルネル（Horner）徴候，発声困難，嚥下障害，回転性めまいや眼振，上下肢の運動失調，反対側の体幹および上下肢の温痛覚障害を生じる．

MEMO

● 反復唾液嚥下テスト
30秒間に空嚥下が何回繰り返しできるかを評価する．
● 水飲みテスト
3 mLの水を飲んでもらい，むせや声の変化がないか評価する．

調べてみよう

嚥下造影検査（videofluoroscopic examination of swallowing：VF），嚥下内視鏡検査（videoendoscopic examination of swallowing：VE）について調べてみよう．

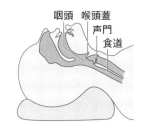

図5　頸部過伸展位での喉頭と咽頭の関係

MEMO

喉頭蓋谷
舌根直後の左右両側にみられる正中舌喉頭蓋ひだと外側舌喉頭蓋ひだの間の陥凹のこと．

調べてみよう

頷き嚥下，咽頭挙上運動の方法について調べてみよう．

MEMO

喉頭挙上不全と体幹機能障害を呈した嚥下障害を有する患者に対して，体幹機能の改善を目的とした運動療法を実施し，言語聴覚士と共同して嚥下トレーニングを行い，咽頭挙上運動の改善，嚥下障害の改善がみられたとする報告もある[12]．

LECTURE 11

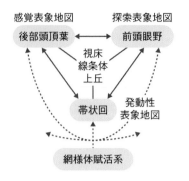

図6 空間性注意の神経ネットワーク
（石合純夫：高次脳機能障害学. 第2版. 医歯薬出版；2012. p.151-92[15]）

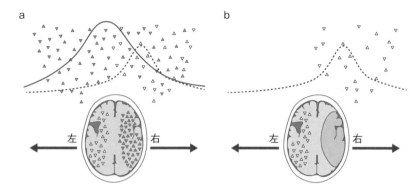

図7 空間性注意機能の半球差に関する仮説
a：右半球は赤三角の分布および赤実線の釣鐘状のグラフで示したように，左右空間に注意を向けられる. 一方，左半球は，白い三角および点線のグラフで示したように，主に右空間への注意機能しかもたない.
b：右半球に損傷を受けると，白い三角と点線のグラフで示された左半球による右空間への注意機能しか残らず，左半側空間無視が生じる.
（石合純夫：高次脳機能障害学. 第2版. 医歯薬出版；2012. p.151-92[15]）

MEMO

高次脳機能障害
食事などのさまざまな行為は単純な運動ではない.「どこ」の「なに」に「どのように」してなど，空間的な認知，対象の認知，目的をもつといった高次の脳機能が行為の遂行には必要となる. 言語や記憶も高次の脳機能に含まれ，これらの障害を高次脳機能障害とよぶ.

MEMO

空間性注意の神経ネットワーク
半側空間無視は，右半球の多様な病巣によって出現することから，単一の脳領域が空間性注意の役割を担うのではなく，より広範なネットワークを介して，その役割を担っているとする考え方のこと.

シルビウス（Sylvius）裂

MEMO

BIT（behavioural inattention test；行動性無視検査）
BITは，通常検査と行動検査から成る. 通常検査は146点満点で，カットオフ値が131点である. 行動検査は81点満点で，カットオフ値が68点である.

第に右半球で代償するようになるが，右半球損傷で左の半側空間無視が生じた場合は，左半球の注意機能が右の空間にしか関与していないために代償できないと考えられている[13-15].

3）半側空間無視の病巣

右大脳半球の損傷の場合，どこにでも半側空間無視が起こりうるといえるほど病巣は多岐にわたる[15]. 病巣として最も重要と考えられてきたのは，右側頭-頭頂-後頭接合部または下頭頂小葉を中心とする病巣である. また，側頭葉上部も重要である. 下前頭回や中前頭回を含んだ前頭葉にほぼ限局した病巣でも出現する. これらの領域はシルビウス裂の周辺領域となり，空間性注意の中核となる役割を果たす脳領域と考えられている. 視床後部と後頭葉を損傷するような病変でも発生し，前脈絡叢動脈によって内包後脚が広く梗塞に至っても生じる. 被殻出血や視床出血で血腫量が大きい場合にも半側空間無視が生じる.

同様の病巣で起こる半側空間無視の程度は，個人差が大きく，多様な病巣部位（病巣のバリエーション）は，失語症よりもはるかに多い. 空間性注意の神経機構は右半球優位であるが，左半球にも存在する.

半側空間無視の要素と病巣

損傷領域によって症状が異なることが知られ，下頭頂小葉を中心とした病変では知覚性/視覚性要素の無視の出現に，下前頭回を中心とした病巣では探索的/視覚運動性要素の無視の出現に，海馬傍回から中側頭回に向かって白質内に伸びる病変では物体中心/対象中心の無視の出現に関連するという（次ページ**MEMO**参照）.

4）半側空間無視の評価

半側空間無視を呈する患者は，頭部や視線が無視空間とは逆の方向へ向きやすく，左半側空間無視の場合には右方向を向く様子が観察される. 初回の観察や問診の際には，患者の視線や顔を向ける方向とその頻度などに着目する.

代表的な検査法にBIT（行動性無視検査）がある（**巻末資料・図5参照**）[15]. BITには線分抹消試験，線分二等分試験，文字抹消試験，星印抹消試験，模写試験などが網羅されており，日本人の脳血管障害好発年齢層の正常値も求められている. BITは，机上の検査だけでなく，日常生活場面での行動検査も含まれている.

理学療法においては，机上の検査以外にも，起居・移動動作にて，半側空間無視が

どのように出現し，自立度を妨げるかを評価する．左半側空間無視の典型的患者では，ベッドから車椅子へと移乗する際に，左側のブレーキのかけ忘れや，左足をフットレストに乗せたまま立ち上がる様子が観察される．歩行あるいは車椅子を自走すると，左側の障害物に気づかず左側をぶつけたり，左側に病室があると見つけることができずに道に迷うことがある．その他，日常生活では，左側に配置された物に気づかない，あるいは，気がついてもその物の左側を無視することがある．例えば，食事中に左側のおかずに手をつけない，皿の右半分だけを食べ，左側を食べ残すなどが観察される．日常生活を遂行するうえで運動機能には問題がなくても，半側空間無視が原因となり自立に至らず，見守りや助言を必要とすることがある．

5) 半側空間無視に対するアプローチ

半側空間無視の根底にある空間注意の偏りそのものを治療するのか，その一つの表現型としての視覚性探索の偏りを治療するのか，最終的表現としての半側空間無視症状を改善させるのか，さらに，その存在に配慮して半側空間無視そのものではなくADLを向上させるのか，アプローチは多様である[1]．

（1）トップダウンアプローチ

セラピストが手がかりを与えたり，視覚的に目印をつけたりなど多様な戦略を与え，結果のフィードバックを与えつつ練習し，徐々に自発的に左空間に反応できるようにする意識的なアプローチである．体幹の向きが方向性注意障害に関連していることを利用して，体幹を左に向けるというアプローチがある．体幹を左に回旋させて机上の試験をした際，正中位で机上の試験をしたときよりも改善するというものである．その他，視覚探索課題や電気刺激などのアプローチがあるが，効果持続性が低いとされる[13]．

（2）ボトムアップアプローチ

従来から一側性感覚刺激が行われ，カロリック刺激を応用して，左向きの眼振を誘発する方法，ランダムドットが左側に動く背景を用いて視覚性眼振を引き起こす方法，左後頸部への電気刺激や振動刺激を利用する方法，反復経頭蓋磁気刺激を用いて非損傷半球の活動を抑制させ損傷半球への過剰な抑制を低下させる方法などがある．しかし，改善させるというエビデンスはない．そのなかで，視野を右に偏移させるプリズムメガネを利用して，リーチ課題などを実施するプリズムアダプテーションテストは，これまでのアプローチよりも効果の持続性が高いという報告もある[13]．

（3）機能的アプローチ

機能的アプローチは，ADLのなかで重要度の高いものを繰り返し練習して，患者の自立度の向上を図るものである．半側空間無視そのものを改善させるのではなく，日常生活の改善を目的とした手法である．

（4）その他

半側空間無視が残存する場合には，日常生活で支障をきたす場面になんらかの目印を設定し，その目印を探索するという行動を学習させることで目的とする活動が成立する場合がある．左側を忘れないよう指導しても，患者にとって左はすでに探索しているつもりであり，そのような指摘だけでは探索活動は改善しにくい．患者自身も左を見落とすことを自覚するようになるが，実際に行動している際には見落としているつもりはないのである．しかし，設定した目印を見つけることを手がかりとして次の行動を起こすという過程を学習することで，左側にある環境に気づくことができる場合がある．病棟や在宅など限られた空間では，その生活空間を評価して，対策を講じる余地がないか検討する．

MEMO

● **知覚性/視覚性要素の無視**
視覚情報などの情報が提供されている環境下にあって，片側空間のみその情報を知覚できず無視を呈するもの（受動的な側面での無視といえる）．

● **探索的/視覚運動性要素の無視**
能動的に視覚を操作し情報を得ようとするが，その探索的行動が片側空間に及ぼす無視を呈するもの（能動的な側面での無視といえる）．

● **物体中心/対象中心の無視**
知覚性/視覚性要素の無視，探索的/視覚運動性要素の無視は，受動的・能動的側面の差異はあるものの，自分の身体の中心から片側の空間に対して無視が生じるが，物体中心/対象中心の無視は注意を向けたその標的（対象）の座標の片側空間を無視するものである．
これらの無視は多くの場合，合併する．

MEMO

視覚性探索
視覚的に標的を探索することである．例えば，ある空間に複数のライトが広く配置されている環境で，ある一つのライトが点灯した際にそれを視覚的にとらえようと探索する行動のこと．

MEMO

「脳卒中治療ガイドライン」[7]では「半側空間無視に対し，視覚探索訓練，無視空間への手がかりの提示，プリズム適応による治療などが勧められる（グレードB）．また，左耳への冷水刺激，無視空間への眼振の誘発を行う視運動性刺激，視覚探索活動を伴う体幹の回旋，左後頸部の筋への振動刺激，反復経頭蓋磁気刺激，アイパッチ，ミラーセラピー，以上の治療手技の組み合わせなども考慮してもよい（グレードC）が，治療の永続的効果，日常生活動作（ADL）への汎化については，十分な科学的根拠はない」とされている．

試してみよう
トップダウンアプローチは非常に簡便な介入なので，挑戦するとよい．

調べてみよう
視覚探索課題について調べよう．

カロリック刺激
（caloric stimulation；温度刺激）

LECTURE
11

調べてみよう
プリズムアダプテーションテストの方法について調べてみよう.

MEMO
さまざまな半側空間無視に対するアプローチが提唱され, 介入後に机上の検査で改善をみることはあるが, 実際にその練習効果が日常生活にまで汎化するのは難しい.

MEMO
失行 (肢節運動失行, 観念運動失行, 観念失行) の分類
これは要素的な運動パターンの記憶である運動エングラム (記憶痕跡) と視覚優位の空間的時間的運動イメージである観念企図を想定し, 運動エングラムの破綻により肢節運動失行が, 観念企図の障害により観念失行が, そしてその両者をつなぐ経路上の損傷により観念運動失行が生じると想定したことによる分類であり, 実際には, この想定だけではさまざまな失行の症状を説明できないことが多い[13].

肢節運動失行
(limb kinetic apraxia)

観念運動失行
(ideomotor apraxia)

MEMO
保続
以前に経験した反応や行為が, 状況が変化した後も繰り返されること.

標準高次動作性検査
(Standard Performance Test for Apraxia : SPTA)

観念失行 (ideational apraxia)

5. 失行

1) 失行の概念

　失行とは, 学習された意図的動作を遂行できない状態を意味し, 麻痺や感覚障害, 運動失調, 不随意運動などの運動障害, 失語や失認, 認知症などの理解障害, 意欲や注意の障害などでは説明できないものである. 学習された意図的動作とは, 開閉眼などの生得的な運動ではなく, 経験や慣例, 教育により習得した動作を指す.

　失行は, 失語や半側空間無視と比較して臨床的に遭遇する頻度が高くない印象がある. しかし, 左半球損傷例の 28～54％ に出現したとされている. 失行は通常の日常生活では目立たず, 日常生活を障害しないと考えられてきたが, 実際には食事動作や整容, 入浴, 更衣などの ADL の阻害因子であり, 職業復帰を妨げる要因である.

2) 失行の分類

　失行の分類は, 研究者によって意見が異なる. この講義では, 従来から用いられてきた分類に従い, 肢節運動失行, 観念運動失行, 観念失行に分類して概説する.

(1) 肢節運動失行

　熟練しているはずの運動行為が拙劣化している状態をいう. その原因として, 脱力, 筋緊張異常, 粗大な知覚障害, 失調, 病的把握現象や回避運動などを含む不随意運動などがない. 病巣と反対側の手と指による動作が, あらゆる場面で不器用, 拙劣となる. 行為に関する概念的な誤りはなく, 患者は日常生活の障害を自覚して自発的に症状を訴える. 近年では, 失行として扱わないとする意見もある.

　鉛筆などをつかむ, ひもを結ぶ, お札を数える, 本のページをめくるなどの細かい手の動作を行わせるなどして評価する.

(2) 観念運動失行

　言語命令を媒介として喚起可能な種類の, 社会的慣習性の高い, 道具などを使用しない運動行為の意図性の実現困難で, 具体的には口頭指示によるジェスチャーやパントマイムおよびそれらの模倣が障害される[16].

　観念運動失行の特徴は, 日常的な状況では十分可能な運動であるのに, 検査場面などで同じ運動を意図的に行うことができないことである. はさみがあれば紙を切れるのに, "切るふり" がうまくできないなどである. 肢節運動失行のように運動の拙劣化ではなく, 運動の質的な異常であるため, 運動の開始時に困惑する, 違う運動が出る, 保続が起こる, 不必要な運動が出て必要な運動が省略される, 試行錯誤などの症状がみられる. 日常場面や道具の使用では問題が生じず, 患者は日常生活で症状を自覚していないことが多い. 代表的な誤反応に錯行為がある. ジェスチャーにおける空間性錯行為の例を**図8**[16]に示す.

　評価としては, 標準高次動作性検査がある. スクリーニングとしては, 象徴的動作である敬礼やバイバイなどの動作や, 道具を使用する真似 (パントマイム) を行ってもらうなどして評価する.

(3) 観念失行

　日用品の使用障害である. 使用すべき対象物の認知は十分に保たれており, 運動遂行能力にも異常がないのに正しく操作することができないことを指し, 使用失行[16]ともよばれる. その操作障害は, 使用に際しての不器用さ (拙劣) によるものではなく, 操作に際しての困惑や誤りによる. 複数あるいは単一で, 客体操作 (行為などの対象となるものの操作) が障害される. 単一客体の操作困難とは, 歯ブラシをそれと認知しつつも, 髪にもっていくなどである (**図9**). 複数の客体の操作困難とは, 急須にお茶の葉を入れて, その後に湯を注ぐべき状況で, 湯を直接, 急須や茶碗に注

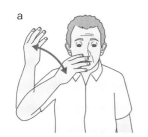 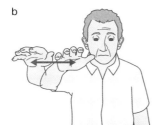 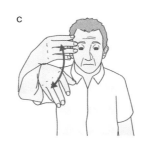 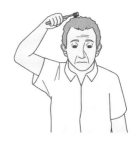

図8　観念運動失行患者のジェスチャー表出における空間性の錯行為
"おいでおいで" という有意味動作における空間性の錯行為の例.
a：口頭指示. 手掌面を後方へ向け, 肘関節を支点に手を左右に振る.
b：模倣1回目. 手掌面を下方に向け, 肘関節を支点に手を左右に振る.
c：模倣2回目. 手関節を支点とした動きが加わったが, 手関節の内外転および前腕の回内外を伴っている.
（信迫悟志：標準理学療法学専門分野 神経理学療法学. 第2版. 医学書院；2018. p.176[16]）

図9　観念失行患者の錯行為
歯ブラシで髪をといている.

ぎ, その後にお茶の葉をどうしていいかわからなくなるなどである.

評価としては, 標準高次動作性検査がある. スクリーニングとしては, ADLの観察や道具を使用してもらうなどで評価する.

3）失行への対応

アプローチの基本は, 平易で達成可能な課題から行い, 不可能な動作の強制をしないこと（より容易なADL手段の提供, できない動作の回避・介助など）が重要である. ADLにおける失行症状を代償する戦略を患者に教育するストラテジートレーニングや, パントマイムとジェスチャーの練習で構成されるジェスチャートレーニングなどを用いる. また, 治療場面と日常場面では患者の用いている神経基盤が異なると考えられることから, 日常的な場面を設定して治療を行うことが望ましい.

理学療法士が失行や失語のみを呈した患者に運動療法を実施することは少なく, 麻痺や感覚障害を同時に呈している患者に介入することが多い. 失行や失語を合併している患者に理学療法を実施する際は, 指示を適切に理解しているか, 理解していても失行の影響でうまく模倣できずに動作が改善しないのかなど, 患者の障壁となっている可能性のある障害を分析して対応する. 加えて, 非言語的な指示による模倣が保たれているのか, 道具の概念は理解できているかなど, 介入を進めるうえで課題が容易になる手がかりになりそうな残存機能を把握することも重要である. さまざまな高次脳機能障害による影響を勘案して理学療法のプログラムを検討する.

6. 失語

失語とは, 脳の障害によって生じる言語機能の障害や喪失を意味する. 「言語」とは, 規則に従って, 語を選択し, 順序立てて並べることによって思考を表現することを指す[15]. 失語で障害される側面は, 発話, 理解, 呼称, 復唱の4つに大別することができ, それぞれの障害の程度を把握する[15].

1）主要な失語4型の分類

発話, 理解, 呼称, 復唱の4つのうち, 呼称は多くのタイプの失語において障害されることが多いので, これを除いた発話と理解, 復唱の側面の評価を重要視して, 主要な失語となる全失語, ブローカ失語, ウェルニッケ失語, 健忘失語の4つの失語に分類可能かどうかを評価する（**巻末資料・図6**参照）[15]. 全失語, ブローカ失語, ウェルニッケ失語, 健忘失語の4つの失語においては, 発語と理解の程度と復唱能力が同程度である. 逆に, 復唱の程度が発話や理解の程度と大きく異なる場合には混合型超皮質性

MEMO
「脳卒中治療ガイドライン」[7]には「失行に対し, 現実に即した, 目標とする動作そのものの訓練や障害の代償方法を習得する訓練が勧められる（グレードB）」とある.

MEMO
理学療法士の多くはタイプ分類して失語の特徴を把握しようとするが, 言語聴覚士にとってはタイプ分類することは臨床上必ずしも重要なことではない. 同じ失語症のタイプでも症状は異なるのである. 言語聴覚士にとっては, 正確な失語症状の把握が重要であり, その点で考え方に相違があるため, どんなタイプかを問う理学療法士の問いは言語聴覚士にとっては今ひとつ理解しがたいものかもしれない.

ブローカ（Broca）失語
ウェルニッケ（Wernicke）失語

LECTURE 11

失語，超皮質性運動失語，超皮質性感覚失語，伝導失語などに該当しないかを考える．

　最初は，発話量を重要視して，発語の特徴が流暢なものであるのか，あるいは非流暢なものであるのかを考えて評価する．発話がない，あるいは，発話量が減少する，たどたどしくなるなど，流暢ではなくなる非流暢性タイプの失語と，逆に，発話量があまり減少しないタイプの流暢性失語に分類する．非流暢性失語の場合，主要なタイプは全失語とブローカ失語であるので，理解障害の程度を判断して，どちらに区分されるかを考える．両者ともに発語失行を伴い，復唱も障害されるが，理解障害が強いのは全失語で，理解が比較的保たれているのはブローカ失語に該当する．

　発話量があまり低下せず，流暢性失語と判断される場合には，最初にウェルニッケ失語か健忘失語である可能性を考えてみる．健忘失語では理解障害の程度は軽微，あるいはほとんどないが，ウェルニッケ失語では理解障害が顕著で，作話が多くなり，その内容が意味不明となるため，状況にそぐわないものとなる．なお，理解障害は単語でも文でも顕著である．

2) 失語を伴う場合の対応

　失語症状そのものに対する治療を主に担当するのは言語聴覚士である．運動療法を進める理学療法士にとっても言語によるコミュニケーションは重要であり，失語はそれを進めるうえで阻害因子となる．言語聴覚士から治療を進めるうえで必要な情報を入手し，治療時の指示の仕方などを検討する．コミュニケーションが困難な場合，運動療法はシンプルな課題を用い，非言語的な指示を用いて，理学療法士が引き出したい活動に導く．

MEMO
「脳卒中治療ガイドライン」[7]には，「言語聴覚療法は行うことが強く勧められる」とあり，グレードＡで推奨されている．

LECTURE 11

■引用文献

1) Hesse S, Herrmann C, et al.：A new orthosis for subluxed, flaccid shoulder after stroke facilitates gait symmetry：a preliminary study. J Rehabil Med 2013；45（7）：623-9.
2) Hesse S, Bardeleben A, et al.：Introduction of a new shoulder orthosis to treat shoulder pain （PS）in the severely affected arm in patients during early rehabilitation after stroke. Neuro Rehabil 2008；14（2）：89-92.
3) Paci M, Nannetti L, et al.：Shoulder subluxation after stroke：relationships with pain and motor recovery. Physiother Res Int 2007；12（2）：95-104.
4) Ratnasabapathy Y, Broad J, et al.：Shoulder pain in people with a stroke：a population-based study. Clin Rehabil 2003；17（3）：304-11.
5) 大橋信義，阿部浩明ほか：上肢懸垂用肩関節装具の装着が重度上肢麻痺を呈する脳卒中片麻痺者の歩容に及ぼす影響．理学療法の歩み 2018；29（1）：27-34.
6) 遠藤正英，橋本将志ほか：脳卒中片麻痺における肩甲上腕関節の亜脱臼に対する新しい装具．日本義肢装具学会誌 2015；31（3）：180-3.
7) 日本脳卒中学会 脳卒中ガイドライン委員会編：脳卒中治療ガイドライン 2015．協和企画；2015．p.269-318.
8) 平戸政史，高橋章夫ほか：脳卒中後疼痛（視床痛）の病態と外科治療．脳神経外科ジャーナル 2008；17（3）：205-13.
9) Barer DH：The natural history and functional consequences of dysphagia after hemispheric stroke. J Neurol Neurosurg Psychiat 1989；52（2）：236-41.
10) 窪田俊夫，才藤栄一ほか：摂食・嚥下障害のメカニズムとその評価．リハビリテーション医学 1997；34（8）：543-6.
11) 藤島一郎：嚥下障害と誤嚥・咽頭残留の病態及びその対処法．日本バイオレオロジー学会誌 2006；20（2）：2-9.
12) 荒川武士，松本直人ほか：脳卒中後に嚥下障がいを呈した2症例に対する体幹および頸部筋・喉頭周囲筋への運動療法の経験．理学療法学 2017；44（5）：378-85.
13) 阿部浩明：高次脳機能障害に対する運動療法．市橋則明編：運動療法学—障害別アプローチの理論と実際．第2版．文光堂；2014．p.370-85.
14) Mesulam MM：Spatial attention and neglect：parietal, frontal and cingulate contributions to the mental representation and attentional targeting of salient extrapersonal events. Philos Trans R Soc Lond B Biol Sci 1999；354（1387）：1325-46.
15) 石合純夫：高次脳機能障害学．第2版．医歯薬出版；2012．p.23-60，82，151-92.
16) 信迫悟志：失行．吉尾雅春，森岡 周ほか編：標準理学療法学専門分野 神経理学療法学．第2版．医学書院；2018．p.173-83.

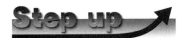

病態失認

　病態失認（anosognosia）とは，片麻痺の存在を無視あるいは否認するような症状を指す．自発的な訴えではなく，検者からの質問によって明らかになる．右半球損傷の急性期に左片麻痺に対してみられ，慢性期ではまれである．評価する際には，左上下肢の運動麻痺に言及せず，病態失認に関する質問を段階的に行う．

1）病態失認の評価

　病態失認の評価では，初めから運動麻痺を指摘せず，段階的に問いかけていく．簡単な病態失認のスコアとしては，表1[1,2]のように4段階に分ける方法がある．具体的には「具合はいかがですか」「手足の具合はいかがですか」「動きに不具合はありませんか」など，順に質問する．麻痺を意味するような発言がない場合に，「両手（または麻痺側の手）を上げてください」と指示して，麻痺に気づくか調べる．このとき，両手が上がっているかを問うと，「上がっている」と言うことが少なくなく，運動の幻覚または錯覚（hallucinated or illusory movements）とよばれる．病態失認患者は，指示に応じられなくても，なかなか運動麻痺に言及しない．「手を上げてください」の指示に対して，上がっていないことを指摘しても，麻痺を否認することが少なくない．

2）病態失認の病巣

　病巣は急性期の右半球損傷でみられ，左半球では少なく，病巣が大きい場合に起こりやすい．現在，病態失認と関連が確実な責任病巣とよべる部位は見出されていないが，病態失認を呈する症例の病変が島葉の後部に集中しているという報告[3]や，前頭葉の運動前野周辺に病変が集中していたという報告[4]がある．亜急性期まで持続するのは運動前野，帯状回，側頭頭頂接合部，側頭葉内側部（海馬と扁桃体）の病巣が加わった場合であるとするもの[5]や高齢であること，発症前に認知症があることもその発現に関与するとされている[6]．運動野および運動前野は，運動の準備だけでなく，運動のイメージに関与する．また，運動の知覚，運動のシミュレーション，ある運動について，それを言語的に表現しようとする際の心的活動が起こるとき（運動の言語的表象時）に活動する．これらを背景に，運動前野の損傷が実際に起きている運動をモニターする過程に障害をきたし，実際の運動とは異なる歪んだ運動企図の表象（心的活動や意識状態）が生み出されて，運動がなされたと誤って確信してしまうと推察されている[4]．

3）病態失認のメカニズム

（1）複合要因説[1]

　病態失認が，左半身の重度感覚障害，半側空間無視，全般的な知的問題，半側身体失認とともにみられやすく，特に固有知覚の低下，半側空間無視，失見当識が相関し，これらの症状が複合して存在するために麻痺の存在を認識できなくなるという考え方である．病態失認は局所の脳損傷によって出現する障害ではなく，複数の障害の関連領域の損傷を伴うものと推定される．

（2）運動の監視障害説[1]

　病態失認の出現には，実際に生じている自己の運動を監視できない状態が関連しているという説である．自己運動を起こそうと運動を脳内で企図するときの心的活動（意図した運動の表象の形成）が起こると，実際の運動の区別が正しくできなくなり，「動かせる」という認識に至るという考えである．病態失認患者は，ラバーハンドを用いた擬似手による錯覚状態を構築して，その擬似手が動いたかどうかを答えさせる実験（図1）[1]を行うと，麻痺した手を動かそうと意図したとき，実際には擬似手が動いていない状態でも「動いている」と返答するが，運動の意図を伴わないときには動いていない擬似手の動きをほぼ正しく判定できたと報告されている（図2）[7]．

表1　片麻痺に対する病態失認のスコア（Bisiach のスコア）

スコア0	自発的に，または，「具合はいかがですか」のような一般的質問に対して，片麻痺に関する訴えがある
スコア1	左上下肢の筋力に関する質問に対して，障害の訴えがある
スコア2	神経学的診察で運動麻痺があることを示すとその存在を認める
スコア3	運動麻痺を認めさせることができない

（石合純夫：高次脳機能障害学．第2版．医歯薬出版；2012．p.151-92[1]，Bisiach E, et al.：Neuropsychologia 1986；24〈4〉：471-82[2]）

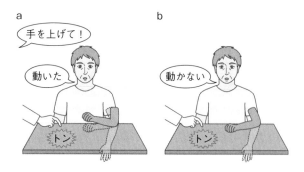

図1 病態失認患者のラバーハンドを用いた実験
a：病態失認のある患者は運動の意図が生じているときにはラバーハンドの動きがなくても「動いた」と誤って返答してしまう．
b：動かすような指示がない場合にはラバーハンドが動いたかどうかを正しく判別できる．
（石合純夫：高次脳機能障害学．第2版．医歯薬出版；2012．p.151-92[1]）

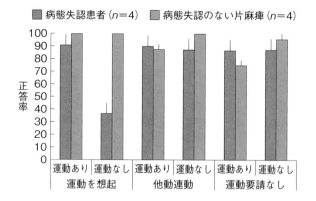

図2 病態失認患者のラバーハンドを用いた実験の正答率
（Fotopoulou A, et al.：Brain 2008；131〈Pt 12〉：3432-42[7]）

4）病態失認への対応

病態失認患者は，麻痺がないように振る舞い，重度の片麻痺を呈しながらも立ち上がろうとして転倒することがあるため注意を要する．また，その認識がないため，動作学習を阻害する．病態失認の存在は予後を阻害する因子となり，日常生活自立度の改善の妨げとなる．ただし，病態失認自体は，多くの場合，時間経過に伴い改善する．病態失認が出現している際は，片麻痺の病態を患者自身が認識していないことに伴う危険行動が容易に生じることを念頭において，安全に配慮し対応する．

5）病態失認以外の麻痺側肢に対する認識の異常

病態失認は麻痺の存在の無視あるいは否認の症状であるが，病態失認とは異なる麻痺側肢に対する認識の異常も存在する．

（1）身体パラフレニア（somatoparaphrenia）

麻痺した上下肢について，自分のものではなく，他人のものであると訴える妄想性の誤認を示す症状である[1]．片麻痺があり，位置覚の障害や半側空間無視を伴う症例が多く，病態失認を伴うこともある．夫の手など家族のものと訴えたり，無関係の人物のものだと訴えることもある．多くは上肢についての訴えである．

（2）半側身体失認（asomatognosia）

問いかけに対して，麻痺肢を自分のものと認めないが，積極的に他人の手であるとは訴えない症状である[1]．身体パラフレニアのように他人のものであるとは訴えない．検査の際には，麻痺していない右の上肢を持ち上げ「これは何ですか」と問い，自分のものと認知できることを確認し，次に左の上肢を持ち上げ「これは何ですか」と聞き，左の上肢を自分のものと認知できない際に身体失認とする．片側の身体が存在しないように振る舞ったり，ベッドから下垂したままになっても気にしないなどの症状が観察される．

LECTURE
11

■引用文献

1）石合純夫：無視症候群・外界と身体の処理に関わる空間性障害．高次脳機能障害学．第2版．医歯薬出版；2012．p.151-92．
2）Bisiach E, Vallar G, et al.：Unawareness of disease following lesions of the right hemisphere：anosognosia for hemiplegia and anosognosia for hemianopia. Neuropsychologia 1986；24（4）：471-82.
3）Baier B, Karnath HO：Tight link between our sense of limb ownership and self-awareness of actions. Stroke 2008；39（2）：486-8.
4）Berti A, Bottini G, et al.：Shared cortical anatomy for motor awareness and motor control. Science 2005；309（5733）：488-91.
5）Vocat R, Staub F, et al.：Anosognosia for hemiplegia：a clinical-anatomical prospective study. Brain 2010；133：3578-97.
6）Appelros P, Karlsson GM, et al.：Anosognosia versus unilateral neglect. Coexistence and their relations to age, stroke severity, lesion site and cognition. Eur J Neurol 2007；14（1）：54-9.
7）Fotopoulou A, Tsakiris M, et al.：The role of motor intention in motor awareness：an experimental study on anosognosia for hemiplegia. Brain 2008；131（Pt 12）：3432-42.

# 脳卒中後片麻痺に対する急性期の介入

到達目標

- 脳卒中理学療法の開始基準と中止基準を理解する.
- 急性期理学療法の進め方を理解する.
- 寝返りと起き上がり動作, 座位保持と立位保持トレーニングを理解する.
- 脳卒中後片麻痺の座位および立位でのバランストレーニングを理解する.
- pusher 現象に対する理学療法士の介入について理解する.

この講義を理解するために

　この講義の目標は, 脳卒中急性期の理学療法を安全に, かつ, 的確に進めるうえで必須となる知識を得ることです. 安全に理学療法を進めるためには運動療法 (理学療法) を開始する基準を理解し, さらに中止すべき基準を把握することが肝要です. 発症直後の理学療法ではどのような動作を患者に習得させるべきか, また, 動作の自立度を高めるためにどのような介入を行えばよいかについて学びます. その他, 脳卒中急性期に出現する頻度が高い姿勢定位障害である pusher 現象について理解を深めていくことを目指します.

　脳卒中後片麻痺に対する急性期の介入を学ぶにあたり, 以下の項目をあらかじめ学習しておきましょう.

　□ 各種脳卒中の病態とリスク管理について復習しておく (Lecture 4 参照).

　□ 脳卒中後の片麻痺の特徴を復習しておく (Lecture 6 参照).

　□ アンダーソン-土肥の基準を復習しておく (Lecture 4 参照).

講義を終えて確認すること

　□ 理学療法の開始時期とその基準, 把握すべきリスクと中止基準が理解できた.

　□ ポジショニング, 寝返り, 起き上がり, 座位, 立位トレーニングの具体的な進め方が理解できた.

　□ 移乗練習, 座位や立位でのバランストレーニングなどの具体的な急性期理学療法の進め方が理解できた.

　□ pusher 現象の評価と治療的理学療法の内容について理解できた.

LECTURE
12

1. 急性期脳卒中片麻痺患者に対する理学療法の考え方

1) 急性期理学療法の基本的概念

　急性期理学療法の主要な目的の一つとして，臥床によって生じるさまざまな二次的障害（廃用）を防ぐことがあげられる．さらには，発症後から日々変動する機能障害に対して，適切な理学療法プログラムを，適宜，変更させつつ対応することが求められる．急性期は病態が変動するリスクの高い時期であるため，病態をよく理解し，モニターすべき情報をもれなく把握し，変化を見逃さないように努める必要がある．くも膜下出血術後の患者に対する理学療法では，発症14日以内であれば，いつ脳血管攣縮を起こしても不思議ではなく，その発生時期を正確に予測できないため，トラブルが発生した場合の対処法も十分検討する．それらも含めてリスク管理といえる．

　動けないことで生じる弊害に対するアプローチの基本は「できないこと」を「できるようにする」ことである．次いで，パターンや異常の改善がある．必ずしも，初期から正常なパターンで行えることを追及する必要はなく，実用性を優先すべきである．最初は現状で到達可能な現実的な目標を掲げ，早期に動作として実用化しそうな手段を模索する．そのうえで，潜在的な能力や回復可能性を把握し，改善できる機能を十分に高めるという視点をもつ．

2) どのような理学療法を行うべきか

　日本理学療法士協会神経理学療法学会による「脳卒中理学療法診療ガイドライン」[1]には，下肢に重点をおいたトレーニングの重要性，1日あたりの介入時間を増大させ集中的な理学療法を行った際の効果，早期から歩行に重点をおいた理学療法を実施することの重要性，早期リハビリテーションによる入院期間の短縮，早期リハビリテーションの安全性などが紹介されている．

　急性期理学療法の内容は，基本的には回復期などの急性期以降のものと変わらない．よって，反復的課題遂行型トレーニング，フィットネストレーニング，高頻度理学療法など，歩行機能の改善やバランス機能の改善に有効とされる理学療法を行う．

　急性期理学療法とそれ以降の亜急性期などの理学療法との相違は，急性期ならではのリスクを管理して進めるという点で，発症後に初めて理学療法士が姿勢を変換する場合には，体位の変換や努責に伴う血圧変動に十分に留意して介入する．

3) 脳卒中理学療法における開始基準

　脳卒中のリハビリテーションの開始基準は「脳卒中治療ガイドライン2015」[2]には以下のように書かれている．「リハビリテーション（座位訓練・立位訓練などの離床訓練）を開始する場合，まずJapan Coma Scale 1桁で，運動の禁忌となる心疾患や全身合併症がないことを確認する．さらに，神経症候の増悪がないことを確認してからリハビリテーションを可及的早期に開始することが勧められる（グレードB）」とある．実際には，開始基準にはさまざまな意見[2,3]があり，必ずしも明確な基準が存在するとはいいがたい．例えば，原の基準（巻末資料・表6参照）[3]を参考にしJCSで1桁であることを明確な開始基準とはせず，基本的にJCS 10ならば積極的に座位や立位へ進め離床を試みる．まれに，主治医の判断によって危険な意識障害ではないと判断された場合には，JCS 100や200といった3桁の状態でも座位や立位トレーニングを行う場合もある．立位と歩行の開始基準については明確な境界はなく，歩行時の負荷が過負荷になるか否かで判断してよい．座位で血圧や心拍数の変化がなく，同様に立位でも基準の範囲内であれば，歩行への展開を検討する．

ここがポイント！
理学療法を行う際は，決して治療的視点をもたない単純な動作の反復であってはならない．

「脳卒中治療ガイドライン2015」の推奨グレード
▶ Lecture 4 参照．

JCS (Japan Coma Scale)
▶ Lecture 7・表 1 参照．

MEMO
早期介入のエビデンス
発症24時間以内の超早期に高頻度のリハビリテーションを実施し，3か月後の合併症を予防する効果を検証した試験（AVERT試験）[4]では，早期介入群が在院日数短縮に関与したとされるが，期待された合併症の減少という効果は得られなかった．また，発症24時間以内の超早期リハビリテーションと従来型のリハビリテーションを比較した場合，死亡率は超早期介入群では38人中8人（21%）で，通常介入群では33人中3人（9%）という結果で，超早期群においてやや多かったが，統計学的有意差はなかった．このことから，超早期リハビリテーションの実施は安全である[4]としてAVERT試験の第III相試験[5]が行われた．しかし，第III相試験[6]では早期運動を提供した群は予後不良オッズを高めることに関連するという，これまでとは逆の衝撃的な結果となった．この結果は，やみくもにすべての患者に対して早期リハビリテーションが推奨されるのではなく，リスクに配慮した個別性のある早期離床を進めることが重要であることを示唆している．なお，追加解析[7]では，短時間の頻回介入は予後良好オッズを高めることに関連するとされている．

「脳卒中治療ガイドライン2015」[2]では、「早期離床を行ううえで注意すべき病態（①脳出血：入院後の血腫の増大、水頭症の発症、コントロール困難な血圧上昇、橋出血など、②脳梗塞：主幹動脈閉塞または狭窄、脳底動脈血栓症、出血性梗塞例など、③くも膜下出血）においては、離床の時期を個別に行うことを考慮してもよい（グレードC1）」としている。これらの状態に該当する場合は、医師と相談のうえで進めることを検討するか、施設間での約束事を決めておく。

4）脳卒中理学療法における中止基準

一般的には、リハビリテーションを処方する医師や主治医により設定された運動療法の中止基準を参考にし、その後の変化については、アンダーソン-土肥の基準を参考にする。この基準は各病態ごとに異なるため、病態ごとの特性と禁忌事項を把握して活用することが肝要である。例えば、アンダーソン-土肥の基準では、収縮期血圧が200 mmHg以上で中止となるが、脳出血の急性期であれば、140 mmHgあるいは160 mmHgが上限となり、これを超えるようならば一時中止すべきである。加えて、運動負荷（肢位の変化）による血圧低下もモニターすべき項目であり、特に虚血性疾患の場合には厳重に管理する（Lecture 4参照）。

2．急性期理学療法の実際

発症初期には座位保持もままならないという状態でも、長下肢装具や壁面を利用して、立位が保持できるように環境を整え廃用を予防し、麻痺側の下肢にも支持脚としての活動を促す。わずかでも自動運動が可能な患者に対し、他動運動中心の理学療法を続けることは有効な理学療法とはいえない。急性期の介入で有効性が多数報告されているのは、早期離床、すなわち重力を頭尾方向に受けるよう導くことである。

脳卒中理学療法の流れは、関節可動域トレーニングやポジショニングから始まり、寝返り、起き上がり、座位保持、起立、移乗、立位保持、歩行と進める。言い換えれば、低い重心からより高い重心となるように、また、支持基底面の広い状態から狭い状態へと進めるのが一般的である。しかし、廃用を予防するという目的に従えば、可及的早期に立位や歩行トレーニングを計画する。

1）ポジショニング

急性期であっても、理学療法の基本は活動することである。一方で、意識障害などによって活動自体が困難なときは、自力で寝返りや起き上がりができないため体位を変えることができない。その場合、定期的な体位変換が必要である。適切な肢位であっても、2時間経過すれば体圧が過剰となり褥瘡などの皮膚トラブルを招く。それらに加え、関節可動域制限の発生、関節周囲の軟部組織損傷の危険性についても配慮する。

（1）背臥位でのポジショニング

頭部が屈曲しすぎないように注意して枕の位置を調整する。

麻痺側の肩甲骨、上腕骨とも床方向へ下降するため、クッションなどを入れて対応する。肘と手関節は屈曲位にならないようにする。手指は、可能であれば伸展位でクッション上に位置させ、過剰に屈曲する場合には作業療法士に相談するなどして手指を伸展位に保持するスプリントを用いる。それが困難であれば、ロール（丸めたタオル）を握らせるなどして過度の屈曲位を防止する（図1a）。

下肢では、股関節外旋位、足関節底屈位となりやすい。股関節の外旋には、大腿の外側に薄いクッションを挿入するかタオルを利用する。足関節の底屈は予防が難しいことも多いが、クッションを足底に配置することで対応できることがある。また、十分に関節可動域の拡大（関節可動域トレーニング）を図る。

LECTURE 12

（2）側臥位でのポジショニング

麻痺側の肩甲帯を十分に前方突出させ，肘を伸展位とする．麻痺側が上の側臥位では，麻痺側下肢の下にクッションを置く（**図1b**）．

2）起居動作（寝返り，起き上がりから座位）

脳卒中後の片麻痺患者は，発症前とは運動機能が異なり，活動性が低下しやすい．自ら動けるようになれば活動性は飛躍的に向上する．転倒などの危険性に配慮しつつも，患者の活動範囲を拡大させることを目指して起居動作能力の習得に向けたトレーニングを実施する．

（1）寝返り動作トレーニング

寝返り動作は最も基本的な動作で，この動作を習得すれば褥瘡の予防につながる．寝返りは，背臥位から側臥位への回旋動作である．左方向へ寝返る場合，右の上下肢を左に寄せておくと重心の移動が容易となる．左方向へ寝返る際に右上下肢が右側に残っていれば，逆に動作を阻害する．

高次脳機能障害などにより自分の麻痺肢に注意を向けられない場合，上肢の操作がぞんざいになり，肩関節などを損傷する可能性がある．それを防止するため，アームスリングや三角巾などで固定することもある（Lecture 11・**図2**参照）．

通常，寝返り動作は，安全性や難易度の面から，非麻痺側へ寝返る方法の習得を優先する．非麻痺側へ寝返れば，非麻痺側の上肢を利用して起き上がり動作へと移行できる．

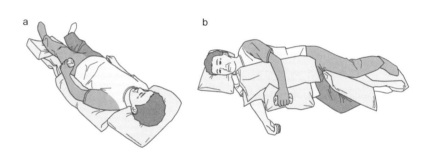

図1　ポジショニング（左片麻痺）
a：背臥位でのポジショニング，b：側臥位でのポジショニング．

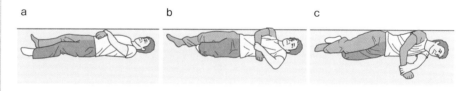

図2　寝返り動作（右片麻痺）
麻痺側である右上肢を非麻痺側である左上肢で把持し，非麻痺側方向へ移動させる（a）．非麻痺側の下肢を麻痺側の膝窩に潜り込ませ（b），麻痺側の膝を屈曲させつつ，非麻痺側の足底で床面を蹴り，回転させる（c）．

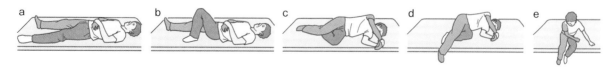

図3　起き上がり動作（右片麻痺）
麻痺側である右上肢を非麻痺側である左上肢で把持し，非麻痺側方向へ移動させる（a）．非麻痺側の下肢を麻痺側の膝窩に潜り込ませて，麻痺側の膝を屈曲させつつ，非麻痺側の下肢で持ち上げるようにベッド端まで移動させる（b，c）．両下肢を下垂させ（d），非麻痺側の上肢を利用し，on elbow, on hand へ移行する（e）．

患者には，回旋動作を始める前に麻痺側の上下肢を寝返る方向へ移動することを指導する．麻痺側の上肢を非麻痺側の手で把持し，腹部や胸部に移動させる．非麻痺側の下肢を麻痺側の膝関節下に潜り込ませ，麻痺側の下肢を非麻痺側方向へ回旋（内旋）させる．麻痺側の上肢を非麻痺側方向へできるだけ伸ばして位置させ，頸部を屈曲し，回旋・屈曲させ頭部の重さも非麻痺側へ寄せる．**図2**に寝返り動作の過程を示す．

(2) 起き上がり動作トレーニング

起き上がりのパターンには，左右対称な起き上がりや，体幹の回旋を伴い片側の上肢の支持を利用しての起き上がりなど，さまざまなパターンがある．

図3に典型的な右片麻痺患者の起き上がりパターンを示す．個々の患者ごとに習得可能な方法を検討して反復練習する．必要に応じ，起居動作の反復を通じて，特に強化すべき筋活動を誘発する取り組みを行う．これらを併用し，活動性の向上や自立度の向上を最優先しながら，照準を絞りたい部分を分節的・選択的にトレーニングする．起き上がり動作の反復を通じて，体幹の回旋と屈曲を促し強化する方法を**図4**に示す．この際に頸部を屈曲させ，上半身の質量中心（重心）をできるだけ坐骨へ近づけるよう指導する．

側臥位までの過程は寝返りと同じである．ベッド上で起き上がる場合，ハムストリングスの短縮をきたして長座位をとることが困難な患者では，下肢を下垂させたほうが実用的である．入院中の患者はベッドを利用していることが多く，下肢の重みと非麻痺側の上肢の支持力を利用して起き上がるトレーニングも積極的に実施する（**図5**）．

非麻痺側の上肢に十分に重心を移動させた後に，肘を伸展しないと起き上がることができないため，体幹を十分に非麻痺側に回旋させ，頭部の位置を非麻痺側の肘上に位置するあたりで肘の伸展を始めるよう指導しトレーニングする．

3) 座位

急性期の場合，自動調節能の破綻に十分に注意して，厳密な血圧管理のもと，できる限り早期から座位トレーニングを開始する．

(1) 介助なしでは座位保持困難な場合の座位トレーニング

開始条件を満たせば積極的に開始する．病態が特殊でハイリスクな患者では，主治医に中止基準を確認しておく．

基本的にはティルトアップから始め，血圧変動を確認しつつ，徐々に角度を上げていく．体幹がほぼ起きたところで血圧変動が規定範囲内であれば，下肢を下垂した端座位，車椅子乗車へと進める．なお，他疾患の合併や発症前の活動度の著しい低下な

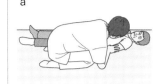

a

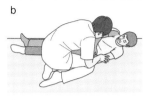

b

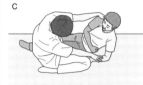

c

図4　介助下での起き上がり動作の反復トレーニング（右片麻痺）
a：理学療法士の鼻先を追視するように指示し，頸部の屈曲と回旋を誘導する．
b：理学療法士の鼻先を追うように見ることで動きが誘導できるように，理学療法士自身の頭の位置をコントロールする．
c：十分に左へ体幹を回旋できるように，介助量を調整しながらトレーニングする．

📖 MEMO
体幹の回旋を伴わない起き上がり動作の主動作筋
背臥位から長座位へと移行する動作では，主に股関節の屈曲によって構成されるため，主動作筋は，体幹の屈曲筋である腹直筋ではなく，股関節の屈曲筋である腸腰筋となる．

📖 MEMO
姿勢変換が困難な場合
小脳梗塞後で頭位変換に伴う強い悪心が生じる場合などでは，座位や立位のトレーニングには自ずと限界が生じる．姿勢変換トレーニングは不可欠なものではあるが，十分に実施できない場合は，頭位を変えずに各動作に関連する抗重力筋を可能な限り強化する．

自動調節能の破綻
（dysautoregulation）
▶Lecture 4 の Step up 参照．

LECTURE
12

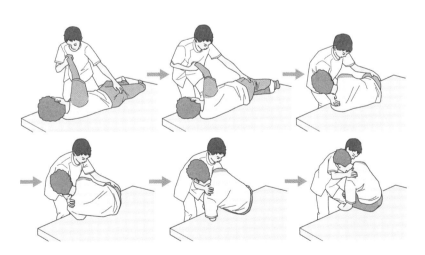

図5　介助下での起き上がり動作反復トレーニング（右片麻痺）
起き上がり動作の開始から終了までの全過程を通じてトレーニングしている．

どがなく，発症後早期から介入している場合には，臥床期間が短いため起立性低血圧を起こす頻度は低い．そのような患者の場合，一度，端座位として，すぐに血圧の反応をモニターし，トレーニング継続の可否を判断する．重篤な意識障害や合併症により起立や座位開始までの介入が遅れた場合や，主幹動脈狭窄例では，特に慎重に血圧変動を確認しつつ進める．

（2）座位バランスを向上させるための座位トレーニング

自由度の高い座位での活動には，上肢の自由な動きを保証する体幹機能と静的・動的な保持能力が求められる．片麻痺により麻痺側の上下肢の支持性が低下することにより，左右非対称な座位姿勢をとることが多い．上肢を動的に使用して活動するうえで欠くことのできない安定した座位保持能力を獲得できるよう，座位でのトレーニングを構築する．

動きの大きな体幹に目が行きがちだが，脳卒中患者では，体幹の姿勢を保証するには股関節を中心とした下肢の支持的機構の機能障害がかかわっていることが多い．座面や足底面といった座位を保持し体幹を支えるために不可欠な遠位の支持性など，座位バランスが低下している要素を評価し，各患者の状態に応じた課題を設定する．

座位トレーニングの例を**図 6**に示す．座面を高く設定し，後傾位になることが多い骨盤を，容易に前傾できるよう課題の難易度を調整する（**図 6a**）．麻痺側の上肢の随意運動が困難な場合などは，麻痺側と非麻痺側の手を組み，前方の目標物へリーチする課題などを用いる．このような課題設定は，成功したか失敗したかが理解しやすい．前方の目標物の位置を調整することで，課題の難易度が調整できるため，下肢への荷重量の程度や体幹の伸展角度を評価しつつ，患者に合った難易度でトレーニングを進める．

図 6bは，足が床に届かない高さに座面を設定して，非麻痺側にリーチする課題である．麻痺側の体幹を，リーチ動作に順応して利用できるように促している．非麻痺側の上肢のリーチに伴い，非麻痺側へ重心が移動するが，重心が座面を超えると転倒するので，筋活動などを通じて質量を対側に補っていかなければならない．この場合には，体幹を麻

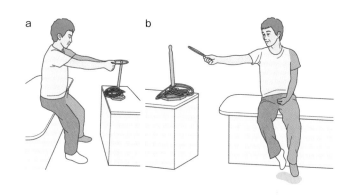

図 6　座位トレーニング（左片麻痺）
a：座面を高くして骨盤が前傾しやすい状態を設定し，前方への輪投げ課題を通じてトレーニングする．
b：床面へ足部が接地しない状況を設定し，非麻痺側へのリーチ動作を通じてトレーニングする．

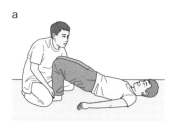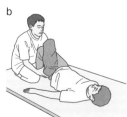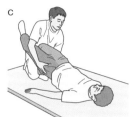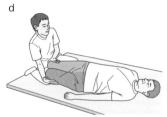

図 7　ブリッジ動作を通じてのトレーニング
a：両下肢を接地させ両骨盤の高さを水平に保ち股関節の伸展を強化する．
b：麻痺側あるいは非麻痺側の下肢を対側に交差させることで負荷量を調整し，筋活動の向上を図る．
c：片側の下肢を挙上させることで骨盤に回旋力を発生させ，支持している側の股関節にこの回旋力に拮抗する力を起こさせつつ，そのうえで股関節を伸展させる．挙上する下肢の股関節や膝関節の屈曲角を変動させることで課題の難易度を調整する．
d：下肢を回旋させ，その回旋運動に徒手的抵抗を加え，股関節に連結する骨盤を制御し，上部体幹と骨盤をつなぐ下部体幹筋の強化を図る．

LECTURE
12

痺側へ側屈させるように麻痺側の骨盤が挙上し，非麻痺側の股関節を外旋させている．下肢が床に着いた状態では非麻痺側の下肢に荷重がかかり，体幹の側屈を利用しなくても支持基底面内に重心を位置できるため，このような反応を十分に引き出せない．個々の状態に応じて，求めたい反応を誘発する課題を検討する．

その他に，ブリッジ動作を通じてのトレーニングを**図7**に示す．このように，運動療法には多様なバリエーションがある．

4）立ち上がり，移乗動作，立位

廃用の予防，非麻痺側の筋力の強化，麻痺側の下肢の抗重力筋活動の促通という面で，立位で両下肢に荷重することは有益であり，可及的早期から積極的に取り組む．

（1）立ち上がりトレーニング（**図8**）

独力で立ち上がる動作が可能にならなければ，トイレ動作や歩行の自立は難しい．可及的早期に獲得したい動作である．

立ち上がりは3つの相に分解すると評価しやすい．第1相は体幹を前傾させ殿部が離床するまで，第2相は頭部と体幹の前方移動と膝伸展，殿部の上前方への移動，第3相は頭部と体幹の上方移動と股関節・膝関節・体幹の同時伸展である．開始肢位である座位では重心が殿部にあるため，本動作は座位の際に坐骨にある重心を，立ち上がって足底に移動する動作である．このような前方への重心の移動を誘導しつつトレーニングする．

座面を高く設定すると課題は容易となる．ある高さで課題が遂行できれば徐々に座面を低くするなど難易度を調整して進める．最初は非麻痺側への依存度が大きいのは避けられないが，誘導によって麻痺側への荷重量も増大させて麻痺側下肢の筋力強化を図っていく．

（2）移乗動作トレーニング

原則的には立ち上がり動作に準じて立ち上がり，その後に身体を回旋させて車椅子や目的とする対象に座る動作である．通常，非麻痺側に車椅子などをつけて，遠位のアームレストを把持して立ち上がった後に回旋する．トレーニングは，病棟内ADLの自立を目指し，患者が生活する病棟などで行い，その評価も実際の環境で行う．移乗動作は，歩行と比べて自立に至る割合が高く，短期間で自立に至る動作である．習得するまで動作指導，反復練習などを行う．

（3）立位トレーニング

立ち上がり動作が難しい場合でも，下肢を装具で固定したうえでの立位保持トレーニングは可能な場合が多い（**図9**）．立位保持トレーニングは可及的早期から開始すべきであるが，困難な場合は，起立台を使用して立位保持を試みる．

> **💡 ここがポイント！**
> 安全に確実に遂行する実用性重視の視点と，動作を阻害する要素の選択的強化という2つの視点が必要である．

LECTURE
12

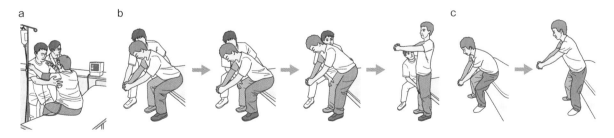

図8　立ち上がりトレーニング
a：術後早期からの立ち上がり動作トレーニング．くも膜下出血開頭術後の患者に対して，リハビリテーション科医とともに術後翌日からモニター下で介入する．
b：軽介助での立ち上がり動作トレーニング（軽症右片麻痺）．
c：座面の高さを変化させ，立ち上がり動作の難易度を調整したトレーニング．

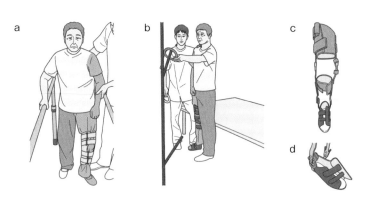

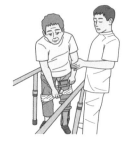

図10　ひもをズボンの上端に見立てた下衣操作のトレーニング

図9　立位トレーニング
a：平行棒を用いて行う介助下での立位トレーニング（自力での立ち上がりが困難な患者）．
b：長下肢装具を装着し，リーチ課題（輪投げ）を通じた動的なバランストレーニング．
c, d：長下肢装具（dは足部）．ゲイトソリューション継手とダブルクレンザック継手を採用している．足部に十分な支持性が必要な場合は底屈・背屈を制限し，動的な状態が望ましい場合は背屈制限を解除し底屈制動を利用するなど，さまざまな調整が可能である．

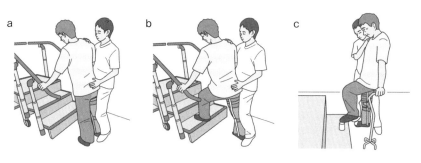

図11　動的な立位トレーニング（バランストレーニング）
a, b：麻痺側の膝関節の固定性を長下肢装具で補い，足部は背屈制限せずに階段を利用したステッピングトレーニングを行っている．手すりを把持することで支持性を補い，麻痺側の下肢に十分に荷重できるよう非麻痺側の下肢を段差にステップさせる．麻痺側の股関節は，歩行時の状態を意識して伸展位となるように理学療法士が介助している．
c：四脚杖を使用し非麻痺側の下肢で紙コップ上に接触する課題を行っている．非麻痺側の下肢で紙コップを壊さないように接触するには，十分な麻痺側への荷重とそれに応じた固定性が必要となり，その獲得を目標とする．

　初回は，座位トレーニングと同様に血圧や脈拍の変動をモニターする．特に虚血性疾患では血圧の低下に留意する．
　立位が保持できれば，より動的な課題へと変化させていく．基本的には介助下の歩行トレーニングか階段昇降トレーニングを開始する．また，立位での下衣の操作など（図10），起居動作やADLの向上に直結するトレーニングを行う．これらのトレーニングと並行して，強化したいポイントに特化してトレーニングする（図9b，図11）．

3. pusher現象

1）pusher現象とは

　pusher現象とは，脳卒中後にみられる前額面上における特徴的な姿勢定位障害を指し，脳卒中患者を対象とした場合，その出現率は10～15％である[9]．脳卒中の急性期に最も多くみられる．この現象についての初めての報告では，あらゆる姿勢で麻痺側へ傾斜し，自らの非麻痺側の上下肢を使用して床や座面を押して，他動的に姿勢を正中にしようとする他者の介助に抵抗すると記述されている[10]．右半球損傷患者に多くみられ，重度の左片麻痺や感覚障害，半側空間無視，病態失認などの高次脳機能障害などを複数合併することから"pusher syndrome"と記載[10]された．

✎ MEMO

pusher症候群
（pusher syndrome）
疫学的な調査によると，半側空間無視などの高次脳機能障害は必ずしもpusher症候群を伴う群に多いというわけではなく，症候群という根拠に欠けるとされる．pusher現象やcontraversive pushing, pusher behaviorとも表記されるが，これらは同一のものを扱っている．本講義ではpusher現象という用語を用いる．

半側空間無視
（unilateral spatial neglect：USN）

表1 Clinical rating Scale for Contraversive Pushing（SCP）

（A）姿勢　自然に姿勢を保持した際にみられる姿勢の左右対称性について
　Value 1：麻痺側にひどく傾斜しており，麻痺側へ倒れてしまう
　Value 0.75：倒れるまではいかないが，ひどく麻痺側へ傾いている
　Value 0.25：軽く麻痺側へ傾いているが，転倒しない
　Value 0：傾いていない，正中位あるいは非麻痺側にある
（B）伸展と外転（押す現象）非麻痺側上肢もしくは下肢による押す現象の出現について
　Value 1：座位や立位で静止しているときから，すでに押す現象がみられる
　　（座位保持時，自然に下肢を外転している，あるいは，上肢で床を押す．立位保持時，自然に
　　下肢が外転している，あるいは，座位から立ち上がり立位となったときに自然に足を広げて外
　　転し，下肢を押すことに使用している）
　Value 0.5：姿勢を変えたときだけにみられる
　　座位では，2つの課題で評価する．①端座位姿勢の保持では押す現象がみられないが非麻痺側
　　上肢をプラットフォームにつけ，離殿し非麻痺側方向へ移動（座る位置を非麻痺側へ滑らせる）
　　させたときに押してしまう，あるいは，②プラットフォーム（ベッド）から非麻痺側にある車
　　椅子へ移動しようとして，車椅子のタイヤの高さを超えるほど殿部を持ち上げた際に，押す現
　　象が観察される．①か②のどちらか，あるいは両方で現象が出現した場合に0.5と採点する
　　立位では，立位（介助ありでもよい）となった際に押さないが，歩き始めると押してしまう場
　　合に0.5と評価する
　Value 0：上肢または下肢による伸展・外転はみられない
（C）抵抗　身体を他動的に正中位に修正したときの抵抗の出現について
　Value 1：正中位まで修正しようとすると抵抗が起きる
　Value 0：抵抗は出現しない
　　（胸骨と脊柱に触れ，患者に「これからあなたの身体を横に動かしますので，それを許容して
　　ください」と告げてから動かし，抵抗が出現するかをみる）

年　月　日	座位	立位	TOTAL
（A）姿勢			
（B）非麻痺側での伸展・外転			
（C）修正に対する抵抗			

（Karnath HO, et al. : Neurology 2000 ; 55〈9〉: 1298-304[11]）

2）pusher 現象の評価

（1）Clinical rating Scale for Contraversive Pushing（SCP）

　pusher 現象にはさまざまな評価スケールがあるが，現在最も汎用されているスケールはSCP（**表1**）[11]である．SCPは感度と特異度が高く，高い測定再現性と妥当性を有する．

　pusher 現象の特徴は，麻痺側への傾斜，自らの非麻痺側の上下肢で押す現象の出現，傾斜した姿勢を正中位へ戻そうとする介助への抵抗の三徴候である．SCPはこの三徴候（姿勢，非麻痺側での伸展・外転，修正に対する抵抗）を下位項目に設定している．この3項目を，座位と立位それぞれで評価する．各下位項目が最重症である場合は2，pusher 現象がない場合は0となり，合計すると最重症の場合は6，pusher 現象がなければ0となる．三徴候がすべて陽性の場合にpusher 現象陽性と判断する．3項目それぞれが，座位か立位のいずれかの条件で0でなく，それより高値である場合にpusher 現象が陽性となる．このため，pusher 現象陽性の場合の最少得点は1.75になる．

（2）Burke Lateropulsion scale（BLS）

　SCP の他によく使用される評価スケールとしてBLS（**表2**）[12]がある．SCPはpusher 現象の有無を判定する基準として使われるのに対して，変化に鋭敏なBLSは治療効果の判定に用いられる．背臥位，端座位，立位，移乗，歩行時の押す現象について，0～17までの評価となる．座位と立位では，検査者が他動的に麻痺側に身体軸を傾斜させて，正中に戻したときに抵抗（押す現象）がどの角度で出現しはじめるか

LECTURE **12**

表2 Burke Lateropulsion Scale (BLS)

背臥位	丸太を転がすようにして反応をみる（まず麻痺側から，次いで非麻痺側から） 0：抵抗なし　1：軽い抵抗　2：中等度の抵抗　3：強い抵抗　＋1：両側抵抗
端座位	足は床から離し両手は膝に置く．麻痺側に30°傾斜して戻した際の反応をみる 0：抵抗なし　1：最後の5°で抵抗　2：5～10°で抵抗　3：10°以上離れて抵抗
立位	立位で麻痺側に傾斜させて，戻した際の反応をみる 0：重心が非麻痺側下肢　1：中心を超えて5～10°非麻痺側にしたとき抵抗 2：正中前5°で抵抗　3：5～10°で抵抗　4：10°以上離れて抵抗
移乗	移乗動作（非麻痺側から） 0：抵抗なく可能　1：軽度の抵抗　2：中等度の抵抗　3：抵抗で2人介助
歩行	側方突進 0：なし　1：軽度　2：中等度　3：強い，歩行不能

（Max＝17）

（D'Aquila MA, et al.：Clin Rehabil 2004；18〈1〉：102-9[12]）

MEMO

pusher現象の出現にかかわる背景（メカニズム）は，いまだに十分解明されているとはいいがたい．しかし，pusher現象のある患者と，pusher現象のない右半球損傷患者の自覚的姿勢的垂直判断（SPV；図12）[11]と自覚的視覚的垂直判断（SVV）を調査した結果，pusher現象のある患者のSVVは保たれ，逆にSPVは傾斜していることが報告され[11]，このSPVの歪みが原因ではないかと推察されている．しかし，傾斜方向に一貫性がなく，まだ結論は出ていない．

SVVは，暗室で光るロッドなどを用いて垂直になったと判断したラインが，実際の垂直線とどれほど偏倚しているかを評価する．脳卒中後にSVVの異常をきたすことは古くから報告されており，バランス能力と相関するとされている．

SPVは，前額面上で傾斜できる座位装置を用いて行われる．操作者によって座位装置が傾斜し，自分の身体が垂直になったと感じるところを表出してもらう課題で判断する（Lecture 3参照）．

MEMO

画像解析方法を用いた研究では，視床後外側部病変，そして視床以外では島後部と中心後回の皮質下の病変がpusher現象のある患者に特異的な病変として報告された．しかし，これらの病変を含まない出現例も報告されている．このように押す現象が惹起される病巣は多岐にわたっている．

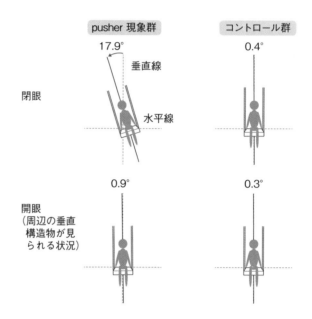

図12 右半球損傷例（pusher現象のある患者群〈pusher現象群〉とない患者群〈コントロール群〉の対比）のSPV

コントロール群（右半球損傷例）：閉眼時でも開眼時でもほぼ正常に垂直位を判断できている．

pusher現象群：開眼して垂直構造物が目視可能な状態ではほぼ正常に判断できるが，閉眼時は自身の身体軸が大きく非麻痺側へ偏倚した状態を垂直位と判断する．

（Karnath HO, et al.：Neurology 2000；55〈9〉：1298-304[11]）

をみる採点方法となっている．立位の評価の際は膝折れが生じて危険であるため，長下肢装具を装着して行う．

3）pusher現象に対する理学療法の実際

（1）pusher現象に対する理学療法の概念

　現在，この手法をとればpusher現象が改善するという確立した方法はないが，自覚的視覚的垂直判断（SVV）が保たれていることを利用した視覚フィードバックが効果的であり，推奨される[13-15]．この方法は，自覚的姿勢的垂直判断（SPV）が大きく歪んでいるのに対して，SVVが比較的保たれているという点を利用したもので，視覚的な情報を積極的に利用して自分の身体軸の垂直軸からの逸脱を修正させようとする試みである．

　pusher現象は消失する症例の割合が高く，pusher現象を早く消失させるように取り組むことが最も重要となる．pusher現象が軽減し，歩行トレーニングや移乗動作トレーニングが可能となった際には速やかに移行する．

LECTURE
12

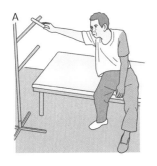
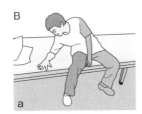
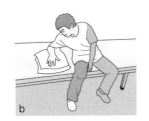

図13 pusher現象に対する理学療法
A：輪投げを利用したリーチ課題．自らの上下肢で押してしまい座位保持が不可能な患者も，非麻痺側へのリーチトレーニングを反復した直後は，座位保持が可能になる場合がある．
B：座位から臥位へ移行するトレーニング
a：起き上がりの逆の手順でon elbowへ移行する．
b：aが困難な場合は，肘を置ける状況を設定して，非麻痺側へ自分の身体を傾斜させ，重心を麻痺側から非麻痺側へ移動する能力を養うことを目的とする．こうしたトレーニング後には著しく麻痺側へ傾斜した身体も正中位に保てるようになる場合がある．

(2) 治療手順

①直立姿勢の知覚的な偏倚を理解させる

　患者が直立であると自覚している姿勢が，実際には直立ではないことを認識してもらう必要がある．口頭で説明したり，鏡を見せたりして認識させる．

②身体と周辺環境との関係を視覚的に探究し，自身が直立かどうか認識させる

　視覚的に垂直を判断する能力は，身体を垂直位と判断する能力よりも保たれているので，視覚を利用して垂直な構造物と自身の身体軸との乖離を認識させる．具体的には，理学療法士が垂直な対象物を提示し，その垂直位に患者の身体軸を合わせてもらう，姿勢矯正鏡を見て正中位にさせる，垂直な姿勢矯正鏡の枠や垂線となりうる指標と鏡に映る自身の身体とが平行であるかを確認させるなどの方法がある．

③垂直位に到達するために必要な動きを学習する

　麻痺側へ傾斜した姿勢を他動的に正中位へ修正した場合，その修正に強く抵抗するのに，自発的に非麻痺側へリーチするような課題を用いるとスムーズに非麻痺側へ傾斜できることがある．このことを利用して，身体軸が正中位を超えていくような課題を設定する．輪投げなどを利用したリーチ課題は，座位でも立位でも成功か失敗かすぐに理解できる課題として有効である（**図13**）．

④他の活動を行っている間も垂直位を保てるようにする

　静的な保持が可能になれば，動作中でも正中位を維持できるよう，より動的な課題に移行する．ただし，静的に正中位が保持された後である必要はなく，静的に正中位が保てない場合でも，さまざまな工夫により課題の難易度を調整することで押す現象を軽減させ，動的な課題が可能になることもある（**MEMO**参照）．

(3) 立位や歩行環境で行うpusher現象の理学療法

　pusher現象を呈する患者では意識障害を伴う場合も多く，意識障害の改善を促すという側面でも積極的に立位や歩行を進める．意識障害の遷延はpusher現象の改善を阻害する要因であり，意識障害の改善に伴いpusher現象の改善も期待できる．

　対応としては，押せない状況をつくること，傾斜を自覚するように視覚的および聴覚的にフィードバックすること，自動的に非麻痺側へ重心が移動するような課題を設定することがあげられる．

　長下肢装具を利用して麻痺側の下肢の支持性を補い，壁面を利用するなどして立位保持に必要な運動の範囲を制限する（**図14**）．

📖 MEMO

●pusher現象が重篤な場合の工夫
座位の場合，下肢を床面に接地させることでむしろ不安定になり座位保持が困難となる場合がある．あらかじめ座面を高くして足が着かない状態を設定すると介助量が軽減する．あるいは，あらかじめ非麻痺側へ身体が傾くようにウェッジなどを利用し，座面を傾斜させた状態で座位保持，あるいは非麻痺側へのリーチ課題など動的なトレーニングをすると姿勢が崩れにくく，介助量が軽減することがある．

●車椅子を利用した工夫
pusher現象を呈する患者は，車椅子座位保持中でも麻痺側に身体軸が傾き，それを正中に修正しても，すぐに非麻痺側の上肢で押して，もとの傾斜した姿勢に戻ってしまう．そのような場合は，麻痺側の座面に硬めのウェッジを入れる．麻痺側の背面（背もたれと身体の隙間）にも傾斜を抑制する硬めのクッションを挿入できればなおよい．患者が身体を傾けようとしても，麻痺側の座面が高いので物理的に傾くことができない．この状態が数分続くと患者は押すことをやめ，今までの姿勢異常が改善される．上肢でも押すため，前方にテーブルを用意し，そこに前腕を乗せるとよい．

●移乗時の工夫
通常であれば，非麻痺側の足部に重心が移動するように介助することで非麻痺側の脚を支持脚として効率的に移乗できる．しかし，pusher現象を呈する患者では，押す現象が助長され，むしろ介助量が増える．移乗では，上肢で押せないよう工夫することが大切で，アームレストに手を伸ばすのではなく，介助者の肩や頸部に手を回すなどして，押すことができない状態をつくる．

LECTURE 12

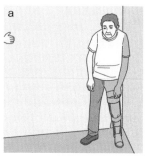 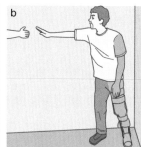 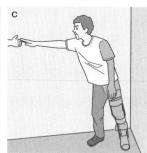 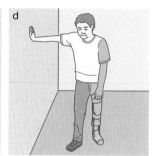

図 14　壁面を利用した立位練習

a：介助にて立位となった直後の様子．長下肢装具を利用して麻痺側の下肢の支持性を補うことで傾斜の軽減を図る．麻痺側と背面に壁が位置した状態から立位保持トレーニングを開始する．この状態であれば，非麻痺側の下肢で押すように突っ張った場合でも，壁面があるため，設定した状態よりも傾斜しない．この状態でしばらく保持すると，押す現象が軽減してくる．その後，麻痺側の壁に接した状態から離れることに挑戦する．他動的に介助しても抵抗してしまうため，非麻痺側の上肢を利用して，非麻痺側方向へリーチする課題を通じてトレーニングする．

b, c：リーチ課題を通じて，非麻痺側方向へ随意的に身体軸を傾斜・移動させる．

d：このようなアプローチの後，立位が保持できなかった患者が，非麻痺側の上肢を壁に接触させ，自力で立位が保持できるようになる場合がある．

　平行棒や杖を押してしまう場合は，かえって立位や歩行を阻害するため利用しない．

　階段昇降は，歩行困難な pusher 現象を呈する患者でも可能なことが多い．長下肢装具を装着して行えば，介助量も少なく容易となる．階段昇降直後に，押す現象が少なくなるため，歩行介助も容易となるので積極的に試みる．

■引用文献

1）吉尾雅春ほか：脳卒中理学療法診療ガイドライン.
　http://www.japanpt.or.jp/upload/jspt/obj/files/guideline/12_apoplexy.pdf
2）日本脳卒中学会 脳卒中ガイドライン委員会編：リハビリテーション．脳卒中治療ガイドライン 2015．協和企画；2015．p.269-318.
3）原 寛美：ブレイン・アタック─a state of the art ─急性期リハビリテーション．救急・集中治療 2003；15（12）：1339-47.
4）Sorbello D, Dewey HM, et al.：Very early mobilisation and complications in the first 3 months after stroke：further results from phase II of A Very Early Rehabilitation Trial（AVERT）. Cerebrovasc Dis 2009；28（4）：378-83.
5）AVERT Trial Collaboration group：Efficacy and safety of very early mobilisation within 24 h of stroke onset（AVERT）：a randomised controlled trial. Lancet 2015；386（9988）：46-55.
6）前田真治，長澤 弘ほか：発症当日からの脳内出血・脳梗塞リハビリテーション．リハビリテーション医学 1993；30（3）：191-200.
7）Bernhardt J, Churilov L, et al.；AVERT Collaboration Group：Prespecified dose-response analysis for A Very Early Rehabilitation Trial（AVERT）. Neurology 2016；86（23）：2138-45.
8）Indredavik B, Bakke F, et al.：Treatment in a combined acute and rehabilitation stroke unit：which aspects are most important? Stroke 1999；30（5）：917-23.
9）Abe H, Kondo T, et al.：Prevalence and length of recovery of pusher syndrome based on cerebral hemispheric lesion side in patients with acute stroke. Stroke 2012；43（6）：1654-6.
10）Davies PM：Steps to follow. Springer-Verlag；1985. 冨田昌夫訳：ステップス・トゥ・フォロー．シュプリンガー・フェアラーク東京；1987．p.285-304.
11）Karnath HO, Ferber S, et al.：The origin of contraversive pushing：evidence for a second graviceptive system in humans. Neurology 2000；55（9）：1298-304.
12）D'Aquila MA, Smith T, et al.：Validation of a lateropulsion scale for patients recovering from stroke. Clin Rehabil 2004；18（1）：102-9.
13）Karnath HO：Pusher syndrome ─ a frequent but little-known disturbance of body orientation perception. J Neurol 2007；254（4）：415-24.
14）Karnath HO, Broetz D：Understanding and treating "pusher syndrome". Phys Ther 2003；83（12）：1119-25.
15）阿部浩明：Contraversive pushing の評価と治療．理学療法研究 2010；28：10-20.

LECTURE 12

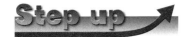

1. 急性期リハビリテーションのガイドライン

「脳卒中治療ガイドライン 2015」[1] には，「不動・廃用症候群を予防し，早期の日常生活動作（ADL）向上と社会復帰を図るために，十分なリスク管理のもとにできるだけ発症後早期から積極的なリハビリテーションを行うことが強く勧められる（グレード A）．その内容には，早期座位・立位，装具を用いた早期歩行訓練，摂食・嚥下訓練，セルフケア訓練などが含まれる」と明記されている．学習性の不使用，筋萎縮，不動による筋の短縮，循環機能の低下など廃用症候群を予防する視点は，急性期の理学療法において非常に重要である．

その他，「脳卒中ユニット，脳卒中リハビリテーションユニットなどの組織化された場で，リハビリテーションチームによる集中的なリハビリテーションを行い，早期の退院に向けた積極的な指導を行うことが強く勧められる（グレード A）」「急性期リハビリテーションにおいては，高血糖，低栄養，痙攣発作，中枢性高体温，深部静脈血栓症，血圧の変動，不整脈，心不全，誤嚥，麻痺側の無菌性関節炎，褥瘡，消化管出血，尿路感染症などの合併症に注意することが勧められる（グレード B）」と記載されている．

急性期理学療法に関連するエビデンス

中大脳動脈領域の梗塞例を対象とした研究[2] では，発症から 14 日以内に無作為に下肢のトレーニング群，上肢のトレーニング群，エアスプリントを用いた上下肢固定群の 3 群に分け，下肢のトレーニング群と上肢のトレーニング群は発症から 20 週まで，週に 5 日，30 分の理学療法と作業療法を受けた．下肢のトレーニング群は，座位，立位，下肢への荷重そして歩行トレーニングが集中的に行われ，歩行の安定性と速度が向上するように実施された．利用可能な場合にはトレッドミルによるトレーニングも導入し，障害が重度で難渋する場合は上下肢の筋力強化を行った．上肢のトレーニング群は，ボールへのパンチング，把握，対象物の移動など，上肢の筋力と手の活動を促通するものであった．エアスプリントを用いた上下肢固定群は，麻痺側の上肢と下肢を背臥位にて週に 5 日間，30 分間固定した．

その結果，6・12・20 週後の ADL（バーセルインデックス）は，下肢トレーニング群が有意に高かった．また，歩行能力（Functional Ambulation Category）においても，6・12・20 週後において，下肢トレーニング群が有意に高かった．上肢の巧緻性（action research arm test）では，発症から 6 週目までは下肢トレーニング群が有意に高く，12・20・26 週後は上肢トレーニング群と下肢トレーニング群がエアスプリント群より有意に高かった．この結果は，下肢を対象としたトレーニングが上肢のトレーニングや固定より，ADL などの改善に有効であることを示している．

95 例の脳卒中患者を，集中的治療群（50 例）と通常治療群（45 例）の 2 群に無作為に割り付け，その効果を検証した研究[3] では，発症 3 か月の時点で有意に集中的治療群の治療時間が多くなった．治療時間の配分については，理学療法士による治療，理学療法士助手による治療は 3 か月の時点で有意に集中的治療群に多かったが，作業療法の実施時間には有意差がなかった．発症から 1 週間後の評価において，集中的治療群のほうが通常治療群よりも有意に ADL のスコアは低かったが，3 か月経過時点での同スコアは，集中的治療群で有意に高くなった．また，運動機能のテスト（Katz と Ford の方法）の結果は，発症から 1 週間後のスコアでは通常治療群が有意に高かったが，発症 3 か月後には逆転し，6 か月後，12 か月後もその差は維持された．

2. 回復期リハビリテーションのガイドライン

「脳卒中治療ガイドライン 2015」[1] には，「移動，セルフケア，嚥下，コミュニケーション，認知などの複数領域に障害が残存した例では，急性期リハビリテーションに引き続き，より専門的かつ集中的に行う回復期リハビリテーションを実施することが勧められる（グレード B）」「転帰予測による目標の設定（短期ゴール，長期ゴール），適切なリハビリテーションプログラムの立案，必要な入院期間の設定などを行い，リハビリテーションチームにより，包括的にアプローチすることが勧められる（グレード B）」「合併症および並存疾患の医学的管理を行いながら，脳卒中で生じうるさまざまな障害や問題に対して，薬物療法，理学療法，作業療法，言語聴覚療法，手術療法などの適応を判断しながらリハビリテーションを行うことが勧められる（グレード B）」と記載されている．練習時間が

LECTURE
12

長いほど良好な機能的自立度評価法（FIM）が得られ，自宅退院率が高く，また在宅復帰率が高い[1]．1日あたりに提供される理学療法単位数が多いほどADLが改善し，自宅復帰率が向上する[1]とされる．

3. 維持期リハビリテーションのガイドライン

「脳卒中治療ガイドライン2015」[1]には，「回復期リハビリテーション終了後の慢性期脳卒中患者に対して，筋力，体力，歩行能力などを維持・向上させ，社会参加促進，QOLの改善を図ることが強く勧められる（グレードA）．そのために，訪問リハビリテーションや外来リハビリテーション，地域リハビリテーションについての適応を考慮するよう強く勧められる（グレードA）」「在宅生活を維持，支援するための間欠入院によるリハビリテーションは行うことを考慮しても良い（グレードC1）」「個々の患者の障害・ニードに対応したオーダーメイドのリハビリテーション・アプローチを行うよう勧められる（グレードB）」「復職を希望する場合，就労能力を適切に評価し，その上で，職業リハビリテーションの適応を考慮しても良い（グレードC1）」と記載されている．慢性期片麻痺患者においても，下肢の筋力増強トレーニングや歩行トレーニング，有酸素運動，ホームプログラムなどの実施により麻痺側の下肢の筋力が向上し歩行能力が高まる[1]とされる．

4. 運動障害・ADL に対するリハビリテーションのエビデンス

「脳卒中治療ガイドライン2015」[1]では「脳卒中後遺症患者に対しては，機能障害および能力低下の回復を促進するために早期から，積極的にリハビリテーションを行うことが強く勧められる（グレードA）」「発症後早期の患者では，より効果的な能力低下の回復を促すために，訓練量や頻度を増すことが強く勧められる（グレードA）」「下肢機能やADLに関しては，課題を繰り返す課題反復訓練が勧められる（グレードB）」と記載されている．練習量の増加により死亡率が減少し，ADLや歩行速度が向上することはエビデンスがある．理学療法においてはかかわれる時間は単位制のため限られるが，その限られた時間のなかで運動量を増やすことを常に意識して治療にあたる必要があることを示唆している．

実際の動作を繰り返し練習する課題反復練習は，下肢の機能改善に有効でADLにも有効である．機能的再組織化を図るために重要な事項として，目的思考的な運動課題であること，課題特異的な運動課題であること，さまざまな環境下での運動課題であること，難易度が調整された課題であることがあげられる．すなわち，課題の難易度が理学療法士によって調整された状態で，患者自身が主体的に運動を行い，トレーニングの目的が明確でかつ課題に直結したものであることが望ましいということを意味する．各種のトレーニングのあり方においても，常に念頭におく必要がある事項である．なお，PNF（proprioceptive neuromuscular facilitation；固有受容性神経筋促通法）やボバース（Bobath）法などのファシリテーションテクニックの治療効果ははっきりしておらず，「脳卒中治療ガイドライン2015」[1]では推奨されていない．

■引用文献

1) 日本脳卒中学会 脳卒中ガイドライン委員会編：リハビリテーション．脳卒中治療ガイドライン2015．協和企画；2015．p.269-318.
2) Kwakkel G, Wagenaar RC, et al.：Intensity of leg and arm training after primary middle-cerebral-artery stroke：a randomised trial. Lancet 1999；354 (9174)：191-6.
3) Sivenius J, Pyörälä K, et al.：The significance of intensity of rehabilitation of stroke — a controlled trial. Stroke 1985；16 (6)：928-31.

脳卒中後片麻痺に対する回復期の介入

LECTURE 13

到達目標

- 回復期における理学療法の目的を理解する.
- 回復期における関節可動域トレーニング, ストレッチの意義を理解する.
- バランストレーニングにおける難易度の調整について理解する.
- 回復期における歩行障害に対するアプローチについて理解する.

この講義を理解するために

　回復期における理学療法は, 機能障害や活動制限の最大限の回復および適切な代償手段の獲得による参加制約の改善が目標の一つです. そのためには, 各患者の多様な病態を評価・分析することが非常に重要であり, それらの病態分析に基づいてアプローチを検討する必要があります. また, 患者の参加制約の改善のためには, 医学的情報だけでなく, 生活環境や社会的役割などの情報についての理解が重要となります.

　この講義では, 各障害に対するアプローチの問題点や具体的な対応策について学びます. また, 生活範囲の拡大を目指すうえで課題の一つである歩行や階段昇降について概説します. 講義の後半では, 注意機能が歩行に与える影響について学びます.

　脳卒中後片麻痺に対する回復期の介入を学ぶにあたり, 以下の項目をあらかじめ学習しておきましょう.

□ 脳卒中後片麻痺患者における運動障害や回復過程を復習しておく (Lecture 6 参照).

□ 脳卒中後片麻痺患者の歩行の特徴について復習しておく (Lecture 8 参照).

□ 脳卒中後片麻痺患者の一般的なトレーニング方法を復習しておく (Lecture 9 参照).

□ 装具療法や電気刺激療法の基礎知識を復習しておく (Lecture 10 参照).

講義を終えて確認すること

□ 脳卒中後片麻痺患者の痙性麻痺 (痙縮) の特徴と介入の注意点が理解できた.

□ 脳卒中後片麻痺患者のバランストレーニングの注意点が理解できた.

□ 脳卒中後片麻痺患者の立位姿勢の特徴が理解できた.

□ 脳卒中後片麻痺患者の歩行障害と代償動作のもつ意味について理解できた.

□ 脳卒中後片麻痺患者の歩行改善に向けたトレーニングが理解できた.

□ 脳卒中後片麻痺患者の障害物またぎ動作の特徴が理解できた.

□ 脳卒中後片麻痺患者の階段昇降動作の特徴が理解できた.

LECTURE 13

1. 脳卒中後片麻痺に対する回復期における理学療法の考え方

機能障害 (impairment)
▶ Lecture 7 参照.
活動制限 (activity limitation),
参加制約 (participation
restriction)
▶ Lecture 8 参照.

ADL (activities of daily living;
日常生活活動)

MEMO
回復期リハビリテーション病棟の
入棟上限日数 (2020 年)
脳血管障害は 150 日, 高次脳
機能障害を伴う重度脳血管障害
は 180 日である.

　全身状態が安定してくる回復期の脳卒中後片麻痺の理学療法では, 積極的な介入により, 最大限の機能障害および活動制限の回復や, 適切な代償手段の獲得によって参加制約の改善である在宅復帰や職場復帰を目指す必要がある. しかし, 入院期間中の機能障害や活動制限の改善に終始するのではなく, 退院後の生活も十分に考慮して目標を設定し, 目標を共有したうえでアプローチすべきである.

　脳卒中後片麻痺患者の長期経過の調査では, 発症 6 か月後に ADL (日常生活活動) や運動機能が最も改善していたが, 発症 5 年後には 6 か月時と比較するとこれらの有意な低下がみられており, 発症 2 か月時の程度まで低下していた[1]. これを単に退院後の問題とするのではなく, 回復期をその後の在宅などでの生活期のための時期であると認識し, より良い生活を継続していくことを視野に入れて介入する.

2. 回復期理学療法の実際

1) 痙性麻痺 (痙縮) への対応

　回復期においては, 低活動または不動の進行や運動麻痺の改善とともに痙縮が増強する患者がみられ, 痙縮の増強に伴って筋短縮や関節拘縮, 活動制限が生じる可能性がある.

　痙縮は, 中枢性要因と末梢性要因に分けて考える (**図 1**)[2]. 中枢性要因は, 中枢神経系の変化による脊髄反射回路の興奮性増大などである. 末梢性要因は, 不動や不使用によって筋短縮, 関節拘縮が生じ, 末梢組織の伸張性が減少することで筋紡錘の感受性が高くなり, 伸張刺激に対して過敏となることで, 痙縮を助長させる[3]. 筋短縮や関節拘縮は痙縮を助長する可能性があり, 痙縮の助長はさらなる不使用を助長するという悪循環を生み出す. これらの点から, 痙縮に対するアプローチでは, 患者の病態に応じて, 末梢性要因に対しても検討する必要がある.

2) 関節可動域トレーニング, ストレッチ

　脳卒中後片麻痺患者では, 足関節の背屈の際の関節拘縮や足関節底屈筋に痙縮を有する患者が多く, 足関節の背屈制限は, 歩行や階段昇降など多くの動作に影響を与え

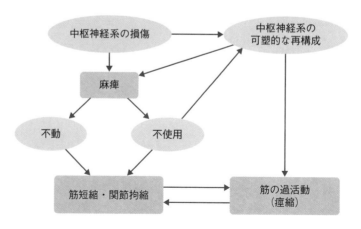

図 1　痙性麻痺の病態
痙縮は, 中枢神経系の損傷だけに由来するわけではなく, 麻痺による二次的な関節拘縮などの末梢性の変化も痙縮を助長する要因となる.
(道免和久編:ニューロリハビリテーション. 医学書院;2015. p.261-9[2] をもとに作成)

LECTURE
13

るため，臨床的にも治療対象となりやすい．足関節底屈筋に対するストレッチでは，ストレッチボード上で立位をとり自重を加えることで，徒手的なストレッチよりも持続的かつ十分な伸張を加えることができる．ストレッチを自主的にトレーニングできる患者であれば，積極的に実施してもらい，治療および予防に努める．セラピストによる徒手的なストレッチは，退院後に継続が難しいため，退院後にも継続できる動作練習を通じた動的ストレッチなどの方法を検討する．継続するためには，入院中から実施し，習慣化していく．

3）電気刺激療法，装具療法

「脳卒中治療ガイドライン2015」では，「痙縮に対し，高頻度の経皮的電気刺激を施行することが勧められる（グレードB)」[4]とされている．また，電気刺激療法は，単独よりも他の治療方法と併用して用いることが望ましいという報告もある[5]．回復期の脳卒中後片麻痺患者の足関節底屈筋の痙縮に対して，ストレッチボード単独，ストレッチボードと電気刺激療法を併用した際の即時的な影響を調査した報告では，併用したほうが即時的な痙縮の抑制と他動的関節可動域の増加がみられている[6]．ストレッチと電気刺激療法を併用することで，中枢性と末梢性要因の両者に対してアプローチできるためと考えられる（**図2**）．

上肢においては，手指，手関節屈曲筋群優位の筋緊張亢進がみられ，この状態が慢性化すると，筋腱組織の弾性低下，手指関節の活動性減少によって拘縮を引き起こす可能性がある．「脳卒中治療ガイドライン2015」では，「麻痺側上肢の痙縮に対し，痙縮筋を伸長位に保持する装具の装着または機能的電気刺激付装具を考慮しても良い（グレードC1)」とされている[4]．上肢は，歩行やバランストレーニング時にも筋緊張亢進がみられることがあり，上肢装具を装着した状態で練習することを検討してもよい（**図3**）．

4）バランストレーニング

脳卒中後片麻痺患者は，片側性に生じる障害の影響から，座位や静止立位においても姿勢の非対称性が生じている場合がある．患者のバランス機能を評価し，多様な運動障害や高次脳機能障害などとの関連をふまえ，バランス障害の原因を分析することが肝要である．

バランス障害の原因を精査せず，リーチ動作やステップの練習，片脚立位やタンデム歩行などの難易度の高い動的なバランストレーニングを実施することや，徒手的な操作，すぐに介助するなどは，バランストレーニングとして不適切である．適切なバランストレーニングを行うためには，患者の問題点や能力に応じて，物的介助の有無

電気刺激療法，装具療法
▶ Lecture 10 参照.

「脳卒中治療ガイドライン2015」の推奨のグレード
▶ Lecture 4 参照.

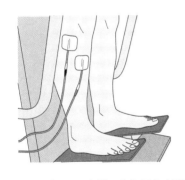

図2 ストレッチボードと電気刺激療法の併用
電気刺激は，総腓骨神経と前脛骨筋に感覚閾値以上の強度で実施する．

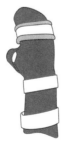

図3 痙縮に対する上肢装具
手関節，手指伸展保持装具．

LECTURE **13**

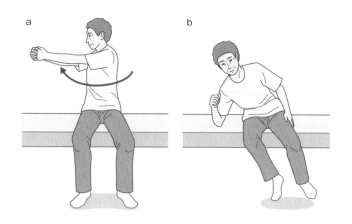

図4　座位バランストレーニング
a：体幹回旋動作．後ろを振り向く程度まで回旋することで，後方へのバランス制御も加わる．
b：下肢が接地しない状態での体幹側屈動作．接地しないことで，体幹を優位に動員したバランス制御の練習となる．

や運動方向，運動範囲の設定などで難易度を調整し，患者自身が制御できる練習環境を提供し，徐々に難易度を高くしていく．練習中は，意図したバランス反応が出ているか，過剰な代償戦略となっていないかを詳細に観察しつつ，適切なフィードバックを与える．

（1）座位バランストレーニング

　回復期においても重症患者では，座位バランストレーニングから開始する場合もある．体幹機能評価は，座位バランスを定量的に評価できないが，座位で各動作を行って採点するため，質的な側面も評価すれば，座位バランスの評価として有用である．

　座位バランストレーニングを行う場合も極力，介助者が修正する必要が生じない課題や環境を設定する．座位保持には体幹機能だけでなく，安定した支持基底面を形成するために下肢機能を含めたバランス制御が必要である．そのため，座面の高さや硬さ，支持物の有無，課題設定などが重要である（**図4**）．

（2）立位バランストレーニング

　脳卒中後片麻痺患者では，運動麻痺などによって足関節戦略がみられにくいため，体幹や股関節戦略によるバランス制御となりやすく，静止立位時からバランスの制御が行いやすい非麻痺側に重心を偏移させていることが多い（**図5**）．患者によっては，麻痺側に足圧中心が偏移している場合もある．立位での非対称性と歩行での非対称性や歩行の変動性（不安定性）には関係があり[8]，歩行の非対称性は，歩行能力や立位バランス能力に影響する[9]．立位で非対称となる患者では，歩行時にも非麻痺側の立脚期時間が延長し，非対称性が増強している場合が多い．そのため，歩行障害にアプローチするのであれば，まずは立位バランスの評価やアプローチを検討する．

　特に，立位バランストレーニングの際に手すりや平行棒を把持している場合，上肢優位での制御の練習となっていることが多い．上肢の補助は，リスク管理上必要な場面もあるが，最小限にしつつ，患者自身のバランス反応が最大限に発揮される課題を設定する．

　加えて，代償動作の観察も重要である．過剰な代償動作が頻回にみられる場合，意図した練習ができていない可能性があり，難易度の調整や病態分析を再度検討する（**図6**）．

 MEMO

体幹機能評価
（trunk impairment scale）
脳卒中の体幹機能評価として開発され，日本語版も紹介されている[7]．静的座位バランス7点，動的座位バランス10点，協調動作6点の3セクションで構成され，総得点は23点となる．座位で足を組む，肘でベッドに触れる，体幹の回旋などの項目がある．

MEMO

足関節戦略（ankle strategy），
股関節戦略（hip strategy）
立位における姿勢制御として，足首でバランスをとることを足関節戦略，股関節でバランスをとることを股関節戦略という．

試してみよう

体重計を2つ置き，その上で静止立位保持をすることで，荷重の非対称性をみることができる．また，片側に最大荷重した際の重量や，数値の変動をみることで，姿勢制御の安定性を簡易的にみることができる．

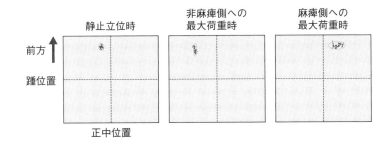

図5　脳卒中後右片麻痺患者の静止立位と両側への最大荷重位の重心動揺計測

静止立位において，足圧中心が非麻痺側に偏移している．非麻痺側への最大荷重時には十分に移動させつつ動揺も少ないが，麻痺側へ行った際には，移動距離が少なく，動揺も大きく，麻痺側の下肢での姿勢制御がうまく行えていないことがわかる.

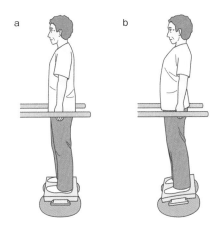

図6　バランストレーニング中の代償戦略

足関節戦略を用いたバランストレーニングを目的に，前後に動く不安定板上で立位保持を行っている.
a：足関節の背屈運動を用いて制御している.
b：前足部に荷重し，腰椎前彎による代償的制御となっている.

5) 歩行トレーニング

(1) 回復期における目標設定

　回復期では，最大限の機能回復を図るとともに，それを活かした動作能力の向上や，機能低下を補う適切な代償動作の獲得，杖や装具などの歩行補助具を用いた新たな動作の獲得を目指す必要がある．そのため，正常歩行とは異なる運動制御戦略の獲得によって，単なる歩行能力の向上ではなく，移動手段としての歩行を獲得していくための学習的側面が要求される．退院後の生活につなげるためには，患者ごとに異なる生活環境や社会的役割，介助者の有無などの情報を考慮して，多角的な視点で問題点をとらえ目標を設定する.

(2) 脳卒中後片麻痺患者の歩行障害と代償動作

　脳卒中後片麻痺患者の歩行における異常な現象について，単なる機能低下ととらえるのではなく，機能低下を代償するための戦略であるという可能性を考慮して介入する．回復期は，他の病期よりも長時間にわたって介入が可能であることが多いため，歩行における異常な現象の改善を目指し積極的に介入する．その際は，正常に近い動作の獲得だけを目指すのではなく，各患者にとって適切な運動がどのようなものかを考える.

　例として，立脚期に生じるロッキングは，前方への重心移動を停滞させるが，立脚期の膝折れを予防し，体幹に対する支持性を担保している場合がある．遊脚期での分回し歩行が，クリアランスや歩幅を確保するための戦略となっている可能性もある.

　一方で，過剰な代償は，腰痛や膝関節痛などの二次的な筋骨格系の問題を生じさせる可能性もある．運動障害を有する患者にとっての適切な運動や歩行を考慮しつつ，患者の問題点に応じて各介入の特性を活かしたアプローチや下肢装具などの代償手段を検討する．患者にとって難易度の高い動作能力の獲得は，退院後の生活で維持できない可能性があることも考慮する.

(3) 練習量の増加

　「脳卒中治療ガイドライン2015」において，歩行障害に対するリハビリテーションでは，「歩行や歩行に関連する下肢訓練の量を多くすることは，歩行能力の改善のために強く勧められる（グレードA）」とされ[4]，多くの報告において，歩行能力の改善

気をつけよう!

身体機能や高次脳機能障害により装具の着脱が自分で行えない患者もいるため，注意が必要である．装具の作製時には着脱に関しても評価や練習が必要である.

MEMO

短下肢装具使用による運動力学的変化の一部に，以下のようなものがある[10].

● 足関節の背屈角度：踵接地時，立脚期や遊脚期の最大値が増加する.
● 膝関節の屈曲角度：踵接地時，立脚期の最大値ともに増加する．遊脚期には差はない.
● 立脚期の足圧中心の前方移動が増加（重心移動の停滞が軽減）する.
● エネルギーコスト（酸素消費量／歩行速度）が減少する.

LECTURE 13

ここがポイント!

運動障害を有する患者にとって，代償動作は必ずしも問題とはならない．代償動作を修正することで，歩行の安全性を低下させる場合もあるため注意が必要である.

課題指向型トレーニング
▶ Lecture 9 参照.

MEMO
トレッドミル歩行により得られる反応
● ケイデンスの増加.
● 立脚後期における股関節の伸展, 足関節背屈角度の増加.
● 前方推進力の増大.
● 麻痺側立脚期の延長による非対称性の軽減.
● 脊柱起立筋の活動の安定化.
● 足関節の底屈筋・背屈筋の痙縮, 過剰な同時収縮の軽減.

ここがポイント!
トレッドミル歩行トレーニングの最初の速度設定
10 m 歩行テストなどによって歩行速度を算出し, それに基づいて実施している場合が多いが, トレッドミル上での歩行は主観的に速く感じやすいため, 平地上の歩行と同程度から開始すると恐怖心が生じる可能性がある. そのため, 平地上の速度よりもやや遅くし, 徐々に速度を上げていく.

MEMO
手すりの把持
平行棒での歩行トレーニングでも同様であるが, 床上歩行への学習の転移を考慮すると, 手すりは引くのではなく, 押すようにして使用するとよい.

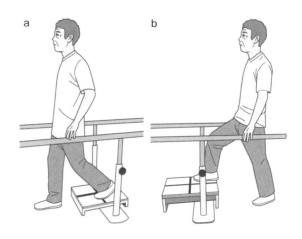

図7 課題指向型トレーニングの例
降段動作を通じて歩行の push off の練習 (a) や, 台へのステップを通じて振り出しの練習 (b) を実施している. 物的介助の使用量や使用物品により難易度を調整するとともに, フィードバックによって円滑な学習を促進する.

には高強度の練習が推奨されている. 練習量の増加は, 歩行速度や歩行耐久性を改善することが報告されており[11,12], 歩行能力の向上のための重要な要素といえる.

　脳卒中患者の多くは運動障害を呈しており, 歩行能力の向上のためには, その基盤となる機能障害の改善を同時進行的に進める必要があり, 筋力増強トレーニングや電気刺激療法などのさまざまな治療アプローチを行う. また, 歩行トレーニングだけでなく, 課題指向型トレーニングにより, 機能障害へのアプローチと, 向上した機能障害を歩行中に最大限活用するために, 関連する運動課題の反復を通じて必要な要素を学習していく (図7).

　トレッドミルを用いた歩行トレーニングも有用である. トレッドミルは, 同一空間で反復的な歩行を行うことができ, 速度調整や支持物 (手すり把持の有無や把持の仕方など) により難易度や練習量を管理できる.

(4) 生活環境の調査

　退院後の生活環境は, 自宅の場合, 敷居や段差などの障害物について, 可能な限り詳細に確認する. セラピストが直接自宅を訪問し, 自宅や周辺の環境を調査することが望ましいが, 訪問できない場合は, 家族の協力が得られるならば, 早期に自宅や周辺の環境の写真撮影を依頼する. 撮影時は, 段差や敷居の高さがわかるように, 牛乳パックなどの基準となる物を設置し, 全体像が写るように撮影してもらう. 可能であれば, 各部位の高さや幅などの寸法を測定するよう依頼する.

(5) 障害物のまたぎ動作

　歩行能力が高い患者であっても, 自宅環境を想定し, またぎ動作や段差昇降を練習する必要がある. 脳卒中患者は, 障害物を麻痺側からまたぐ場合が多いが, またぐ際に前足部が障害物に当たるよりも, またいだ後に障害物に踵が引っかかる可能性が高い[13] (図8). また, 認知的課題を同時に付加した二重課題条件下 (**Step up** 参照) で, その傾向が強くなることが報告されている. そのため, 練習時には障害物の高さを設定するだけでなく, 幅についても考慮して練習する.

(6) 屋外歩行トレーニング

　屋外歩行では, 不整地, 斜面, 坂道, 段差などがあり, 通行人や車に対する注意など, さまざまな環境で安全かつ安定して対処できる能力が必要である. 路面の状態も病院や施設内とは異なるため, 屋内で歩行が自立していても, 屋外では問題が生じる

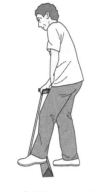

図8 障害物のまたぎ動作
またぐ際よりも, またいだ後に踵が引っかかり, 転倒する危険性が高い. またぎ動作の練習では, 障害物の幅の調整も必要である.

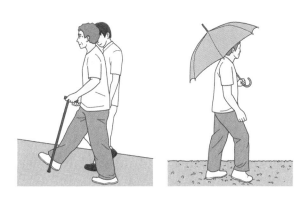

図9 屋外歩行トレーニング
坂道や不整地, 傘をさしながらの歩行など, 患者にとって必要な
環境や動作の練習を設定する.

ことも多い. これらの環境因子は, 患者の生活空間や役割など社会的背景によっても
異なるため, 必要な要素を整理する. さまざまな環境で歩行するためには, 運動麻痺
や感覚障害, バランス障害などの運動機能障害に加え, 注意障害や半側空間無視, 遂
行機能障害などの高次脳機能障害など多様な障害の影響を考慮したうえで, 屋外歩行
動作における問題点を検討する.

　屋外歩行トレーニングを行う場合は, 課題指向型トレーニングの観点から実際の動
作を練習する. 単に屋外を歩くだけでは課題指向型トレーニングにならないため, 患
者にとって必要な能力を考慮し, 屋外歩行のルートを設定する. また, 歩行補助具の
選定, 距離, 傘や荷物を持つなどの難易度調整の視点をもって検討する (**図9**). 屋外
歩行は屋内以上に注意機能を要すため, 注意を選択し分配するために二重課題下
(**Step up** 参照) で練習することも必要である. また, 屋外歩行中にエラーが生じた際
には, 具体的なフィードバックをその場で行うとよい.

6) 階段昇降トレーニング

　生活環境の拡大のためには, 階段昇降などの動作も必要となる. 昇降動作には, 手
すりの有無などの環境面や, 患者の麻痺側の運動機能だけでなく, 非麻痺側の運動機
能, 関節可動域, 筋緊張異常, 感覚障害, 立位バランス能力, 注意障害や身体失認な
どの高次脳機能障害が影響する. 一足一段または二足一段で行うかは, これらの要因
から検討する.

　一般的に, 二足一段で行う場合, 昇段は非麻痺側から, 降段は麻痺側の下肢から行
うが, 特に降段時は遠心性の制御が重要である. 脳卒中患者の階段昇降動作は, 昇段
よりも降段のほうが困難な場合が多い. 二足一段での降段では, 麻痺側を降段させる
際に非麻痺側の下肢に大きく重心を移動して制御し, 前方への転落の恐怖心も影響し
て後方重心となりやすい. また, 麻痺側を降段させる際に踵が段鼻に引っかかるた
め, 後方転倒の危険性が高くなる. このような姿勢での降段のため, 麻痺側の下肢が
内側に接地しやすくなり, 非麻痺側を降段させるスペースをつくることができず, 麻
痺側の下肢を踏んで転倒する場合もある (**図10**).

　これらの対応として, 降段時に後方重心となりすぎないように, 前方への重心移動
を促す. また, 課題指向型トレーニングとして, 平行棒内などで段差の高さを調整
し, 段階的に前方重心を意識して降段を練習するとよい. 降段時に股関節の内転が増
強する患者や片側しか手すりがない場合, 後ろ向きに麻痺側から降段するという方法
もある.

MEMO
コミュニティにおいて制限なく移動するためには, 0.8 m/秒以上の歩行速度が必要であるとされる[14].

MEMO
段鼻
階段の段板の先端部分. 滑り止めなどを付ける部分.

LECTURE 13

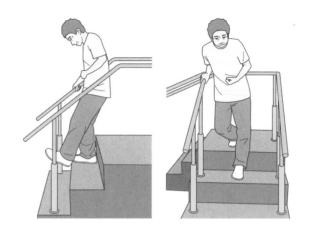

図 10　階段の降段動作
二足一段での降段動作は，麻痺側から行うことが多いが，非麻痺側かつ後方に重心偏移しがちである．また，降段時に麻痺側の下肢が内側に接地しやすくなる．

■引用文献

1) Meyer S, Verheyden G, et al.：Functional and motor outcome 5 years after stroke is equivalent to outcome at 2 months：follow-up of the collaborative evaluation of rehabilitation in stroke across Europe. Stroke 2015；46（6）：1613-9.

2) 道免和久編：ニューロリハビリテーション．医学書院；2015．p.261-9.

3) Gracies JM：Pathophysiology of spastic paresis. II：Emergence of muscle overactivity. Muscle Nerve 2005；31（5）：552-71.

4) 日本脳卒中学会 脳卒中ガイドライン委員会編：脳卒中治療ガイドライン 2015．協和企画；2015．p.288-91，295-8.

5) Stein C, Fritsch CG, et al.：Effects of electrical stimulation in spastic muscles after stroke：systematic review and meta-analysis of randomized controlled trials. Stroke 2015；46（8）：2197-205.

6) 中村潤二，生野公貴ほか：脳卒中片麻痺患者の痙縮に対するストレッチングと電気刺激の併用治療の効果の検討─予備的研究．奈良理学療法学 2012；5：11-4.

7) 楠本泰士，藤井香菜子ほか：痙直型脳性麻痺患者における Trunk Impairment Scale の信頼性と妥当性．理学療法学 2020；47（2）：181-8.

8) Nardone A, Godi M, et al.：Stabilometry is a predictor of gait performance in chronic hemiparetic stroke patients. Gait Posture 2009；30（1）：5-10.

9) Lewek MD, Bradley CE, et al.：The relationship between spatiotemporal gait asymmetry and balance in individuals with chronic stroke. J Appl Biomech 2014；30（1）：31-6.

10) Tyson SF, Sadeghi-Demneh E, et al.：A systematic review and meta-analysis of the effect of an ankle-foot orthosis on gait biomechanics after stroke. Clin Rehabil 2013；27（10）：879-91.

11) Wevers L, van de Port I, et al.：Effects of task-oriented circuit class training on walking competency after stroke：a systematic review. Stroke 2009；40（7）：2450-9.

12) French B, Thomas LH, et al.：Repetitive task training for improving functional ability after stroke. Cochrane Database Syst Rev 2016；11：CD006073.

13) 高取克彦，岡田洋平ほか：障害物またぎ動作中の認知課題付加が脳卒中片麻痺患者の転倒リスクに与える影響．総合リハビリテーション 2011；39（2）：157-62.

14) Perry J, Garrett M, et al.：Classification of walking handicap in the stroke population. Stroke 1995；26（6）：982-9.

LECTURE
13

Step up

脳卒中後片麻痺患者に対する二重課題トレーニング

　歩行は，単に運動を実行するだけでなく，環境に応じた調整が必要であり，歩きながら話す，考え事をするなどの認知活動も随伴する．歩行を移動手段として国際生活機能分類（ICF）の「参加」レベルでとらえ，多様な環境で実用性の高い歩行を獲得するために，歩行中に認知活動が加わることの影響についても考慮する．

　脳卒中患者の歩行は，代償動作を制御するために，脳による随意的な制御の貢献度が高くなり，通常の歩行においても前頭葉の過活動が生じていることが報告されている[1]．また，歩行を反射的な制御から随意的な制御に移行させる要因が示されており（表1）[2]，脳卒中患者は，これらの要因が重複して生じている可能性が高く，歩行を随意的に制御せざるをえないという背景がある．

表1　歩行を随意的な制御に移行させる要因

要因	脳卒中患者において生じる可能性
中枢神経系の障害	○
固有受容感覚の障害	○
触覚，体性感覚の障害	○
視覚障害	△
過度の身体努力	○
疼痛	△
状態不安	○
補助具の使用	○
生体力学的構造の障害	△
聴覚障害	△

○：脳卒中患者に生じる可能性が高い，△：脳卒中患者に生じる可能性がある．
（Clark DJ：Front Hum Neurosci 2015；9：246[2]をもとに作成）

1）二重課題

　複数の課題を同時に遂行することを二重課題という．二重課題では，複数の課題を同時に遂行することにより，個々の課題を単独で行ったときよりもパフォーマンスの低下がみられる．二重課題処理時には，前頭連合野背外側部の活動が生じるとされている[3]．歩行中の二重課題では，歩行速

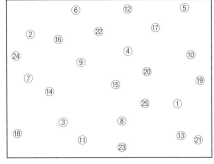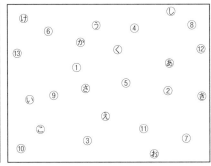

図1　Trail Making Test（TMT）
左：パートA，右：パートB.
（豊倉 穣：脳と精神の医学 1996；7：401-9[7]）

度の低下や，歩行の変動性（動揺）が増大するなどが生じる[4,5]．その要因としては，前頭連合野の処理容量である注意資源を課題の遂行に分配し，歩行動作への分配が減少するためであると考えられる．特に高齢者では，前頭前野の灰白質の質量が低下している人ほど，二重課題処理中の歩行での前頭前野の活動が大きくなる[6]．注意資源の余力がない人ほど前頭葉の過活動が生じ，歩行への影響が生じる可能性がある．

　注意機能を机上で簡便に評価する方法には，仮名ひろいテストや，Trail Making Test（TMT）があり，TMTのパートAは注意の選択性を評価するのに対し，パートBは，注意の分配性，転換性を反映するとされる（図1）[7]．パートAでは，数字を順に線でつないでいく（1-2-3……）．パートBでは，数字-平仮名の順に線でつないでいく（1-あ-2-い-3-う……）．いずれも鉛筆を紙から離さないようにし，その時間や，鉛筆が紙から離れた回数を計測する．

　TMTはあくまでも机上の検査であり，歩行中の注意分配機能の影響を評価するには，実際に動作中に二重課題を行い，その反応を評価することが望ましい．二重課題には計算課題や語想起などの認知課題や，ボールやトレイを運ぶなどの運動課題があり，患者の認知機能や運動機能によって影響を強く受ける課題は異なる．そのため，さまざまな課題を選択して負荷することで，負荷した課題のエラーや歩行の変化が生じないか，それぞれの反応を評価する．また，単に二重課題を行うのではなく，患者の日常生活で想定される課題を選択する必要がある．特に，回復期から在宅復帰や生活範囲の拡大を目指す患者であれば，自宅内にとどまらず，ショッピングセンターや駅など人の多い環境での歩行や，その際に二重課題を負荷することで，患者の生活環境における問題点を評価することが可能である．

LECTURE
13

2) Stops walking when talking (SWWT) test

　歩行中の認知的負荷の影響を評価する方法として，Stops walking when talking（SWWT）test がある（図2）．これは，歩行中に話しかけた際に停止するかを評価するという簡易な試験である．歩行時には，課題や環境に応じて前頭前野の活動が必要となるが，話しかけられることで前頭機能が過度に動員され，歩行への干渉が生じた結果，停止すると考えられる．これを用いて高齢者や脳卒中患者の転倒予測を行った報告においては，停止する人では転倒リスクが増大していることが示されている[8,9]．

3) 二重課題トレーニング選択時のポイント

　認知的負荷を加えた状態での練習方法に，二重課題トレーニングがある．これは歩行中に認知的な負荷のある課題や計算課題，語想起などの認知課題や運動課題を組み合わせる練習である．歩行中の二重課題が前頭葉の活動に与える影響を調査

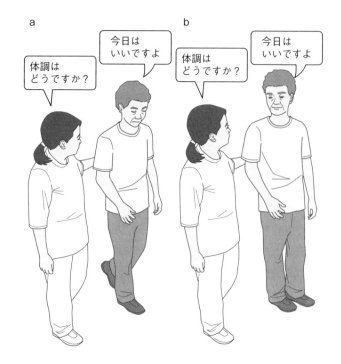

図2　Stops walking when talking（SWWT）test
歩行中に話しかけられて停止する患者（b）は，認知的制御への干渉を受けやすく，転倒リスクが高い．

した研究では，脳卒中患者は，通常の歩行においても前頭葉が過活動となっており，またぎ動作をした際に頭文字から語想起を促す流暢性課題時（「あ」で始まる言葉：あり，アイス，あめ，など）よりも高かった．特に運動麻痺が強い患者ほどその傾向が強くなり，歩行速度の低下が著しかった[1]．つまり，運動麻痺が強い患者では，運動を随意的に制御せざるをえなくなり，前頭葉が強く動員され，歩行への干渉が生じる．脳卒中患者では，運動の制御に随意的制御が要求され，そこに認知的負荷が加わることで，歩行に干渉することが示されている．

　二重課題トレーニングによる二重課題処理能力の改善は，課題特異的な改善であることが報告されており，認知的負荷を加えた練習を行うと，認知的二重課題（計算課題）での歩行能力が改善し，運動負荷を加えた練習を行うと運動的二重課題（トレイ運び）での歩行能力が改善することが報告されている[10]．そのため，単にしりとりやボール運びといった二重課題を選択するのではなく，患者の能力や環境，獲得すべき能力をふまえた練習種目，難易度を選択する必要がある．

■引用文献

1) Hawkins KA, Fox EJ, et al.：Prefrontal over-activation during walking in people with mobility deficits：interpretation and functional implications. Hum Mov Sci 2018；59：46-55.
2) Clark DJ：Automaticity of walking：functional significance, mechanisms, measurement and rehabilitation strategies. Front Hum Neurosci 2015；9：246.
3) Baddeley A, Della Sala S, et al.：Dual-task performance in dysexecutive and nondysexecutive patients with a frontal lesion. Neuropsychology 1997；11（2）：187-94.
4) Beauchet O, Dubost V, et al.：Dual-task-related gait changes in transitionally frail older adults：the type of the walking-associated cognitive task matters. Gerontology 2005；51（1）：48-52.
5) Hollman JH, Kovash FM, et al.：Age-related differences in spatiotemporal markers of gait stability during dual task walking. Gait Posture 2007；26（1）：113-9.
6) Wagshul ME, Lucas M, et al.：Multi-modal neuroimaging of dual-task walking：structural MRI and fNIRS analysis reveals prefrontal grey matter volume moderation of brain activation in older adults. Neuroimage 2019；189：745-54.
7) 豊倉 穣：情報処理速度に関する簡便な認知検査の加齢変化—健常人における paced auditory serial addition task, trail making test の検討．脳と精神の医学 1996；7：401-9.
8) Lundin-Olsson L, Nyberg L, et al.："Stops walking when talking" as a predictor of falls in elderly people. Lancet 1997；349（9052）：617.
9) Hyndman D, Ashburn A：Stops walking when talking as a predictor of falls in people with stroke living in the community. J Neurol Neurosurg Psychiatry 2004；75（7）：994-7.
10) Liu YC, Yang YR, et al.：Cognitive and motor dual task gait training improve dual task gait performance after stroke－a randomized controlled pilot trial. Sci Rep 2017；7（1）：4070.

LECTURE 14

脳卒中後片麻痺に対する理学療法の実際(1)
急性期

到達目標

- 脳卒中急性期の片麻痺患者に対する理学療法評価の進め方を理解する.
- 脳卒中による脳の損傷領域と症状との関係性を把握する.
- 脳卒中後の能力低下と症状との関連を理解する.
- 脳卒中急性期の重度片麻痺患者に対する急性期理学療法の進め方を理解する.

この講義を理解するために

　この講義では, 脳卒中急性期の理学療法の実際について, 症例を提示し, 具体例をとおして理学療法評価から問題点の把握, 目標の設定と治療方針の決定, 治療プログラムの立案と実施について学びます.

　急性期の脳卒中後片麻痺患者に対する理学療法を学ぶにあたり, 以下の項目をあらかじめ学習しておきましょう.

　□ 脳の機能と構造を復習しておく (Lecture 2, 3 参照).

　□ 脳血管障害の病理について復習しておく (Lecture 4 参照).

　□ pusher 現象や半側空間無視などの高次脳機能障害について復習しておく (Lecture 11, 12 参照).

　□ 脳卒中理学療法におけるリハビリテーションの開始基準と中止基準を復習しておく (Lecture 12 参照).

　□ 脳卒中急性期の基本的なトレーニング方法について復習しておく (Lecture 12 参照).

講義を終えて確認すること

　□ 脳卒中急性期の片麻痺患者に対する理学療法評価において必要となる情報, 実際の評価の進め方が理解できた.

　□ 脳卒中による脳の損傷領域と予測される症状と実際に出現した症状との関係性が把握でき, 病態と症状とのマッチングについて理解できた.

　□ 脳卒中後の問題点の把握, 機能障害および能力低下と治療方針の立て方について理解できた.

　□ 脳卒中急性期の重度片麻痺患者に対する急性期理学療法プログラムの立案, 実際の進め方について理解できた.

LECTURE
14

1. 情報収集（事前に収集可能な情報）

1）処方箋からの情報

● **年齢，性別**：72 歳，女性．

● **診断名**：右視床出血．

● **リスク管理**：発症後 3 日目まで収縮期血圧の上限は 140 mmHg で管理する．その後は，4〜7 日目まで 160 mmHg，それ以降は 180 mmHg とする．

● **処方**：理学療法，作業療法，言語聴覚療法．

● **既往歴**：高血圧，関節リウマチ（RA）（10 歳代に発症．炎症期には歩行不可能となり，這って移動しながらも自立した生活を送っていたが，20 歳代で寛解．その後，再燃なく経過），不整脈，腰椎ヘルニア（現在は無症状）．

2）カルテからの情報

（1）現病歴

突然の左片麻痺で発症．救急病院へ搬送され，GCS は E4-V4-M6，CT にて右視床出血を認め，保存的加療がなされた．同日，家族の希望で当院へ転院した．

（2）治療方針

保存的加療として，再出血を予防するための降圧薬と脳浮腫を改善するための高張液が投与された．

（3）発症から理学療法介入開始までの経過

血腫の拡大はなく経過した．JCS は 2 であった．夜間，独語が多く，手すりを使って自力で起き上がり，柵を乗り越えようとするため，常に監視が必要な状態であった．

（4）家族状況

長男と 2 人暮らしである．

3）画像所見からの情報

病巣は視床の外側部を中心とした高吸収域で，病変の圧排により，第三脳室や松果体などが左方向へシフト（midline shift）している（**図 1**）．血腫は，視床外側から内包そして上方では放線冠に及んでいる．視床から中脳にかけて高吸収域となり，中脳大脳脚にも高吸収域が確認できる．発症後 40 日目の MRI T2 強調画像を**図 2**に示す．病変は視床の後外側部，内包後脚，放線冠に及んでおり，皮質脊髄路（錐体路）と感覚路が損傷している．

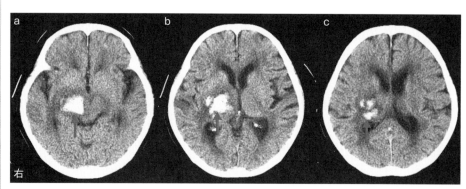

図 1　発症後 4 日目の CT 像
a：高吸収域は中脳大脳脚と被蓋部の一部に及ぶ．
b：高吸収域は視床の外側部と内包後脚に及ぶ．
c：高吸収域は放線冠の一部に及ぶ．

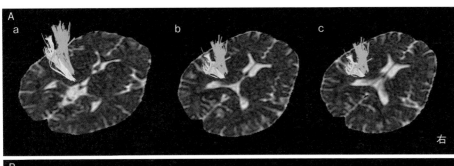

図2　発症後40日目のT2強調画像
a：高信号域は中脳大脳脚と被蓋部の一部に及ぶ.
b：高信号域は視床の外側部と内包後脚に及ぶ.
c：高信号域は放線冠の一部に及ぶ.

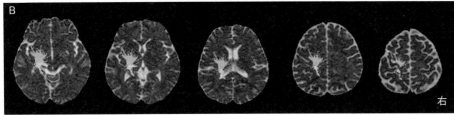

図3　視床周辺の皮質脊髄路と感覚路の走行
A：aでは感覚路が視床の後外側部を走行し，皮質脊髄路が内包後脚を走行している様子が確認できる. bはaより1スライス上のスライスとなり，感覚路と皮質脊髄路がともに内包後脚を走行しており，感覚路が後方で皮質脊髄路が前方を走行する. cはbの1スライス上となり，bと同様に2つの経路は近接して放線冠を走行している.
B：上方からの視点で左から，中脳，大脳基底核，放線冠，半卵円中心，頭頂部スライスにおける皮質脊髄路と感覚路の走行の様子を示している.
A：右後方から，B：上方から. ――：皮質脊髄路，――：感覚路.

本症例の出血は視床の外側部であり，出血元は視床膝状体動脈と考えられる. 視床膝状体動脈からの出血では，片麻痺の出現，感覚障害（視床の後外側腹側核が体性感覚の中継核であるために生じる）が出現する頻度が高い. 片麻痺が出現するのは，視床からの出血が内包へ進展するか，あるいは放線冠へ進展することによって皮質脊髄路が損傷することで生じる. 感覚の障害は，触覚や振動覚，位置覚や運動覚といった意識にのぼる固有感覚を伝える後索-内側毛帯路と，温度覚と痛覚を伝える脊髄視床路はともに視床の後外側腹側核にてシナプス接合してその後一次体性感覚野に投射される（Lecture 3参照）. 図3に視床の周辺の皮質脊髄路と感覚路の走行の様子を示す. この画像情報から，損傷領域は後外側腹側核および外側腹側核で，理学療法評価への活用としては，感覚経路の直接的な損傷と錐体路の直接的な損傷から重度の感覚障害，重度の片麻痺の出現が予測される. また，右半球損傷例であり，左半側空間無視，病態失認などが出現する可能性もある. 視床後外側部損傷は，pusher現象の出現が予測される[1].

LECTURE
14

4) 他部門からの情報

(1) 医師からの情報

発症翌日に血腫の増大はない. 急性期保存的加療と急性期リハビリテーションを実施し, その後は回復期リハビリテーション病棟のある病院へ転院してリハビリテーションを継続する. リハビリテーション中の上限最高血圧は, 発症後3日目まで140 mmHg未満, 4日目から160 mmHg未満, 7日目から180 mmHg未満とする.

(2) 看護師からの情報

食事摂取は自力で可能だが, 他のADL (日常生活活動) は介助を要する. 夜間は不穏で起き上がり, ベッド柵を乗り越えるような行動があり危険なため, 非麻痺側 (右側) を壁に寄せるようにベッドを配置している.

(3) 作業療法部門からの情報

左上肢の重度片麻痺に対して, 両手での作業課題を中心に実施する. その他, 起き上がりと移乗動作のトレーニングも行う. BIT (行動性無視検査) は116/146, 脳卒中上肢機能検査は右30/32 (94%), 左4/32 (13%) であった.

(4) 言語聴覚療法部門からの情報

全般的な注意障害と脱抑制, 左半側空間無視がみられる. 嚥下障害は観察されず, 経口摂取が開始されている. 軽度の構音障害に対して, 顔の体操を指導する.

2. 理学療法評価

1) 初回評価 (ベッドサイドでの理学療法評価, 発症後2日目)

(1) 初回の状態

覚醒しており, ベッド臥床中. ベッドは非麻痺側 (右側) が壁に向くように設置されている. 左の前腕に静脈ラインが確保され, 心電図モニターにより管理されている.

(2) インタビューによる評価

a. 意識障害

JCSは2, GCSはE4-V4-M6であった.

b. コミュニケーション

コミュニケーションは可能だが, 初期には意味不明の言動が多く, 的を射た返答が聴取できなかった (例:「ご飯を食べるとき, むせることはありませんか?」の問いに「1時間ほど前にお昼を食べたが, 農園でヨーグルトをいただいた」など). 現状ではせん妄のため, 主訴や要望 (hope, needs) を的確に把握するのは難しかった.

今の不自由 (特に左上下肢) について尋ねると,「変わったことはなく, 困っていることはない」と返答する. 左上下肢を動かすよう指示すると, 初めて力が入りにくいこととしびれを自覚したが, 動かないということは主張できない. 動かないことを視覚的に確かめた後では,「あれ? 本当だ」という認識に変わる. 時間をあけて再度問うと, 前述と同じ過程をたどる. このように, 病態失認が認められた. また, 常に右側へ頸部を回旋しており, 半側空間無視が強く疑われた.

(3) 神経学的検査

a. 運動機能

運動麻痺に対する認識が不十分で,「両手を上げてください」という指示に右手だけを上げ,「両足を曲げてください」という指示に右脚だけを屈曲した. 左手が上がっていない, 左脚が曲がっていないことは, 指摘するまで気がつかなかった.

随意運動は観察されなかったが, 非麻痺側の上下肢を随意的に動かした際に, 麻痺側に筋収縮 (連合反応による筋収縮) が生じることが確認できた. 腱反射と筋緊張は,

上下肢ともに軽度亢進していた．手指の筋緊張は低下していた．

　ブルンストロームステージでは，上肢がⅡ，手指がⅠ，下肢がⅡに該当した．

b. 感覚障害

　感覚障害は運動機能と同様に訴えがなかったが，閉眼しての検査では，表在覚，深部覚ともほぼ脱失していた．

c. 関節可動域

　関節リウマチによる変形のため，両側膝関節に外反変形と肘関節に軽度の屈曲・伸展制限がみられた．2日目であり，今回の脳卒中発症に関連する関節可動域制限はなかった．座位などの抗重力肢位になると，麻痺側の肩関節に1横指の亜脱臼がみられた．

(4) 起居・移乗動作の評価

a. 寝返り

　麻痺側（左側）の上肢の位置に注意が向けられず，寝返りは可能だが，麻痺側の上肢が背側に滑り落ちて体幹の下敷きとなり，肩関節を損傷する可能性があるため，麻痺側の上肢を操作する介助が必要であった．それ以外は自力で可能であった．

b. 起き上がり

　軽介助で可能であった．寝返りと同様に，麻痺側の上肢に注意が向けられず，介助して腹部の上に位置させる必要があった．他には，起き上がる際に，体幹を屈曲させる軽度の介助を加えれば可能であった．実際，夜間に手すりを使用して独力で起き上がっていることがあるが，麻痺側の上肢が管理できないため，基本的には介助が必要である．脱抑制があり，動作が性急で安全に配慮する様子がなかった．

c. 座位保持

　pusher 現象の出現で，非麻痺側の上下肢でベッドを押すように突っ張り麻痺側へ傾斜して転倒するため，介助なしでは座位の保持は不可能であった．常に押す現象がみられるため，全介助であった．

　車椅子座位でも非麻痺側の上肢で押す現象があった．非麻痺側の手でアームレストをつかまず，両手を組むように指示すると押す現象が抑制され，車椅子上では大きな姿勢傾斜がなく座位が保持できた．

d. 立ち上がり

　強い pusher 現象があり麻痺側へ傾斜し転倒するため，介助なしでは立ち上がれない．介助しても下肢で押す現象が著明で，全介助の状態よりも介助量が多い状態であった．

e. 移乗

　立ち上がり同様，自力での移乗は不可能であった．特に麻痺側の下肢で殿部を回旋させる際に強い pusher 現象が出現するため，介助量が多い．遠位の手すりに手をかけると，その手で押すため介助量が増大した．脱抑制があり，動作が性急で安全に配慮する様子がなかった．

f. 立位保持

　pusher 現象が強く，長下肢装具装着下でも麻痺側へ身体軸が傾斜し，介助なしでは立位の保持は不可能であった．傾斜した姿勢を修正しても，その修正に抵抗するため介助量が多い．

(5) pusher 現象の重症度

　Clinical rating Scale for Contraversive Pushing（SCP）は6（最重症）であった．

(6) ADL の評価

　看護師から病棟での ADL について聴取したところ，食事はゼリー食を介助で摂取

ブルンストロームステージ
（Brunnstrom recovery stage）
▶ Lecture 7・表4参照.

Clinical rating Scale for
Contraversive Pushing (SCP)
▶ Lecture 12・表1参照.

LECTURE
14

表1 SIAS（初回評価）

運動機能
1）上肢近位：0（全く動かない）
2）上肢遠位（手指）：0（全く動かない）
3）下肢近位（股関節）：0（全く動かない）
4）下肢近位（膝関節）：0（全く動かない）
5）下肢遠位（足関節）：0（全く動かない）

筋緊張
6）上肢筋緊張（肘関節）：2（軽度の亢進）
7）下肢筋緊張（膝関節）：2（軽度の亢進）
8）上肢腱反射（上腕二頭筋腱）：1A（中等度の亢進）
9）下肢腱反射（膝蓋腱）：1A（中等度の亢進）

感覚
10）上肢触覚（手掌）：0（強い皮膚刺激もわからない）
11）下肢触覚（足背）：0（強い皮膚刺激もわからない）
12）上肢位置覚（母指）：0（全可動域の動きもわからない）
13）下肢位置覚（母趾）：0（全可動域の動きもわからない）

関節可動域，疼痛
14）上肢関節可動域（肩関節外転）：3（150°以上）
15）下肢関節可動域（足関節背屈）：3（10°以上）
16）疼痛：2（加療を要しない程度の軽度の疼痛）

体幹機能
17）垂直性：0（座位がとれない）
18）腹筋：1（抵抗を加えなければ起き上がれる）

高次脳機能
19）視空間認知：2（3cm以上）
20）言語（構音障害を含まない）：3（失語症なし）

健側機能
21）握力：1（10kg以下）※計測値：右10kg，左0kg
22）健側大腿四頭筋力：2（わずかな筋力低下）

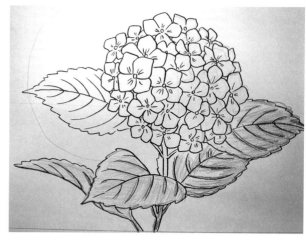

図4　半側空間無視の評価（ぬり絵）
下方の葉は左右ともぬり残しがないが，左上の葉と花の左部分がぬられていない．

し，他のADLは全介助であり，バーセルインデックスは5/100点であった．

（7）疾患特性に応じたリスクの評価

医師の指示では，4日目以降，収縮期血圧が160mmHg未満であり，評価した結果，姿勢変換に伴う変動は範囲内で，理学療法の実施に問題はなかった．脈拍，呼吸数などに具体的な指示はないが，正常範囲内にあり，アンダーソン-土肥の基準で運動を中止すべき事項に該当するものはなかった．

バーセルインデックス（Barthel index）
▶ Lecture 8・表3参照.

アンダーソン（Anderson）-土肥の基準
▶ Lecture 4のStep up・表2参照.

SIAS（Stroke Impairment Assessment Set；脳卒中機能障害評価法）
▶ 巻末資料・表1参照.

片麻痺に対する病態失認のスコア（Bisiachのスコア）
▶ Lecture 11のStep up・表1参照.

（8）総合的評価（機能障害）

SIASの結果を**表1**に示す．

（9）神経心理検査

半側空間無視は，作業療法士の情報にあるBITの結果のとおりである．本症例のぬり絵の結果を**図4**に示す．明らかに左側に見落としがあり，空間性の注意障害を認めた．病態失認はBisiach^{ビジャッキ}のスコアでは2（神経学的診察で運動麻痺があることを示すとその存在を認める）に該当した．

（10）家族からの情報収集

長男との2人暮らしで，長女は隣町に住み介護に協力的である．2人とも介護福祉士であり，本人が自宅で生活できることを希望している．社会的サービスの知識は豊富である．

2）理学療法評価のまとめ

本症例は72歳の女性で，初回評価時には麻痺と感覚障害は重度で，せん妄，病態失認を伴い，明確なニーズを把握することが困難であった．画像所見からも，重度の麻痺と感覚障害が残存する可能性を考慮しなければならないと思われた．また，半側空間無視がみられ，近位空間に対する無視も顕著で，麻痺肢に対する不注意がみられる．脱抑制もあり，危険行動が多く，各種動作を遂行するうえで常に介助を必要とし，起居動作はpusher現象のため全介助レベルである．既往歴に関節リウマチがあり，多少の変形はあるものの，非麻痺側の機能は保たれている．腰椎ヘルニアは無症候である．

現時点で考える予後は，運動麻痺と感覚障害の重症度と画像所見から，歩行には装

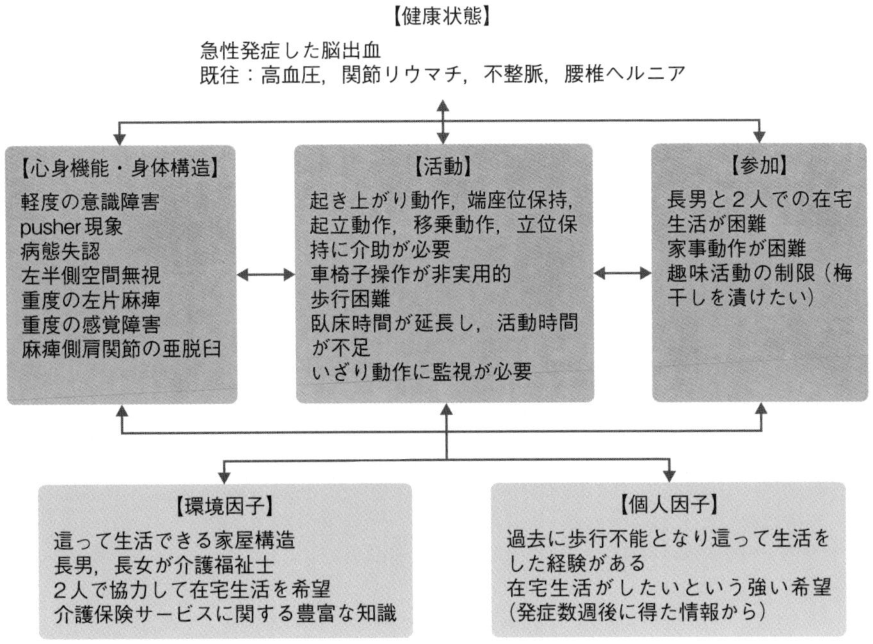

図5　初回評価における国際生活機能分類（ICF）の概要

具と杖を必要とし，高次脳機能障害の影響により自立は難しく，屋内歩行が監視レベルにとどまる可能性が高いと考えた．

　家族の希望は，長男と長女が協力し合い，自宅で生活することである．在宅生活に必要不可欠なこととして，介助者が一人で日常生活全般が遂行できることと考えた．具体的には，トイレへの移動手段を確立し，起居動作の介助量を極力減少させることが望ましいと思われた．

　発症間もない急性期の現時点では情報が不十分で，経過を観察しつつ，今後も不足している情報を収集する必要がある．具体的な目標は，回復期リハビリテーションの経過によって明確になってくると思われる．急性期の目標として具体的な設定は困難であるため，まずは軽介助レベルでの歩行能力を再獲得できるように取り組み，在宅復帰を長期目標と設定した．

3) 問題点の抽出

　国際生活機能分類を用いて現状を把握した（図5）．

3. 理学療法の方針

1) ベッド上起居動作トレーニング

　早期に起居動作の介助量の軽減を図るため，麻痺側の上肢の使い方に焦点をあてたベッド上起居動作（寝返り，起き上がり動作）課題を反復して練習した．

2) 座位保持

　視覚的に姿勢が傾斜していることを認識してもらうため，鏡を利用した．この背景として，実際には身体軸が麻痺側へ傾斜しているのに，患者は非麻痺側へ身体軸が傾斜していると感じて押す動作を繰り返していることが考えられる．患者から非麻痺側への転倒恐怖感や「右側へ傾いているように感じる」との訴えがあり，自分の身体軸の認知と実際の垂線とのズレ（認知的な歪み）を自覚できるよう視覚情報を提示した．

3) 立位バランストレーニング（リーチ課題）

　静的な座位保持が可能となった後，すぐに自動（能動）的な活動を含めたトレーニ

国際生活機能分類
(International Classification of Functioning, Disability and Health：ICF)

💡 ここがポイント！
本症例は関節リウマチの既往があるが，荷重痛がなく，歩行を移動手段として長年生活してきた．それゆえ，積極的に重力を頭尾方向に受ける状態へ導くことが望ましい．随意運動が不可能な，発症間もない重度片麻痺患者こそ，立位で荷重させ，抗重力筋を活動させることが推奨される．特に，軽症の意識障害患者は，座位よりも立位で動的な課題を遂行することで刺激を与えることが期待できる．

💡 ここがポイント！
注意障害がある場合
情報量が多く課題に集中できないような場合，注意が向きやすい方向の情報を遮断する．本症例の場合，左半側空間無視があり，右側の情報に注意が向きがちである．トレーニングの際には，できるだけ右側の空間に壁がくるように位置し，情報量を制御する．

LECTURE 14

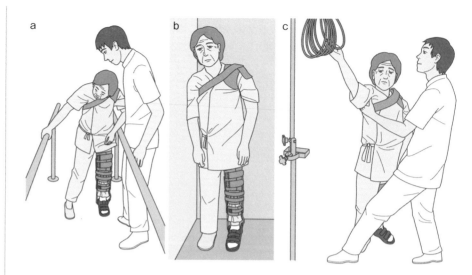

図6　立位バランストレーニング（リーチ課題）
a：平行棒内での立位保持の様子，b：壁面を利用した立位保持トレーニング，c：非麻痺側へのリーチ課題．

ングを開始する．非麻痺側へ能動的に重心移動を行う（能動的に非麻痺側へ姿勢を傾斜させる）課題として，非麻痺側の目標物へのリーチ課題（輪投げなどを利用）を行う．座位のトレーニングによる静的姿勢保持から動的なバランストレーニング（リーチ課題）という流れは，立位でも同様に実施可能である．

　pusher 現象を呈する患者は，意識障害を伴うことが多く，意識の賦活を図るうえで座位より立位のほうが刺激量が多く，実施することが望ましい．立ち上がりは pusher 現象を呈する患者にとっては難易度の高い課題で，動作の開始に伴って著しく麻痺側へ身体軸が傾斜し制御できないため，この動作のトレーニングは座位や立位保持が容易となってからのほうがよいと考えた．そのため，立ち上がり動作は止むを得ず全介助にて行い，他動的に立位とし，立位保持トレーニングを行うこととする．

　姿勢傾斜が強く平行棒内でも激しく押すため（**図 6a**），課題の難易度を下げて壁面を利用することとした（**図 6b**）．この際に長下肢装具を利用する．長下肢装具と壁面を利用することで患者が押しても姿勢が保持できる．患者はバランスが崩れることを自覚して押すため，姿勢が崩れず安定して変動しないというフィードバックを与えることで患者の押す現象は少なくなってくる．本症例は，非麻痺側に理学療法士が位置することで押す現象が弱まったため，非麻痺側の身体と背面を接触させる壁面立位条件を設定した（**図 6b**）．これで押す現象が軽減した後は，背面のみ接触した状態で立位を保持し，それが可能となってから動的なリーチ課題を実施した（**図 6c**）．

4. 理学療法の経過と再度の目標設定

　せん妄は4日目で落ち着き，病態失認も次第に改善した．この時点で明確なリハビリテーションに対する希望が聞かれた．主訴は左手脚が思うように動かないことと，左半身にしびれがあることで，希望は家事ができるようになることである．毎年漬けている梅干しを何とか漬けたいという強い希望も聞かれた．

　家族からの情報として，長男と長女はともに介護福祉士で，2人で協力して介護し，介護保険サービスを利用して自宅での生活を希望していることがわかった．

　運動機能の回復は，ブルンストロームステージでは変化がなく，感覚も脱失したまま経過した．14日目の時点で起居動作の自立度の向上がみられず全介助を要した．本人の希望と家族状況，画像所見，現状の身体機能を勘案し，目標を「監視〜軽介助

での屋内移動手段の獲得」とした.

　治療開始から1か月が経過した時点で，運動麻痺の回復が得られていないことを本人が自覚し，「何とか這ってでもトイレへ一人で行けるようになりたい」という希望が聞かれた. 本症例は20歳代に関節リウマチで歩行不可能となる経験をしており，その際に屋内の移動手段として這う生活を経験していた. 歩行する場合は監視レベルにとどまる可能性が高いが，這う場合には屋内移動が自立する可能性があると思われる. トイレの便座までの動線など，家屋構造の検討が必要であるが，長期的な目標として「屋内監視レベルの歩行手段の獲得」をあげ，這うトレーニングを加えた.

5. 理学療法プログラム

1）寝返り・起き上がり動作トレーニング

　寝返りと起き上がり動作時の身体の使い方（麻痺側の上肢，非麻痺側の上下肢の使い方）の指導と，起き上がり動作に必要な運動である体幹の屈曲・回旋運動，股関節の屈曲運動のトレーニング（図7）と這う練習を行った.

　寝返り・起き上がり動作トレーニングは病棟のベッド上でも行い，病棟内 ADL が向上した. 病棟看護師がこのトレーニングの様子を見ることで患者の身体機能を理解し，介助法を提示する機会になった.

2）座位保持の練習（座位での pusher 現象の抑制）

　姿勢矯正鏡を見ながら静的に座位姿勢を自己修正しつつ，動的な課題（非麻痺側へのリーチ課題）へと展開する. 明確なゴール（リーチ先）を示し，そこまで到達すると，結果的に能動的な重心移動が行われ，非麻痺側の殿部に荷重した状態でも転倒しないという経験を重ねる. こうして転倒せずに非麻痺側に重心を移動できる範囲を学習する.

3）立位バランストレーニング（リーチ課題）

　壁面（垂直構造物）と自分の垂直軸のズレを認識させ，非麻痺側の目標物へリーチして自分の身体軸が非麻痺側へ傾斜するように導く. その姿勢を保持していても，転倒せず能動的に重心移動と身体軸の調整ができることを学習できるように導く（図6c）.

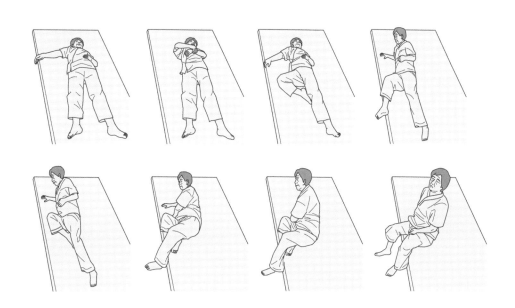

図7　起き上がり動作

LECTURE
14

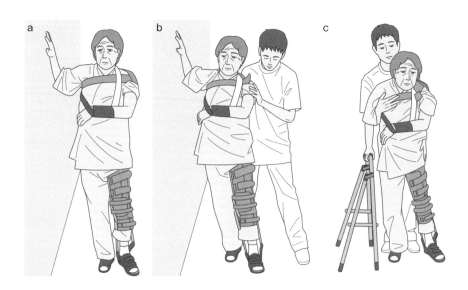

図8 歩行トレーニング
a：壁面に非麻痺側上肢を接触させて，触覚情報を手がかりに立位保持ができるようになった状態.
b：触覚的な手がかりを参照し，麻痺側への姿勢傾斜を修正しつつ，麻痺側下肢をステップする練習. 壁から手が離れると倒れてしまうことを説明し，常に壁に手をつけて歩行するように指導する.
c：触覚的手がかりを利用した歩行練習から杖歩行に移行した様子.

4) 歩行トレーニング

　立位保持が可能になった後は，歩行トレーニングへと展開する. pusher現象が重度の場合は，立位を保持できるように前述の非麻痺側へのリーチトレーニングを行い，壁面に非麻痺側の上肢を接触させて立位が保持できるようにし（**図8**），そこから歩行トレーニングを開始するとよい.

　動作中は視覚情報を利用できないため，**図8a, b**のように触覚的な手がかりを利用し，どうすれば麻痺側に傾斜しないのかを伝えて身体軸の制御を再学習する.

　図8cは触覚的手がかりを利用した歩行練習から，さらにステップアップして杖歩行に移行した様子である. この際には，非麻痺側の下肢を外転して接地するなどの異常がみられることが多い. この練習では押す現象を抑制することが肝要である. 一歩ずつ，押す現象を抑制し，能動的に非麻痺側の下肢に重心を移動させ，押すことなく支持し，麻痺側の下肢が遊脚できるよう促す. 姿勢制御がうまくできなかった際には一度動作を止め，立位姿勢を鏡で見てもらい，実際の垂線と身体軸とのズレを認識してもらう.

5) 移乗動作トレーニング

　移乗動作は，歩行よりもはるかに自立度が向上しやすく，自立に至るまでの時間も歩行と比べて短い[3]. しかし，pusher現象を伴う場合は，非麻痺側へ身体を回転することが困難なため自立度が向上しない. そのため，立位でのリーチ課題などを積極的に行いpusher現象の改善を図ったうえでトレーニングする. 高次脳機能障害により監視レベルにとどまる可能性はあるが，pusher現象が消失した場合，動作自体は比較的容易に可能となる.

　リハビリテーション室や病室で繰り返し練習し，ある程度できるようになった際には，病棟のトイレでもトレーニングする. トイレは最もpusher現象が顕著に現れる環境で，便座の形状などの情報が患者に不安を与えていると推察される. よって，トイレで移乗動作をトレーニングするのは難易度が高い. pusher現象が重度の場合，車椅子の移乗動作から練習するのが容易である. 縦の手すりの上方を把持すると引く

動作になるため，結果的に非麻痺側の下肢に重心が移動し，移乗動作が容易になる．

6. 最終理学療法評価（回復期病院転院時）

1）神経学的検査

　ブルンストロームステージは，上肢がⅡ，手指がⅡ，下肢がⅡであった．高次脳機能障害は，半側空間無視がみられる．SIAS の結果を**表2**に示す．

2）起居動作，歩行，ADL の評価

● 立ち上がり：つかまりながら自力で立ち上がれる．
● 移乗：監視下で手すりを把持し，軽介助にて可能となる．
● 立位保持：静止時保持は可能となる．
● 歩行：麻痺側の遊脚に軽介助を要する．
● バーセルインデックス：55/100.
● トイレ動作：衣服の操作に介助が必要である．
● 入浴：介助．
● 移動：介助．
● 階段昇降：全介助．
● 更衣：部分介助．
● SCP：0.5. 立ち上がりと歩行の際に押す現象が観察されるが，静止時の座位や立位保持は麻痺側へ傾斜することなく可能となった．

7. まとめ

　本症例は，重度の感覚障害と重度の運動麻痺を呈し，今後も残存が予測される．介護福祉士をしている長男と長女の協力を得て，介護保険サービスを利用した在宅生活を目標として介入した．さまざまな障害により，実用的な歩行の獲得は困難であることが予想されたが，移乗動作の介助量の軽減と，軽介助レベルの歩行能力の獲得を目指して長下肢装具を作製し歩行練習に取り組んだ．ADL では立位に関連する動作に全介助を要する状態であり，理学療法では立位保持，立位バランスの向上，移乗動作・歩行の介助量軽減を図って取り組み，できる限り最も良い状態で回復期リハビリテーション病院へつなぐことを心がけて介入した．

表2　SIAS（最終評価）

運動機能
1）上肢近位：1（肩のわずかな動きがあるが手部が乳頭に届かない）
2）上肢遠位（手指）：0（全く動かない）
3）下肢近位（股関節）：2（股関節の屈曲運動あり，足部は床より離れるが十分ではない）
4）下肢近位（膝関節）：1（下腿にわずかな動きがあるが足部は床から離れない）
5）下肢遠位（足関節）：0（全く動かない）

筋緊張
6）上肢筋緊張（肘関節）：1A（中等度の亢進）
7）下肢筋緊張（膝関節）：1A（中等度の亢進）
8）上肢腱反射（上腕二頭筋腱）：1A（中等度の亢進）
9）下肢腱反射（膝蓋腱）：0（著明に亢進）

感覚
10）上肢触覚（手掌）：0（強い皮膚刺激もわからない）
11）下肢触覚（足背）：0（強い皮膚刺激もわからない）
12）上肢位置覚（母指）：0（全可動域の動きもわからない）
13）下肢位置覚（母趾）：0（全可動域の動きもわからない）

関節可動域，疼痛
14）上肢関節可動域（肩関節外転）：1（90°以下）
15）下肢関節可動域（足関節背屈）：3（10°以上）
16）疼痛：1（中等度の疼痛）

体幹機能
17）垂直性：3（静的座位は正常）
18）腹筋：2（軽度の抵抗に抗して起き上がれる）

高次脳機能
19）視空間認知：2（3 cm 以上）
20）言語（構音障害を含まない）：3（失語症なし）

健側機能
21）握力：1（10 kg 以下）※計測値：右 10 kg，左 0 kg
22）健側大腿四頭筋力：3（正常）

■引用文献

1）Karnath HO, Johannsen L, et al.：Posterior thalamic hemorrhage induces "pusher syndrome". Neurology 2005；64（6）：1014-9.
2）Bähr M, Frotscher M 著，花北順哉訳：間脳と自律神経系．神経局在診断—その解剖，生理，臨床．改訂第6版．文光堂；2016. p.247-98.
3）園田 茂，里宇明元ほか：脳血管障害患者における経時的 Barthel Index の測定—"プラトー時間"の検討．リハビリテーション医学 1991；28（6）：501-3.
4）Dobkin BH：Strategies for stroke rehabilitation. Lancet Nuerol 2004；3（9）：528-36.

LECTURE 14

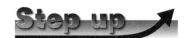

1. 画像情報の限界

　CTやMRIなどの脳画像は断面像で表示されるが，無論，脳そのものをスライスしているわけではない．CTでは，放射線を照射し，その吸収係数を画像化している．吸収係数を計算するうえで，特定の領域あたりの吸収係数を求めている．その領域はボクセル（voxel）とよばれる細かい立方体の断片で，その断片に含まれる組織のCT値をもとに画像を構成して1枚の断面（スライス）を構成している[1,2]．ボクセルは画像を構成する最小単位であり，そのボクセルに含まれる構造物のCT値の平均値を画像化して白，黒，グレーの各段階で表現している．

　早期に診断を確定するには，撮像時間は短いほどよい．そのため，臨床ではある程度の厚み（すなわち解像度の粗さ）をもって撮像され，施設によってはslice gapとよばれる撮像しない空間を設定することもある．画像を構成するボクセルが大きい場合，複数の構造物が1つのボクセルに含まれることになる．その場合は，CT値の異なる複数の組織の平均値が当該ボクセルのCT値となる．そのようなことから，標的とした組織の真のCT値とは実際には異なる数値となる場合があり，このことをpartial volume effect（部分体積効果）という[1,2]．これはMRIでも同様である．実際の血腫などの病変より画像上で確認される病変がより大きく描出されることもあるため注意が必要である．視床出血などの脳出血では画像上，明らかに内包後脚や放線冠の損傷があり，重度の片麻痺や重度の感覚障害を呈すると予測される患者であっても，実際にはごく軽度の麻痺や軽度の感覚障害にとどまることがある[3]．

2. 長下肢装具の作製

　長下肢装具の作製には，肯定的な意見も否定的な意見もあり多様である．長下肢装具は，自分で装着できないことも多く，屋内の移動が自立する患者はきわめて少ない．長下肢装具は最終的な装具ではなく，目的は短下肢装具へ移行するまでの期間をいかに短縮するかという点にある．表現を変えれば，「脱却を目指した装具」ともいえる．決して廉価な物ではなく，一時，全額を支払うというシステムであるため（支払った金額の多くが手続きによって戻るものの）一時的な経済的な負担は少なくない．長下肢装具を作製するメリットは，オーダーメイドであるため完全に自身の身体と機能に適合した装具となることであり，早期から歩行トレーニングが実践できる点であり，歩行自立に至るまでの期間の短縮が期待できる．長下肢装具を早期から作製した群は，そうでない群と比べ歩行自立度が向上するタイミングが早く，最終的な階段昇降の自立度に差が生じることが報告されている[4]．

　仮に2週間ほど回復期リハビリテーション病院での入院期間が短縮すれば，装具の作製にかかった費用以上の医療費の縮小になる．歩行を獲得するのに要する期間を短縮することは有益なことである．早期に社会復帰を目指す患者には積極的に作製すべきである．

　装具の処方は医師にしか権限がないが，実際にトレーニングで使用するのは理学療法士である．理学療法士がどのような歩行トレーニングをしたいのかイメージできなければ，使用する価値が低下する．具体的なトレーニング方法を想定して，その必要性を医師や義肢装具士に進言し，歩行を再建するチームの中心としてかかわっていく必要がある．有益な治療ツールである装具に興味をもつことは，運動療法を学ぶことと同様に非常に重要である．

■引用文献
1）阿部浩明：脳画像の活用とリハビリテーションへの結び方．吉尾雅春総監修：極める！脳卒中リハビリテーション必須スキル．gene；2016．p.80-108．
2）阿部浩明：脳画像．内山 靖，岩井信彦編：標準理学療法学専門分野 理学療法評価学．第3版．医学書院；2019．p.267-78．
3）吉田英樹，近藤健男ほか：視床出血での体性感覚誘発磁界を用いた早期運動麻痺回復予測．理学療法学 2004；31（1）：1-8．
4）高島悠次，阿部浩明：重度片麻痺例における急性期からの長下肢装具作製が歩行および階段昇降の予後におよぼす影響．日本義肢装具学会誌 2018；34（1）：52-9．

LECTURE
14

脳卒中後片麻痺に対する理学療法の実際(2)
回復期

この講義を理解するために

この講義では, 脳卒中回復期の理学療法の実際について, 症例を提示し, 必要な情報収集の内容を学びます. また, 理学療法評価から問題点を把握し, 理学療法プログラムを立案するまでの過程を学びます.

回復期の脳卒中後片麻痺患者に対する理学療法を学ぶにあたり, 以下の項目をあらかじめ学習しておきましょう.

 □ 脳の解剖と機能を復習しておく (Lecture 2 参照).

 □ 脳卒中に関連する各種評価を復習しておく (Lecture 7, 8 参照).

 □ 脳卒中後の歩行障害について復習しておく (Lecture 8 参照).

 □ 脳卒中後の回復期の基本的なトレーニング方法について復習しておく (Lecture 13 参照).

 □ 装具療法と電気刺激療法について復習しておく (Lecture 10 参照).

講義を終えて確認すること

 □ 理学療法評価に必要な情報収集の内容とその意義が理解できた.

 □ 理学療法評価の方法が理解できた.

 □ 理学療法評価から問題点を把握する過程が理解できた.

 □ 理学療法プログラム立案の過程が理解できた.

 □ 自宅復帰までの理学療法の経過が理解できた.

1. 情報収集（事前に収集可能な情報）

1）処方箋からの情報

- 年齢，性別：40歳代，男性.
- 診断名：脳梗塞.
- リスク管理：急激な血圧の変化を避ける．転倒・転落に注意する.
- 処方：理学療法，作業療法，言語聴覚療法が処方される.
- 既往歴：高血圧（過去に健康診断で指摘されたことがある）.
- 発症前のADL：すべて自立．電車を利用して会社まで通勤していた.

2）カルテからの情報

（1）現病歴

突然の頭痛と左半身の脱力で発症し，近院へ救急搬送された．MRIで右前大脳動脈領域に広範な脳梗塞を認め，保存的加療（血栓形成予防のための抗凝固薬と脳神経細胞保護のための脳保護薬の投与）が開始された．翌日，造影CTで右前大脳動脈に狭窄があり，アテローム性脳梗塞と診断された．発症後35日目にリハビリテーションの継続を目的に当院へ入院となった.

（2）理学療法サマリー（急性期病院での理学療法の経過）

発症後3日目から理学療法介入が開始された．JCSは1，手指以外の随意運動は観察されず，ブルンストロームステージは上肢がⅡ，手指がⅤ，下肢がⅠであった．表在・深部感覚ともに中等度鈍麻であった.

ベッドサイドで起居・移乗動作トレーニング，理学療法室で平行棒と長下肢装具を使用した立位・歩行トレーニングを実施した．発症後10日目には起き上がり・端座位が自立，起立・立位（移乗）が修正自立となった．転院前（当院入院直前）には，T字杖と短下肢装具装着下での歩行が中等度介助で可能となった.

3）画像所見からの情報

MRIでは，右前大脳動脈の広範な領域に高信号が確認される（**図1**）．一般的に，前大脳動脈領域が障害されると，下肢に強い麻痺や半球離断症状，自発性の低下，自律神経障害，意識障害，記憶障害，言語障害，把握反射，道具の強迫的使用，拮抗失行，他人の手徴候，運動保続などが生じる．理学療法評価への活用としては，左下肢の強い運動麻痺と感覚障害，前頭葉の機能障害，精神症状の出現が予測される.

ADL（activities of daily living；日常生活活動）

📖 MEMO
理学療法サマリー
患者の病歴，発症後早期の機能障害の程度，基本的動作・ADLの介助量，練習内容や経過などの情報を要約した書類である．機能障害や歩行の予後予測に関する報告は，急性期で調査されたものが多いため，回復期病院において機能障害や歩行の予後を予測する際には，急性期病院からの理学療法サマリーの情報が有益となる.

💥気をつけよう！
理学療法サマリーには，急性期病院から回復期病院に転院する直前の基本的動作・ADLの介助量が記載されている．「自室からトイレまでの歩行が自立」と記載されていても，転院後には生活環境（自室からトイレまでの距離や手すりの有無など）が異なるため介助が必要な場合もある．サマリーの情報を参考にしたうえで，各動作の自立度や介助量を再評価することが重要である.

JCS（Japan Coma Scale）
▶ Lecture 7・**表1** 参照.

ブルンストロームステージ
（Brunnstrom recovery stage）
▶ Lecture 7・**表4** 参照.

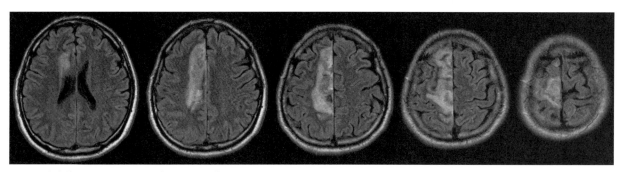

図1　発症後11日目のMRI（FLAIR画像）
右前大脳動脈領域の高信号（白色の部分）が本症例の病巣となる．一次運動野・感覚野（下肢領域），背側前頭前野，補足運動野，帯状皮質運動野に損傷が確認される.

4）他部門からの情報

（1）医師からの情報（指示）

早期に院内でのADLを向上させ，自宅復帰を目指す．復職に向けた評価とトレーニングを実施する．

（2）看護師からの情報

病棟での移動は車椅子を使用して自立している．また，トイレ動作や更衣（下半身）動作は，下肢の運動麻痺のため中等度介助を要する．

（3）作業療法部門からの情報

認知機能の低下はなく，上肢と手指の運動麻痺も軽度である．ADLと復職に向けてパソコンを使用した書類作成などのトレーニングを行う．フューゲル-マイヤー評価表（FMA）の上肢運動機能項目は63/66点，Mini-Mental State Examination（MMSE）は満点（30/30点）であった．

（4）言語聴覚療法部門からの情報

注意の持続がやや困難であり，短絡的な行動を認める．軽度の前頭葉の機能低下が疑われたが，Frontal Assessment Battery（FAB）によるスクリーニング検査は満点（18/18点）であった．復職に向けて課題持続トレーニングを行う．

2. 理学療法評価

1）初回評価（ベッドサイドでの理学療法評価，入院初日）

（1）初回の状態

覚醒していてベッド臥床中である．非麻痺側（頭部側）には，ベッド固定式の手すりが設置されていた．

（2）インタビューによる評価

a. 意識障害

JCSは0，GCSは開眼（E）4，最良言語反応（V）5，最良運動反応（M）6であった．

b. コミュニケーション

発語，理解ともに良好であった．主訴は「左足が動かしにくい」「うまく歩くことができない」で，「歩けるようになって家に帰りたい．仕事に戻りたいので頑張って練習します」と意欲的な発言が聞かれる．

c. ADL

看護師から情報収集した以外のADLについて確認した．食事，整容，更衣（上半身）動作，排尿・排便コントロールは自立している．階段昇降や入浴動作は介助を要する．バーセルインデックスは65/100点であった．

d. 家族構成，自宅環境

家族構成は，妻，息子との3人暮らしである．持ち家（2階建て）で寝室は2階にある．自宅の階段は13段（1段は約20 cm）で，昇段時右側に手すりが設置されている．階段以外に手すりは設置されていない．就寝時はベッドを使用しており，トイレ（洋式）は1階と2階にある．玄関には約20 cmの段差が1段，玄関から道路の間には約15 cmの段差が3段ある．自宅から駅までの距離は約300 m，駅から会社までの距離は約200 mである．

（3）神経学的検査

a. 運動機能

ブルンストロームステージは，上肢がⅥ，手指がⅥ，下肢がⅢであった．非麻痺側の上下肢の明らかな筋力低下は認めなかった．

フューゲル-マイヤー評価表
（Fugl-Meyer Assessment：
FMA）
▶巻末資料・表2参照．

📖 調べてみよう
フューゲル-マイヤー評価表の上肢運動機能項目，Mini-Mental State Examination（MMSE），Frontal Assessment Battery（FAB）について調べてみよう．

GCS（Glasgow Coma Scale）
▶ Lecture 7・表2参照．

バーセルインデックス
（Barthel index：BI）
▶ Lecture 8・表3参照．

🪚 MEMO
自宅環境
居住している家が貸家の場合，壁に手すりを設置する，段差を解消するなどの住宅改修が困難になることが多い．手すりに関しては天井と床を利用して設置する手すりや置型の手すり，段差に関してはスロープの設置など，別の手段を検討する．

LECTURE
15

modified Ashworth Scale (MAS)
▶ Lecture 7・表 6 参照.

b. 筋緊張

腱反射は，上肢が軽度亢進，下肢が中等度亢進していた．modified Ashworth Scale (MAS) は，上腕二頭筋が1，ハムストリングスと下腿三頭筋が1+であった．

c. 感覚障害

表在・深部感覚は上下肢とも軽度鈍麻であった．

d. 関節可動域

足関節の背屈の可動域は，非麻痺側 20 度に対して麻痺側は 10 度であった．その他の関節には明らかな制限を認めなかった．

(4) 注意すべきリスクの評価

アンダーソン (Anderson)-土肥の基準
▶ Lecture 4 の Step up・表 2 参照.

安静時の血圧，脈拍，呼吸数などについて具体的な指示はなく，アンダーソン-土肥の基準で運動を中止すべき事項に該当するものもなかった．起居動作の評価でも著しい血圧変動を認めなかったことから，ベッドと車椅子間の移乗動作の評価を進めた．

(5) 起居・移乗動作の評価

a. 起居動作 (非麻痺側方向への起き上がり動作，座位の保持)

ベッド柵を使用せず自力で背臥位から長座位となり，非麻痺側の下肢を使用して麻痺側の下肢をベッド端に下垂させ端座位となる．端座位で靴を履く際に転落する危険性は低い．

b. 移乗動作 (ベッドと車椅子間)

ベッドに固定された手すりと車椅子のアームレストを把持し，自力で移乗できる．その際，非麻痺側の下肢へ優位に荷重し，麻痺側の下肢は軽度屈曲位で踵部が床から離れている状態であった．数回動作を反復し，転倒する危険性は低いことを確認した．その後，車椅子を自走し理学療法室へ移動した．

2) 理学療法室での評価 (入院初日)

(1) フューゲル-マイヤー評価表 (FMA) の下肢運動機能項目

FMA を使用した下肢の運動麻痺の重症度の評価結果を表 1 に示す．麻痺側の下肢の共同的な屈曲と伸展中に，股関節と膝関節の運動は不十分ながら確認されたが，足関節の運動はまったくみられなかった．また，分離的な膝関節と足関節の運動も観察されず，9/34 点であった．

(2) 起居動作・歩行・階段昇降の評価

a. 立ち上がり動作 (平行棒使用)

両上肢で平行棒を把持し自力で立ち上がれるが，移乗動作と同様に非麻痺側へ優位に荷重した状態で立ち上がる．平行棒を使用しない場合には，より非麻痺側へ荷重した状態で動作を行うが，殿部が座面から離れた後に非麻痺側後方へ転倒し介助を要した．

b. 立位保持

支持物を使用しない状態でも自力で保持可能であったが，非麻痺側の下肢へ優位に荷重し，麻痺側の下肢は軽度屈曲していた．

c. 歩行

extension thrust pattern
▶ Lecture 8・図 4 参照.

麻痺側の足関節の背屈不全に対して短下肢装具を装着し，平行棒を使用して評価した．両上肢で平行棒を把持し，自力で軽度の前型歩行が可能であった (図 2)．麻痺側の立脚相は著しく短縮し，extension thrust pattern (初期接地後に膝関節の過伸展，足関節の底屈の増強) が観察された．また，麻痺側の遊脚相では麻痺側の股関節が外転することが観察された．次に杖歩行の評価を行ったが，麻痺側の立脚相前半で麻痺側後方へ転倒し，中等度の介助を要した．

表1　フューゲル-マイヤー評価表（FMA）の下肢運動機能項目（初回評価）

股/膝/足関節		
反射		4/4
共同運動（臥位）	屈筋共同運動	2/6
	伸筋共同運動	3/8
座位2動作	膝屈曲90°以上	0/2
	足背屈	0/2
立位2動作	膝屈曲90°以上	0/2
	足背屈	0/2
正常反射		0/2
協調運動/スピード		
振戦		0/2
測定障害		0/2
5往復速度		0/2
合計		9/34

屈曲の共同運動項目：股関節・膝関節の屈曲は1点，足関節の背屈 は0点であった．
伸展の共同運動項目：股関節・膝関節の伸展は1点，股関節の内転は1点，足関節の底屈は0点であった．

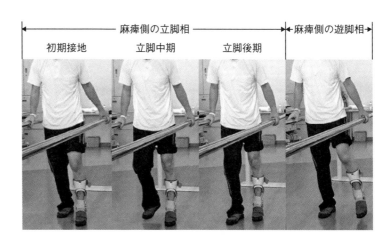

図2　初回評価時の平行棒歩行（短下肢装具装着）

麻痺側の立脚相　　　麻痺側の遊脚相
初期接地　立脚中期　立脚後期

d. 段差・階段昇降（右手すり使用）

　歩行と同様に短下肢装具を装着し，二足一段（昇段は非麻痺側下肢先行，降段は麻痺側下肢先行）で実施した．昇段は自力で可能であったが，降段する際には麻痺側の遊脚中に麻痺側の股関節が内転し，下肢接地後に麻痺側後方へ転倒するため，中等度の介助を要した．

3）家族からの情報

　妻は会社員，息子は学生であり，日中は自宅に介助者がいないため，家族は「1人で安全に在宅生活を送ること」を強く希望している．また，「可能なら仕事や家事動作ができるようになってほしい」との訴えもあった．

4）理学療法評価のまとめ

（1）理学療法評価と予後予測（下肢の運動麻痺と歩行機能）

　本症例は，発症から約1か月経過した時点で下肢の運動麻痺が重度（FMA 9/34点）であった．また，画像所見から皮質脊髄路（一次運動野の下肢領域）の直接的な損傷が確認され，運動麻痺は十分に改善しない可能性がある．歩行の予後については，発症2週目時点でベッド上生活（介助なしでベッド上の起座・座位保持）が可能な患者の大部分が屋外歩行自立に至るとの報告がある[1]．前院での理学療法の経過から，発症後10日目でベッド上生活が可能になったことから，屋外歩行が自立すると予測される．一方で，下肢の運動麻痺が残存する可能性が高く，杖や短下肢装具を使用することも考慮する．

（2）社会的情報をふまえてのニーズの把握

　患者と家族の希望である「自宅復帰，安全な在宅生活」に向けては，自宅内の歩行と段差・階段昇降の自立が必須となる．また，トイレ動作，更衣（下半身）動作，入浴動作などのADLの獲得も必要である．最初は，できるだけ早期に各動作の介助量を減少させ，自宅への外出・外泊練習を繰り返したうえで自宅復帰を図る．

　復職については，自宅から会社まで（片道500 mの距離）を歩行する能力が必要となる．入院中にできる限り介助量を減らして自立に近づけることが望ましいが，その

MEMO
自宅や社会復帰するために必要な動作能力は，各患者の自宅内や自宅周辺の環境，職業，趣味活動などによって異なる．そのため，社会的情報を十分に収集したうえで，患者や家族の希望も考慮してニーズを決定することが重要である．家族の協力が得られる場合には，自宅内や自宅周辺の写真を提供してもらうと自宅復帰に向けた具体的なニーズの把握が可能になる．

LECTURE
15

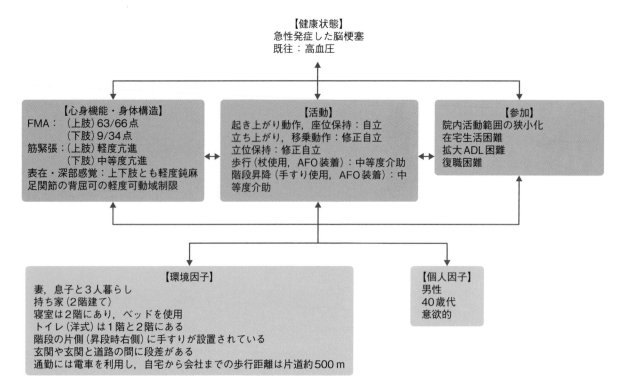

【健康状態】
急性発症した脳梗塞
既往：高血圧

【心身機能・身体構造】
FMA：（上肢）63/66点
　　　（下肢）9/34点
筋緊張：（上肢）軽度亢進
　　　　（下肢）中等度亢進
表在・深部感覚：上下肢とも軽度鈍麻
足関節の背屈可の軽度可動域制限

【活動】
起き上がり動作，座位保持：自立
立ち上がり，移乗動作：修正自立
立位保持：修正自立
歩行（杖使用，AFO装着）：中等度介助
階段昇降（手すり使用，AFO装着）：中等度介助

【参加】
院内活動範囲の狭小化
在宅生活困難
拡大ADL困難
復職困難

【環境因子】
妻，息子と3人暮らし
持ち家（2階建て）
寝室は2階にあり，ベッドを使用
トイレ（洋式）は1階と2階にある
階段の片側（昇段時右側）に手すりが設置されている
玄関や玄関と道路の間に段差がある
通勤には電車を利用し，自宅から会社までの歩行距離は片道約500m

【個人因子】
男性
40歳代
意欲的

図3　初回評価における国際生活機能分類（ICF）の概要
FMA：フューゲル-マイヤー評価表，AFO：短下肢装具.

国際生活機能分類
（International Classification of Functioning, Disability and Health：ICF）
▶ Lecture 8・図1参照.

能力獲得に至らない場合には自宅退院後も継続してリハビリテーションが必要となる．家事動作については患者・家族と相談しながら実施可能な内容を検討していく．

（3）問題点の抽出

本症例の問題点を抽出するために，国際生活機能分類を用いて現状を把握した（**図3**）．

3. 理学療法の方針（理学療法プログラム）

早期に院内ADLを自立させ自宅復帰を図るために，立ち上がり動作，立位バランス，歩行，段差・階段昇降の直接的トレーニングを実施した．

1）立ち上がり動作トレーニング

立ち上がり動作では，体幹を前傾し殿部にある重心を足部（前方）に移動させつつ，股関節，膝関節，体幹を同時に伸展し，重心を上方へ移動させる必要がある．麻痺側下肢の支持性が著しく低下しているため，上肢を使用しない状態では非麻痺側の下肢で重心の前上方移動を行う必要がある．高い座面からの立ち上がり動作トレーニングを行い，徐々に座面を低くする．目標とする座面（プラットホーム，病棟のトイレや浴室の椅子など）の高さで動作が可能になれば，麻痺側の下肢への荷重を誘導して麻痺側の下肢の抗重力筋の活動の強化を図る．

2）立位バランストレーニング

静的な立位保持は可能であったが，動的な課題（トイレ動作や下衣動作）では麻痺側下肢への荷重量が増大し（麻痺側の膝関節が屈曲し），麻痺側方向へ転倒するため介助を要した．そこで，軟性膝装具で麻痺側の膝関節を固定した状態での下衣操作トレーニングを行い，動作が可能になれば軟性膝装具を外した状態でのトレーニングへ移行する．

MEMO
立位バランストレーニングを行う際に下肢装具を使用する目的
● 麻痺側の下肢の荷重量の増加に伴う麻痺側の抗重力筋活動の強化．
● 麻痺側の下肢の関節運動の自由度を制限することで課題の難易度を調整する．
軟性膝装具で十分な固定性が得られない場合は，より固定性の高い金属支柱付き長下肢装具を使用し，足関節の底屈・背屈を制限することも検討する.

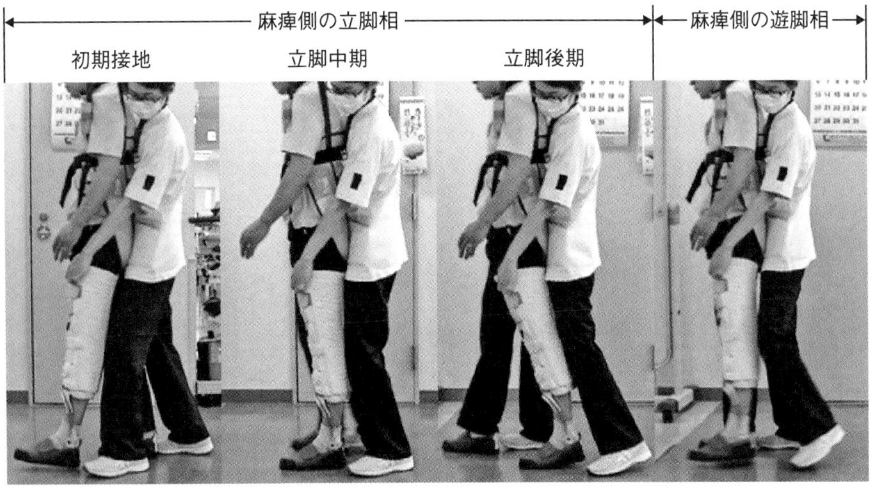

図4　介助下での2動作前型歩行トレーニング

軟性膝装具（2重巻き）で膝関節を固定し，足部は油圧制動式短下肢装具を使用した．
写真はトレーニング初日の様子である．麻痺側の下肢へ荷重する際に「左足に体重をかけるのが怖い」との訴えがあり，体重免荷装置を併用した．その約1週間後から体重免荷装置を使用しない状態でのトレーニングを開始した．
セラピストは，後方から体幹と骨盤部を密着させ，体幹が正中位となることに加え，麻痺側の立脚相の後半に麻痺側の股関節が伸展位となるように誘導した．

3）歩行トレーニング

「脳卒中治療ガイドライン2015」では，歩行障害に対するリハビリテーションとして「歩行や歩行に関連する下肢訓練の量を多くすることは，歩行能力の改善のために強く勧められる（グレードA）」と述べられている[2]．また，歩行運動は階層性の制御によって実現されており，随意性が要求される運動（意図的な動作）では大脳皮質（高位の階層）の貢献度が大きく，自動化された運動（自律的・周期的な動作）では脳幹や脊髄（下位の階層）の貢献度が相対的に大きくなる．画像所見からは，随意的な歩行運動の制御にかかわる一次運動野，前頭前野，補足運動野，帯状皮質が著しく損傷されていると評価できる．一方で，自動的な歩行運動の制御にかかわる下位の階層は損傷されておらず，歩行トレーニングでは残存した神経回路を賦活した介入が有効であると思われた．自動的な歩行運動を生成する神経回路の賦活には，股関節の屈曲・伸展運動と荷重に関する求心性入力が重要とされる[3]．そこで，下肢装具を使用して麻痺側の下肢の支持性を十分に補った状態で，介助下による2動作前型歩行により麻痺側の下肢の筋活動を惹起させるトレーニング[4]を積極的に実施した（図4）．

4）段差・階段昇降トレーニング

手すりと短下肢装具を使用し，昇段，降段ともに二足一段で実施した．自力で動作可能な低い段差からトレーニングを行い，自宅内にある段差や階段の高さ（約20cm）で昇降動作が可能になれば，動作様式を一足一段へ変更して麻痺側の下肢の抗重力筋活動の強化を図る．加えて，自宅環境を考慮し，手すりを使用した状態だけでなく，杖や壁面を使用した状態でのトレーニングも実施する．

5）その他の配慮

電気刺激療法は，運動麻痺によって随意運動が困難となった筋でも強制的に収縮を引き起こすことが可能であり，筋萎縮の予防に貢献する[5]．また，電気刺激による筋収縮および皮膚からの感覚入力は，一次運動野の興奮性を増大させることも明らかになっている[6]．そこで，FMAの下肢運動機能項目で筋収縮が確認されなかった足関節の背屈・底屈筋に対して，筋萎縮の予防と随意運動の改善を目的に神経筋電気刺激を実施した．

「脳卒中治療ガイドライン2015」
の推奨グレード
▶ Lecture 4 参照．

📖 調べてみよう
歩行運動中に活動する脳領域
について調べてみよう．

💡 ここがポイント！
下肢装具は，自分の思い描く理学療法プログラムを効率的に遂行するためのツールとしての使用を常に検討するべきである．2動作前型歩行トレーニングを実施する際には，膝関節の固定性が十分に得られることに加えて，より滑らかな荷重応答を可能とし，立脚中期以降の背屈を妨げない足継手が付いた装具を選択することが重要である．

電気刺激療法
▶ Lecture 10 参照．

📖 調べてみよう
神経筋電気刺激（neuromuscular electrical stimulation：NMES）のしくみについて調べてみよう．

LECTURE
15

歩行介助量の軽減に伴い，看護師による病棟での歩行トレーニングの実施を検討する．看護師による歩行トレーニングの目的としては，単にトレーニングの量を増加させることだけでなく，病棟内歩行の自立に向けて実環境でトレーニングする機会が増える点，歩行の自立を判定する際に看護師との情報交換が効率的に行える点で有効と思われる．歩行介助や下肢装具の装着が必要な場合には，担当看護師に対して直接デモンストレーションすることも重要である．

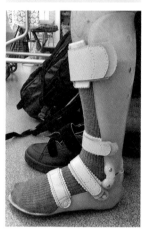

図 5　タマラック足継手（背屈遊動，底屈制限）付き短下肢装具
歩行様式は前型であったが，裸足歩行時には麻痺側の遊脚相で足関節の底屈・内反（筋緊張の増大）が確認された．この足部の筋緊張の異常は，歩行距離の延長に伴ってより顕著となり，トレーニングで使用した油圧制動式短下肢装具（底屈制動）では制御困難な場面があった．そのため，前型歩行を妨げない背屈遊動，足部の筋緊張の制御が可能な底屈制限の機能を有するタマラック足継手付き短下肢装具を作製した．

4. 理学療法の経過

1）初回理学療法評価（入院）から 1 か月後

FMA の下肢運動機能項目は 15/34 点まで改善した．2 動作前型歩行トレーニング時の介助量も軽減したため，ADL 場面（自室からトイレ，洗面所，食堂への移動など）を想定し，T 字杖歩行トレーニングを開始した．立ち上がり動作と立位保持（動的な課題）は，支持物を使用しない状態でも安全に行えるようになり，トイレ動作が自立した．

2）初回理学療法評価（入院）から 2 か月後

FMA の下肢運動機能項目は 17/34 点まで改善した．短下肢装具装着下で，T 字杖歩行が見守りから軽介助で可能となり，初回評価時に観察された extension thrust pattern が軽減した．

歩行介助量の軽減に伴い，看護師との病棟歩行トレーニングを進めるために，本人用の短下肢装具を作製した（**図 5**）．

3）初回理学療法評価（入院）から 3 か月後

FMA の下肢運動機能項目は 20/34 点まで改善し，上下肢の表在・深部感覚は正常となった．T 字杖と短下肢装具を使用して院内歩行が自立し，最大歩行速度は 35.9 m/分，重複歩距離は 74.1 cm，6 分間歩行距離は 175 m となった．段差・階段昇降も，手すりや T 字杖を使用すれば二足一段で安全に行えるようになった．

一方，屋外歩行では歩行速度が著しく低下し，屋内歩行時にみられなかった麻痺側の下肢のつまずきが出現した．屋外は，平坦でまっすぐな場所が多い屋内とは異なり，傾斜した歩道や不整地，通行者や自転車などの障害物もあり，高位の階層による随意的な歩行制御が必要不可欠となる．さまざまな外部環境に適応し，安全に移動できるように屋外での歩行トレーニングや二重課題条件下での歩行トレーニングを積極的に進めた．

4）初回理学療法評価（入院）から 4 か月以降

理学療法士と作業療法士同伴で自宅でのトレーニングを実施し，自宅内と自宅周辺環境における各動作を確認した（**図 6**）．このトレーニング以降（自宅退院までの間），家族の協力を得て自宅への外出，外泊を繰り返し行った．患者からは「食器を運んだり洗濯ができるようになりたい」との訴えがあり，両手で物を持って移動する，重錘を入れたカゴを運ぶなどの家事動作を意識した応用的な歩行トレーニングを行った．また，浴室内での移動を想定し，短下肢装具を装着しない状態での歩行トレーニングも行った．

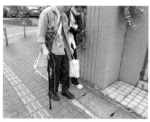
自宅前の歩道

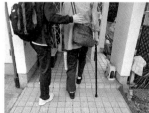
玄関前の段差

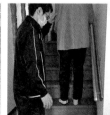
階段

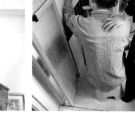
浴室

図 6　自宅でのトレーニング
自宅内や自宅周辺環境で介助を要する可能性の高い動作を中心に確認した．その際に介助を要した動作（入浴動作，床からの立ち上がり動作，階段昇降，屋外歩行など）の動作方法や介助方法を患者と家族に指導した．浴室においては，装具を装着しない状態で移動や入浴動作を行う予定であり，動作の安全性を確保する目的で手すりを設置することを提案した．

表2　フューゲル－マイヤー評価表（FMA）の下肢運動機能項目（最終評価）

股/膝/足関節		
反射		4/4
共同運動（臥位）	屈筋共同運動	5/6
	伸筋共同運動	8/8
座位2動作	膝屈曲90°以上	1/2
	足背屈	1/2
立位2動作	膝屈曲90°以上	1/2
	足背屈	0/2
正常反射		0/2
協調運動/スピード		
振戦		1/2
測定障害		1/2
5往復速度		0/2
合計		22/34

屈曲の共同運動項目：股関節・膝関節の屈曲は2点，足関節の背屈は1点まで改善した．
伸展の共同運動項目：股関節・膝関節の伸展，股関節の内転，足関節の底屈はすべて2点まで改善した．

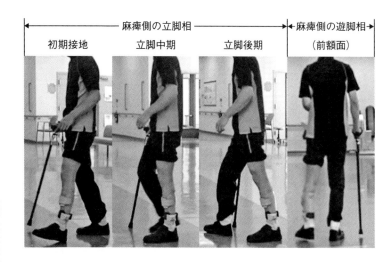

麻痺側の立脚相			麻痺側の遊脚相
初期接地	立脚中期	立脚後期	（前額面）

図7　最終評価時のT字杖歩行（短下肢装具装着）

5. 最終理学療法評価（自宅退院時，入院から5か月後）

1）神経学的検査

（1）運動機能

　ブルンストロームステージは，上肢がⅥ，手指がⅥ，下肢がⅣまで改善した．FMAの下肢運動機能項目は22/34点まで改善し，分離的な膝関節および足関節の運動が不十分ながらも観察された（**表2**）．

（2）筋緊張

　上下肢ともに初回理学療法評価時と同様であった．

（3）感覚障害

　上下肢ともに正常であった．

（4）関節可動域

　麻痺側の足関節の背屈の可動域は15度まで改善した．

2）起居動作，歩行，階段昇降の評価

（1）歩行（T字杖と短下肢装具使用）

　T字杖と短下肢装具を使用し，最大歩行速度は42.5 m/分，重複歩距離は80 cm，6分間歩行距離は200 mまで改善した．extension thrust patternは観察されなくなり，麻痺側の遊脚相での身体傾斜と股関節の外転も軽減した（**図7**）．また，短下肢装具とT字杖を使用しない状態でも，10 m程度なら安全に移動できるようになった．屋外歩行は，歩行距離の増大に伴い麻痺側の下肢のつまずきが出現し，安全に歩行可能な距離は200 m程度であった．

（2）段差・階段昇降

　T字杖と短下肢装具を使用し，昇段は一足一段，降段は二足一段で安全に行えるようになった．短下肢装具を使用しない状態では，降段する際，麻痺側の遊脚中に股関節の内転と足関節の内反が出現し，下肢の接地後に転倒する危険性があるため，見守りから軽介助を要した．そこで，自宅内の階段を昇降する際には，必ず短下肢装具を装着するように指導した．

> **💡 ここがポイント！**
> 外出・外泊中に患者や家族が「大変だった」と感じた動作については，適宜，動作方法の変更や環境の調整（住宅改修や福祉用具の使用）を検討する．また，理学療法士や作業療法士同伴で自宅でのトレーニングを実施する際には，事前に両者で確認すべき環境や動作を話し合っておくと，限られた業務時間のなかでより効率的に評価やトレーニングを進めることができる．

> **💡 ここがポイント！**
> 脳卒中患者における下肢装具の使用目的には，治療用と機能代償用（生活用）の2つの側面がある．なかでも生活用の装具は，障害によって失った機能を代償し，動作能力を最大限に引き出すための機能を有するものを選択する．そのための評価として，機能の異なる装具の比較だけでなく，裸足歩行時の歩容の異常から必要な機能を考える視点も重要となる．また，自宅内では直線的な歩行以外にも方向転換や側方への移動などが求められることや，自宅内の環境（床面の材質や段差の有無など）を十分に考慮したうえで装具を作製する必要がある．

LECTURE
15

MEMO

自宅復帰に向けて医師，看護師，リハビリテーションスタッフなどの医療従事者間の連携が重要なことはいうまでもないが，脳卒中後になんらかの後遺症があるなかで安全に在宅生活を送るためには，家族の協力が得られることが理想的である．家族に定期的にリハビリテーションを見学してもらい，可能であれば介助方法や病室で実施できるトレーニングなどを指導する．家族にも積極的にリハビリテーションに参加してもらうことで，自宅退院後の生活に対する家族の不安感や介護負担の軽減に貢献できる場合もある．

調べてみよう

介護保険制度，介護保険で利用可能なサービス内容について調べてみよう．

気をつけよう！

多くの患者では，自宅退院後に，身体機能や動作様式に変化が生じ作製した下肢装具の調整が必要となる．使用期間や使用頻度によって異なるが，装具自体にも劣化や不適合が生じる．そのような状態にある装具を使用し続けると，動作能力の低下だけでなく，皮膚損傷，疼痛，転倒などが生じる場合もある．そのため，患者または家族が定期的に装具の適合（ベルト部分の異常，装具と下肢の隙間が大きい，傷ができるなど）を確認することに加えて，装具の耐久年数や消耗・破損しやすい部分（底材，ベルト，プラスチック・継手部分），不適合や破損時の対応などを自宅退院までに説明しておく．

3) バーセルインデックス

ADL はすべて自立し，バーセルインデックスは満点となった．なお，更衣（下半身）動作は，立位姿勢では麻痺側の片脚立位の保持時間の短縮により転倒する危険性があったため，座位姿勢で行うように指導した．

6. まとめ

地域社会において制限なく移動するためには，0.8 m/秒（48 m/分）以上の歩行速度が要求される[7]．また，近年の調査では，6 分間で 288 m 以上移動する能力も重要とされ[8]，地域社会で歩行を自立させるためには，速い速度の歩行だけでなく，長い距離を歩行できる能力も必要となる．本症例はこれらの条件を満たせず，さらに復職に必要な自宅から会社まで（片道 500 m の距離）を安全に移動する能力の獲得にも至らなかった．そのため，自宅退院後も継続してトレーニングを行う必要があり，訪問リハビリテーションを利用することとなった．

回復期リハビリテーションでは，急性期病院や脳画像所見からの情報を整理し，回復期病院入院時の身体機能や高次脳機能障害などを評価したうえで，障害の程度と残存機能を把握することが重要である．そのうえで個人・環境因子に合わせて患者のニーズを把握し，動作を阻害する要素を選択的に強化する，代償的な手段により動作の安定化を図るという 2 つの側面のバランスを常に意識しながらトレーニングを進める視点が重要となる．また，回復期病院退院後にも，獲得した動作能力の維持や向上を目的としたトレーニングを必要とする患者は少なくない．本症例のように介護保険サービスを利用する際には，介護支援専門員（ケアマネジャー）や生活期のリハビリテーションスタッフと連携を図る必要がある（**Step up** 参照）．

■引用文献

1) 二木 立：脳卒中リハビリテーション患者の早期自立度予測．リハ医学 1982；19（4）：201-23.
2) 日本脳卒中学会 脳卒中ガイドライン委員会編：脳卒中治療ガイドライン 2015．第 2 版．協和企画；2017．p.288-91.
3) Dietz V, Müller R, et al.：Locomotor activity in spinal man：significance of afferent input from joint and load receptors. Brain 2002；125 (Pt 12)：2626-34.
4) 大鹿糠 徹，阿部浩明ほか：脳卒中重度片麻痺者に対する長下肢装具を使用した二動作背屈遊動前型無杖歩行練習と三動作背屈制限揃え型杖歩行練習が下肢筋活動に及ぼす影響．東北理学療法学 2017；29：20-7.
5) Nozoe M, Kanai M, et al.：Efficacy of neuromuscular electrical stimulation for preventing quadriceps muscle wasting in patients with moderate or severe acute stroke：A pilot study. NeuroRehabilitation 2017；41 (1)：143-9.
6) Hortobágyi T, Maffiuletti NA：Neural adaptations to electrical stimulation strength training. Eur J Appl Physiol 2011；111 (10)：2439-49.
7) Perry J, Garrett M, et al.：Classification of walking handicap in the stroke population. Stroke 1995；26 (6)：982-9.
8) Fulk GD, He Y, et al.：Predicting home and community walking activity poststroke. Stroke 2017；48 (2)：406-11.

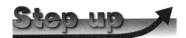

1. 生活期脳卒中患者に対するリハビリテーションの重要性

　脳卒中後片麻痺患者の時間経過に伴う身体機能・ADL 能力の変化を調査した研究では，発症から 6 か月以降までの間は改善を示すもののその後は緩やかに低下し，発症から 5 年後には発症後 2 か月時点と同程度にまで低下することが報告されている[1]．歩行特性の変化を調査した研究では，歩行速度が増加する一方で，立脚・遊脚時間，ステップ長の非対称性も増加することが報告されている[2]．歩行が非対称となることで，酸素摂取量の増大[3]や麻痺側の下肢の骨密度の低下[4]などが生じる．また，非麻痺側への過剰な荷重を繰り返すことで，非麻痺側の下肢の筋骨格系の障害（関節の変形や疼痛）が生じる可能性もある．

　「脳卒中治療ガイドライン 2015」では，生活期リハビリテーションとして「回復期リハビリテーション終了後の慢性期脳卒中患者に対して，筋力，体力，歩行能力などを維持・向上させ，社会参加促進，QOL の改善を図ることが強く勧められる（グレード A）」と述べられており[5]，回復期病院を退院後も積極期にトレーニングを行う視点が重要である．

2. 訪問リハビリテーションの実際

　講義で提示した患者では，自宅退院から約 1 週間後，復職を目指して訪問リハビリテーションが開始された．訪問リハビリテーションでは，1 週間に 1 回（40 分または 60 分），理学療法士により自宅内の歩行・ADL の確認，自宅周辺環境での歩行トレーニング（図 1）や自主トレーニングの指導が実施された．退院から約 3 か月後（当院の外来受診時），FMA の下肢運動機能項目に変化はみられなかったが，非対称的な歩容を増悪させることなく，最大歩行速度と 6 分間歩行距離が改善した（表 1）．自宅から職場までの移動も可能となり，自宅退院から約 6 か月後には復職予定であると訪問リハビリテーションの担当理学療法士から情報を得た．

　脳卒中患者は長距離歩行（距離因子），信号機のある交差点（時間因子），階段やエスカレーター（地形因子），夜間や雨天（周囲・天候因子），見慣れない場所や騒がしい場所（注意負荷因子），人口密度の高い場所（密度因子）など，さまざまな環境因子を回避する傾向がある[6]．また，機能障害が残存した脳卒中患者では，歩行・バランス機能（身体的な問題）よりもバランスに対する自己効力感（心理的な問題）により在宅での活動性や社会参加が低下することも報告されている[7]．講義で提示した患者も「長い距離を歩くことができるか不安」「屋外で転倒すると周りの人に迷惑をかける」などの理由から，自宅退院後から訪問リハビリテーション開始までの数日間，ほとんど外出していなかった．訪問リハビリテーションでは，積極的に自宅周辺環境での歩行トレーニングを進め，少しずつ自主的な屋外歩行トレーニングが実施できるようになった．回復期病院入院中には，患者や家族に対してトレーニン

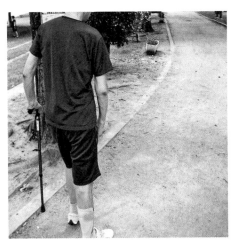

図 1　訪問リハビリテーションによる
　　　 屋外歩行トレーニング

表 1　回復期病院退院時とその 3 か月後の歩行機能

		退院時	3 か月後
遊脚時間（秒）	麻痺側	0.84±0.04	0.85±0.03
	非麻痺側	0.65±0.03	0.66±0.05
ステップ長（cm）	麻痺側	42±2	43±1
	非麻痺側	40±2	41±3
最大歩行速度（m/分）		42.5	49.3
6 分間歩行距離（m）		200	250

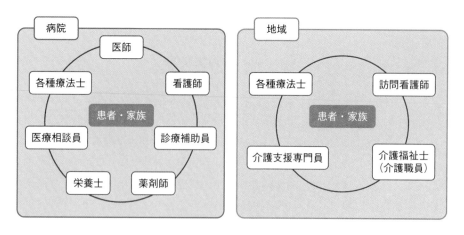

図2　病院と地域における医療・介護連携
病院入院中と自宅退院後では患者と家族をとりまく職種が大きく異なる．情報共有と意見交換を密
に行い，自宅退院直後から患者に必要な医療・介護サービスが遅滞することなく，効率的に継続さ
れる環境を構築することが重要である．

グを継続する重要性と実際の方法を指導することに加え，心理的問題に十分に配慮して生活期リハビリテーション
（訪問・通所リハビリテーションなど）の適応を考慮する必要がある．

3. 病院と地域との連携

　脳卒中後遺症のある患者が，できる限り以前と同じような日常生活や地域社会への復帰を目指すためには，リハ
ビリテーションで必要な動作を再獲得することだけでなく，社会資源（家族のサポートや介護保険）を駆使し，能
力を最大限発揮できる環境を整える必要がある．そのためには，回復期病院入院中に生活期リハビリテーション
（訪問・通所リハビリテーション）を行うリハビリテーションスタッフ，介護保険サービスの調整を行う介護支援
専門員（ケアマネジャー），退院後の看護・介護をサポートする訪問看護師・介護福祉士（介護職員），そして主介
護者となる家族との連携を十分に図り，情報共有と意見交換をする場を設けることが大切である（図2）．

■引用文献

1) Meyer S, Verheyden G, et al.：Functional and motor outcome 5 years after stroke is equivalent to outcome at 2 months：follow-up of the collaborative evaluation of rehabilitation in stroke across Europe. Stroke 2015；46（6）：1613-9.
2) Patterson KK, Gage WH, et al.：Changes in gait symmetry and velocity after stroke：a cross-sectional study from weeks to years after stroke. Neurorehabil Neural Repair 2010；24（9）：783-90.
3) Awad LN, Palmer JA, et al.：Walking speed and step length asymmetry modify the energy cost of walking after stroke. Neurorehabil Neural Repair 2015；29（5）：416-23.
4) Jørgensen L, Crabtree NJ, et al.：Ambulatory level and asymmetrical weight bearing after stroke affects bone loss in the upper and lower part of the femoral neck differently：bone adaptation after decreased mechanical loading. Bone 2000；27（5）：701-7.
5) 日本脳卒中学会 脳卒中ガイドライン委員会編：脳卒中治療ガイドライン2015．第2版．協和企画；2017．p.282-3.
6) Robinson CA, Matsuda PN, et al.：Participation in community walking following stroke：the influence of self-perceived environmental barriers. Phys Ther 2013；93（5）：620-7.
7) Schmid AA, Van Puymbroeck M, et al.：Balance and balance self-efficacy are associated with activity and participation after stroke：a cross-sectional study in people with chronic stroke. Arch Phys Med Rehabil 2012；93（6）：1101-7.

巻末資料

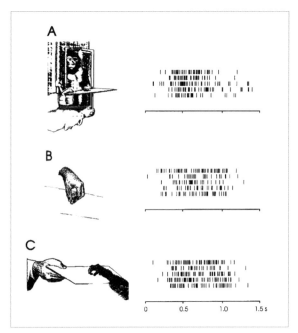

図 1　腹側運動前野のミラーニューロン
腹側運動前野の活動は，観察と実行で同じ活動を示す．
A：把握動作の観察（他のサルの行動），B：把握動作の観察
（実験者の行動），C：把握動作の実行（自分が行動）
（Rizzolatti G, Fadiga L, et al.：Premotor cortex and the recognition
of motor actions. Brain Res Cogn Brain Res 1996；3 (2)：131-41.
より抜粋）

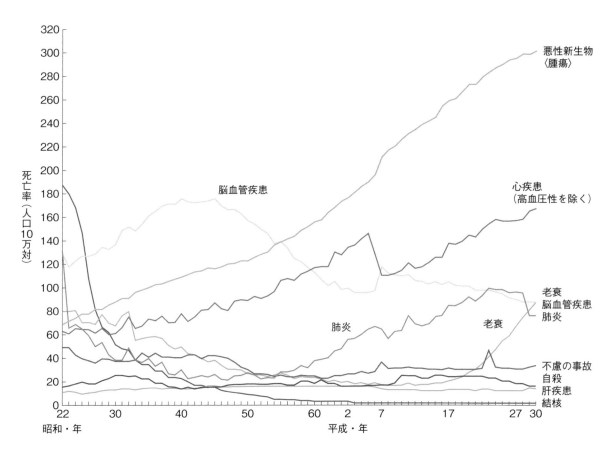

図 2　主な死因別にみた死亡率（人口 10 万対）の年次推移
（厚生労働省：平成 30 年〈2018〉人口動態統計月報年計〈概数〉の概況.
https://www.mhlw.go.jp/toukei/saikin/hw/jinkou/geppo/nengai18/dl/gaikyou30.pdf#search＝％27 厚生労働省＋脳卒中＋死亡率％ 27)

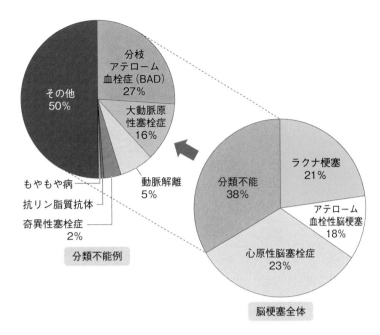

図3　福岡脳卒中データベースによる脳梗塞の病型分類
(正門由久,高木　誠編著:脳卒中の最近の疫学.脳卒中―基礎知識から最新リハビリ
テーションまで.医歯薬出版;2019.p.26-30)

表1　Stroke Impairment Assessment Set (SIAS)

1. 上肢近位テスト＝膝・口テスト (Knee-Mouth Test)*	4. 下肢近位テスト＝股伸展テスト (Knee-Extension Test)*

1. 上肢近位テスト＝膝・口テスト
(Knee-Mouth Test)＊

座位で麻痺側の手部を対側膝上から挙上し,口まで運ぶ.肩は
90°まで外転.そして膝上に戻す.拘縮の存在する場合は可動域
内の運動で判断
0:まったく動かない
1:肩のわずかな動きがあるが手部が乳頭部に届かない
2:肩肘の共同運動があるが手部が口に届かない
3:課題可能(中等度あるいは著明なぎこちなさあり)
4:課題可能(軽度のぎこちなさあり)
5:非麻痺側と変わらず(正常)

2. 上肢遠位テスト＝手指テスト
(Finger-Function Test)＊

母指～小指の順に屈曲,小指～母指の順に伸展
0:まったく動かない
1:1A＝わずかな動きがある,または集団屈曲可能
　　1B＝集団伸展が可能
　　1C＝ごくわずかな分離運動が可能
2:全指の分離運動可能なるも屈曲伸展が不十分
3～5:Knee-Mouth Test の定義と同一

3. 下肢近位テスト＝股屈曲テスト
(Hip-Flexion Test)＊

座位にて膝関節を90°より最大屈曲.必要なら座位保持を介助
0:まったく動かない
1:大腿にわずかな動きがあるが足部は床から離れない
2:股関節の屈曲運動あり,足部はかろうじて床より離れるが十
　分ではない
3～5:Knee-Mouth Test の定義と同一

4. 下肢近位テスト＝股伸展テスト
(Knee-Extension Test)＊

座位にて膝関節を90°屈曲位から十分伸展(－10°程度まで)させ
る.必要なら座位保持を介助
0:まったく動かない
1:下腿にわずかな動きがあるが足部は床から離れない
2:膝関節の伸展運動あり,足部は床より離れるが十分ではない
3～5:Knee-Mouth Test の定義と同一

5. 下肢遠位テスト＝足パット・テスト
(Foot-Pat Test)＊

座位または臥位.踵部を床につけたまま,足部の背屈運動を強調
しながら背屈・底屈を繰り返す
0:まったく動かない
1:わずかな動きがあるが前足部は床から離れない
2:背屈運動あり,足部は床より離れるが十分ではない
3～5:Knee-Mouth Test の定義と同一

6. 上肢腱反射(上腕二頭筋腱反射および上腕三頭筋腱反射)

7. 下肢腱反射(膝蓋腱反射およびアキレス腱反射)

深部腱反射は,上肢では上腕二頭筋と上腕三頭筋の腱反射を,下
肢では膝蓋腱反射とアキレス腱反射を評価
0:2つの腱反射が著明に亢進している,あるいは容易に手指の
　屈筋クローヌスまたは足関節クローヌスが誘発される場合
1:1A＝中等度に亢進
　　1B＝減弱または消失
2:軽度亢進
3:非麻痺側と変わらず(正常)

表1　Stroke Impairment Assessment Set（SIAS）（つづき）

8. 上肢筋緊張	17. 腹筋力
9. 下肢筋緊張	車椅子または背もたれ椅子において，45°後傾した姿勢をとらせ，背もたれから両肩を離して，座位をとるように指示
上肢では肘関節，下肢では膝関節の他動的屈曲・伸展時の筋緊張を評価	0：座位をとれない
0：筋緊張が著明に亢進	1：抵抗がなければ座位をとれる
1：1A＝中等度に亢進	2：軽く胸骨部位を圧迫されても座位をとれる
1B＝低下	3：かなりの抵抗でも座位をとれる
2：軽度亢進	**18. 垂直性テスト**
3：正常	座位を維持できるかどうかを評価
10. 上肢触覚	0：座位をとれない
11. 下肢触覚	1：座位にて側方に傾き，指示しても修正できない
上肢では手掌，下肢では足背の触覚を評価	2：座位にて側方に傾くが，指示すれば垂直に座れる
0：触覚脱失	3：正常
1：重度あるいは中等度低下	**19. 視空間認知**
2：軽度低下，あるいは主観的低下，または異常感覚	50 cmの巻尺を被検者の前方約50 cmに提示し，中央を母指と示指でつまませる．2回行い，中央よりのずれの大きい値を採用
3：正常	0：中央からのずれが15 cmより大
12. 上肢位置覚	1：ずれが15～5 cm
13. 下肢位置覚	2：ずれが5～2 cm
上肢では示指あるいは母指で，下肢は母趾で位置覚を評価	3：ずれが2 cmより小
0：全可動域の動きもわからない	**20. 言語機能**
1：全可動域の運動で動いていることだけはわかる	失語症に関して理解面と表出面を評価
2：中等度の動きで方向がわかる	0：全失語
3：わずかな動きでも方向がわかる	1：中等度の失語
14. 上肢関節可動域	1A＝重度感覚性失語症（重度混合性失語症も含む）
他動的肩関節外転角度を評価	1B＝重度運動性失語症
0：60°以下	2：軽度失語症
1：60°～90°以下	3：失語なし
2：90°～150°以下	**21. 非麻痺側大腿四頭筋力**
3：150°以下	非麻痺側大腿四頭筋力は，通常のMMTと同様の方法で測定する
15. 下肢関節可動域	0：著しく筋力の低下があり，重力に抗しない
膝関節を完全に伸展した状態で，足関節の背屈を評価	1：中等度（MMT 4程度まで）の筋力低下
0：−10°より小	2：軽度の筋力低下
1：−10°～0°	3：正常
2：0°～10°	**22. 非麻痺側握力**
3：10°より大	座位にて肘伸展位で測定．原則として，握り幅は5 cmとする
16. 疼痛	0：3 kgより小
脳卒中後に出現する肩関節，手指などの関節痛に加え，視床痛などの中枢性疼痛を含む．脳卒中に直接関係性がない疼痛は除外	1：3～10 kg
0：睡眠を妨げるほどの著しい疼痛	2：10～25 kg
1：中等度の疼痛	3：握力25 kg以上
2：加療を要しない程度の疼痛	
3：疼痛の問題がない	

＊1～5のテスト（SIAS-M）は3回程度繰り返し行うこと

原著：Chino N, Sonoda S, et al.：Stroke Impairment Assessment Set（SIAS）：a new evaluation instrument for stroke patients. Jpn J Rehabil Med 1994；31：119-25.

日本語訳（一部，著者の同意のもと改変）：千野直一ほか編：脳卒中の機能評価SIASとFIM基礎編．第1版第3刷．金原出版；2014.3.

（日本脳卒中学会 脳卒中ガイドライン委員会編：脳卒中治療ガイドライン2015．協和企画；2015．p.328-30）

表2 フューゲル-マイヤー評価表（Fugl-Meyer Assessment：FMA）

I. 運動機能とバランス		
上肢	採点方法	得点

A. 肩/肘/前腕

I. 反射 屈筋群（上腕二頭筋，手指屈筋群） 伸筋群（上腕三頭筋）	0：反射なし 2：反射あり	
II. 随意運動（共同運動） 座位		
a. 屈筋共同運動 肩後退 肩挙上 肩外転 肩外旋 肘屈曲 前腕回外	0：運動なし 1：部分的 2：可能	
b. 伸筋共同運動 肩内転内旋 肘伸展 前腕回内		
III. 随意運動（屈筋/伸筋共同運動の混合） 座位		
手を腰に回す 肩屈曲0°〜90°（肘伸展位，前腕中間位） 肩0°，肘屈曲90°で前腕回内外	0：運動なし 1：部分的 2：可能	
IV. 随意運動（共同運動に依存しない） 座位		
肩外転0°〜90° 肩屈曲90°〜180° 肘伸展位で前腕回内外	0：運動なし 1：部分的 2：可能	
V. 正常反射		
Stage IVが満点のときのみ採点する	0：2つ以上が著明に亢進 1：1つが著明に亢進または2つが亢進 2：亢進は1つ以下で，著明な亢進なし	
	合計：	/36点

B. 手

肩0°，肘屈曲90°，前腕回内位で手関節背屈15°保持	0：最終域まで運動不可 1：運動可能も，抵抗には負ける 2：（軽度の）抵抗に抗する	
上記の運動を反復	0：運動なし 1：部分的 2：可能	
肩屈曲外転位，肘伸展位，前腕回内位で手関節背屈15°保持	0：最終域まで運動不可 1：運動可能も，抵抗には負ける 2：（軽度の）抵抗に抗する	
上記の運動を反復	0：運動なし 1：部分的 2：可能	
手関節の分回し	0：運動なし 1：部分的 2：可能	
	合計：	/10点

C. 手指 肘90°屈曲位

集団屈曲	0：運動なし 1：部分的 2：可能	
集団伸展	0：運動なし 1：部分的 2：可能	
把握A. 2〜5指MP伸展位で母指PIP，DIP関節の屈曲	0：最終域まで運動不可 1：運動可能も，弱い 2：強い抵抗に抗する	
把握B. 母指の内転つまみ（示指とで紙を挟む）	0：最終域まで運動不可 1：弱く引き抜くと負ける 2：引き抜かれない	

表2 フューゲル-マイヤー評価表 (Fugl-Meyer Assessment：FMA)(つづき)

把握 C. 母指の指腹つまみ (示指と鉛筆をつまむ)	0：最終域まで運動不可 1：弱く引き抜くと負ける 2：引き抜かれない
把握 D. 母指と掌側つまみ (示指との筒握り)	0：最終域まで運動不可 1：弱く引き抜くと負ける 2：引き抜かれない
把握 E. 全指でのボール握り	0：最終域まで運動不可 1：弱く引き抜くと負ける 2：引き抜かれない

合計： /14 点

D. 協調性/速度　閉眼で，指鼻試験を5回できるだけ速く繰り返す

振戦	0：著明 1：軽度 2：なし
測定障害	0：著明または規則的でない 1：軽度または規則性がある 2：なし
速度 (非麻痺側との差)	0：6秒以上 1：2〜5秒 2：2秒以下

合計： / 6 点
上肢　合計： /66 点

下肢

E. 股/膝/足

I. 反射　屈筋群 (膝屈筋) 　　　　伸筋群 (膝蓋腱・アキレス腱)	0：反射なし 2：反射あり
II. 随意運動 (共同運動)　背臥位	
a. 屈筋共同運動　股屈曲 　　　　　　　　　膝屈曲 　　　　　　　　　足背屈	0：運動なし 1：部分的 2：可能
b. 伸筋共同運動　股伸展 　　　　　　　　　股内転 　　　　　　　　　膝伸展 　　　　　　　　　足底屈	
III. 随意運動　座位	
膝屈曲	0：運動なし 1：膝屈曲90°未満 2：膝屈曲90°以上
足背屈	0：運動なし 1：部分的 2：可能
IV. 随意運動　立位	
股伸展位で膝屈曲90°以上	0：運動なし 1：膝屈曲90°未満 (股関節も屈曲) 2：可能
足背屈	0：運動なし 1：部分的 2：可能
V. 正常反射	
Stage IVが満点のときのみ採点する	0：2つ以上が著明に亢進 1：1つが著明に亢進または2つが亢進 2：亢進は1つ以下で，著明な亢進なし

合計： /28 点

表 2　フューゲル-マイヤー評価表（Fugl-Meyer Assessment：FMA）（つづき）

F.　協調性/スピード　背臥位で踵膝試験を 5 回できるだけ速く繰り返す

	振戦		0：著明
			1：軽度
			2：なし
	測定障害		0：著明または規則的でない
			1：軽度または規則性がある
			2：なし
	速度（非麻痺側との差）		0：6 秒以上
			1：2～5 秒
			2：2 秒以下

合計：　　/　6 点
下肢　合計：　　/ 34 点
上下肢　合計：　　/100 点

G.　バランス

座位	支持なしで座位保持	0：不可
		1：短時間可能
		2：5 分以上可能
	閉眼で非麻痺側へのパラシュート反応	0：肩外転，肘伸展なし
		1：部分的
		2：可能
	閉眼で麻痺側へのパラシュート反応	0：肩外転，肘伸展なし
		1：部分的
		2：可能
立位	介助下での立位保持	0：不可
		1：しっかり介助があれば可能
		2：わずかな介助で 1 分以上
	支持なしでの立位保持	0：不可
		1：直立保持が 1 分未満
		1 分以上可能だが少し動揺する
		2：安全に 1 分以上
	非麻痺側下肢での片脚立位	0：数秒も不可
		1：4～9 秒可能
		2：10 秒以上可能
	麻痺側下肢での片脚立位	0：数秒も不可
		1：4～9 秒可能
		2：10 秒以上可能

合計：　/14 点

Ⅱ.　感覚機能

H.　感覚

a.　触覚（非麻痺側との比較）

腕	0：脱失
手掌	1：鈍麻
大腿	2：正常
足底	

合計：　/8 点

b.　位置覚（閉眼での正答率と非麻痺側との比較）

肩	0：脱失
肘	1：鈍麻だが，正答率が 3/4 以上
手	2：すべて正答し，非麻痺側との違いもほとんどない
母指	
股	
膝	
脚	
足趾	

合計：　/16 点
感覚　合計：　/24 点

表2 フューゲル-マイヤー評価表（Fugl-Meyer Assessment：FMA）（つづき）

Ⅲ. 他動関節可動域と関節痛

I. 他動関節可動域（非麻痺側との比較）

肩屈曲	0：わずか	
肩外転90°まで	1：減少	
肩外旋	2：正常	
肩内旋		
肘屈曲		
肘伸展		
前腕回内		
前腕回外		
手屈曲		
手伸展		
手指屈曲		
手指伸展		
股屈曲		
股外転		
股外旋		
股内旋		
膝屈曲		
膝伸展		
足背屈		
足底屈		
足部回内		
足部回外		

合計：　　/44 点

J. 関節痛

肩屈曲	0：運動時に強い痛み	
肩外転90°まで	1：軽度	
肩外旋	2：なし	
肩内旋		
肘屈曲		
肘伸展		
前腕回内		
前腕回外		
手屈曲		
手伸展		
手指屈曲		
手指伸展		
股屈曲		
股外転		
股外旋		
股内旋		
膝屈曲		
膝伸展		
足背屈		
足底屈		
足部回内		
足部回外		

合計：　　/44 点

（Fugl-Meyer AR, Jääskö L, et al.：The post-stroke hemiplegic patient. 1. a method for evaluation of physical performance. Scand J Rehabil Med 1975；7〈1〉：13-31）

表3 modified NIH Stroke Scale（mNIHSS）（2001）

項目	スコア	検査	解説
意識レベル質問	0：2問とも正答 1：1問に正答 2：2問とも誤答	「今月の月名」および「年齢」を尋ねる	近似した答えは正答とみなさない．最初の答えのみを評価する．失語症例では，言語障害を十分加味して判断する必要がある
意識レベル従命	0：両方の指示動作が正確に行える 1：片方の指示動作のみ正確に行える 2：いずれの指示動作も行えない	「開眼と閉眼」および「離握手」を指示する	最初の反応のみを評価する．失語症例では，パントマイムによる反応を評価する．麻痺があるときは健側で評価する
注視	0：正常 1：部分的注視麻痺 2：完全注視麻痺	左右への眼球運動（追視）を指示する	従命不能例では，頭位変換眼球反射（人形の目現象）または眼前庭反射により評価する．眼球運動神経の単独麻痺例はスコア1とする．共同偏視があり，人形の目現象または眼前庭反射によっても反応しないときはスコア2とする
視野	0：視野欠損なし 1：部分的半盲（四分盲を含む） 2：完全半盲（同名半盲を含む） 3：両側性半盲（皮質盲を含む全盲）	片眼ずつ対座法により，四分視野の指数を尋ねる	言語応答できない例では，視覚刺激に対する反応や指出しにより評価する．眼疾患により単眼の失明例では，他眼により評価する
左腕	0：下垂なし（10秒間保持可能） 1：10秒以内に下垂 2：重力に抗するが10秒以内に落下 3：重力に抗する動きがみられない 4：全く動きがみられない	10秒数える間，腕を挙上させる（座位90°，臥位45°）	麻痺がある例では，健常肢から検査する．失語症例では，パントマイムなどにより指示する．意識障害例では，痛み刺激に対する反応から推定する．（除脳硬直などの）反射性の動きは，スコア4とする
右腕	0：下垂なし（10秒間保持可能） 1：10秒以内に下垂 2：重力に抗するが10秒以内に落下 3：重力に抗する動きがみられない 4：全く動きがみられない	同上	同上
左脚	0：下垂なし（5秒間保持可能） 1：5秒以内に下垂 2：重力に抗するが5秒以内に落下 3：重力に抗する動きがみられない 4：全く動きがみられない	5秒数える間，下肢を挙上させる（臥位30°）	麻痺がある例では，健常肢から検査する．言語による従命不能例では，非言語的に指示する．意識障害例では，痛み刺激に対する反応から推定する．（除脳硬直などの）反射性の動きは，スコア4とする
右脚	0：下垂なし（5秒間保持可能） 1：5秒以内に下垂 2：重力に抗するが5秒以内に落下 3：重力に抗する動きがみられない 4：全く動きがみられない	同上	同上
感覚	0：正常 1：異常	四肢近位部に痛覚（pin）刺激を加える	脳卒中による感覚異常のみを評価する．意識障害例などでは，しかめ面や逃避反応などにより評価する
言語	0：正常 1：軽度の失語 2：高度の失語 3：無言または全失語	（呼称カードにある）物の名前を尋ね，（文章カードから）少なくとも3つの文章を読ませる	神経学的診察中に言語理解も評価する．呼称の評価には十分な時間をとる．最初の答えのみを評価する．視覚障害例では，手の中に置かれた物の特定，自発言語，復唱により評価する．気管内挿管例や発語不能例では，書字により評価する
無視	0：正常 1：軽度の無視 2：高度の無視	両側の2点同時の（皮膚）刺激，および視覚刺激（絵カード）を与える	両側の2点同時の（皮膚）刺激は閉眼して行う．高度の視覚障害があっても（皮膚）刺激に対する反応が正常であれば，スコア0とする．失語があっても，両側に注意が向いていればスコア0とする

Lyden PD, Lu M, et al.：NINDS rtPA Stroke Study Group. A modified National Institutes of Health Stroke Scale for use in stroke clinical trials：preliminary reliability and validity. Stroke 2001；32〈6〉：1310-7, American Heart Association, Inc. and Wolters Kluwer Health.

（日本脳卒中学会 脳卒中ガイドライン委員会編：脳卒中治療ガイドライン 2015. 協和企画：2015. p.320 より抜粋）
NIH（National Institutes of Health）：国立衛生研究所.

表4 ICARS (International Cooperative Ataxia Rating Scale)

I. 姿勢および歩行障害	（右）（左） II. 四肢運動障害
1. 歩行能力	**8. 膝脛試験：運動分解と企図振戦**
（　）0. 正常	（　）（　）0. 正常
（　）1. ほぼ正常だが，継ぎ足歩行ができない	（　）（　）1. 軸方向・側方のずれはないが運動は円滑でなく運動分解を認める
（　）2. 異常だが支持なしで自立歩行可能	（　）（　）2. 軸方向にずれを認める
（　）3. 自立歩行可能だが著しく動揺，方向転換は困難	（　）（　）3. 側方へのずれを認める
（　）4. つたい歩きで10m歩ける	（　）（　）4. 側方への大きなずれを認める，もしくは検査不能
（　）5. 一本杖で歩行可能	
（　）6. 歩行器（手押車，二本杖）で歩行可能	
（　）7. 介助歩行	
（　）8. 歩行不能	
2. 歩行速度	**9. 踵膝試験：動作時振戦**
（　）0. 正常	（　）（　）0. 正常
（　）1. わずかに遅い	（　）（　）1. 踵が膝に到着すればすみやかに振戦が止まる
（　）2. かなり遅い	（　）（　）2. 踵が膝に到達して10秒以内に振戦が止まる
（　）3. 著しく遅い	（　）（　）3. 踵が膝に到達してから10秒以上振戦が続く
（　）4. 自力での歩行は困難	（　）（　）4. 踵が膝に到達したあと振戦が持続し止まらない，もしくは検査不能
3. 開眼での立位保持	**10. 指鼻試験：運動分解と測定異常**
（　）0. 10秒以上片足立ち可能	（　）（　）0. 正常
（　）1. 閉脚立位保持可能だが，片足立ちは10秒未満	（　）（　）1. 軽度の動揺
（　）2. 閉脚立位保持可能だが，マン（Mann）試験では保持不能	（　）（　）2. 2相性の運動分解もしくは中等度の測定異常
（　）3. 閉脚立位保持不能，開脚立位は保持可能	（　）（　）3. 2相性以上の運動分解もしくは著しい測定異常
（　）4. 閉脚立位保持不能，開脚立位は動揺するが可能	（　）（　）4. 鼻に到達できないほどの強い測定障害
（　）5. 自力立位保持不能，支え立ち可能	
（　）6. 支え立ち不能	
4. 開眼立位での開脚度	**11. 指鼻試験：指の企図振戦**
（　）0. 10cm未満	（　）（　）0. 正常
（　）1. 10cm以上25cm未満	（　）（　）1. 軽度の振戦
（　）2. 25cm以上35cm未満	（　）（　）2. 振幅10cm未満の振戦
（　）3. 35cm以上	（　）（　）3. 振幅10～40cmの振戦
（　）4. 立位保持不能	（　）（　）4. 振幅40cm以上の振戦
5. 開眼開脚立位での動揺	**12. 指指試験：動作時振戦と動揺**
（　）0. 正常	（　）（　）0. 正常
（　）1. わずかに動揺	（　）（　）1. 軽度の動揺
（　）2. 頭部で10cm未満の動揺	（　）（　）2. 振幅10cm未満の動揺
（　）3. 頭部で10cm以上の動揺	（　）（　）3. 振幅10～40cmの動揺
（　）4. すぐに転倒	（　）（　）4. 振幅40cm以上の動揺
6. 閉眼閉脚立位での動揺	**13. 回内回外変換運動**
（　）0. 正常	（　）（　）0. 正常
（　）1. わずかに動揺	（　）（　）1. わずかに不規則で遅い
（　）2. 頭部で10cm未満の動揺	（　）（　）2. 明らかに不規則で遅いが，肘は動揺しない
（　）3. 頭部で10cm以上の動揺	（　）（　）3. 著しく不規則で遅い，肘が動揺する
（　）4. すぐに転倒	（　）（　）4. 運動は完全にばらばら，もしくは不可能
7. 座位の状態	**14. アルキメデス螺旋の描画**
（　）0. 正常	（　）0. 正常
（　）1. 体幹のわずかな動揺	（　）1. パターンをわずかにはずれるが，測定障害による急激な変化はない
（　）2. 体幹と両脚の中等度の動揺	（　）2. パターンを完全にはずれ，測定障害や線の交差が生じる
（　）3. 強い動揺	（　）3. 測定障害や運動分解による大きな障害がある
（　）4. 座位保持不能	（　）4. ほとんど螺旋の形にならない，もしくは不能

III. 言語障害	IV. 眼球運動障害
15. 構音障害：発話の流暢度	**17. 注視誘発眼振**
（　）0. 正常	（　）0. 正常
（　）1. わずかな流暢性の障害	（　）1. 一過性
（　）2. 中程度の流暢性の障害	（　）2. 持続性だが中等度
（　）3. きわめて遅く強い構音障害	（　）3. 持続性で高度
（　）4. 話せない	**18. 追視運動の異常**
16. 構音障害：発話の明瞭度	（　）0. 正常
（　）0. 正常	（　）1. わずかに衝動性
（　）1. 不明瞭発語を疑わせる	（　）2. 明らかに衝動性
（　）2. 不明瞭発語であるがほとんどの語は理解可能	**19. 眼球運動での測定障害**
（　）3. 強い不明瞭発語であり発語が理解できない	（　）0. 正常
（　）4. 話せない	（　）1. 明らかな測定過大や測定過小がある

無症状は0点で，最重症が100点．

（Trouillas P, Takayanagi T, et al.：International Cooperative Ataxia Rating Scale for pharmacological assessment of the cerebellar syndrome. The Ataxia Neuropharmacology Committee of the World Federation of Neurology. J Neurol Sci 1997；145〈2〉：205-11)

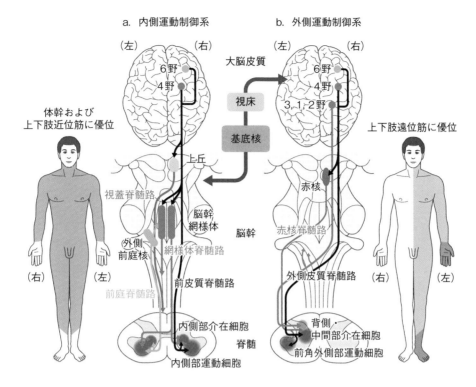

図4　内側運動制御系（a）と外側運動制御系（b）
大脳基底核は，大脳皮質と脳幹への投射系を介して，各々，外側および内側運動制御系の活動を調節する．内側運動制御系は，両側の頭・頸部，体幹，上下肢の近位筋の運動に関与する（青色）．外側運動制御系は，対側，特に，手・足の遠位筋による運動を制御する（赤色）．
（高草木 薫：大脳基底核による運動の制御．臨床神経学 2009；49〈6〉：325-34）

表 5　Berg Balance Scale (BBS)

スコアリングでは，各項目に該当する最も低い点数を記録する

1) 座位からの立ち上がり

指示：手を使わずに立ち上がってください

4：手を使用せずに安定して立ち上がり可能

3：手を使用して立ち上がり可能

2：数回の施行後，手を使用して立ち上がり可能

1：立ち上がり，または安定のために最小介助が必要

0：立ち上がりに中等度または最大介助が必要

2) 立位

指示：つかまらずに 2 分間立ってください

4：安全に 2 分間立位可能

3：監視下で 2 分間立位可能

2：30 秒間立位可能

1：数回の試行にて 30 秒間立位可能

0：介助なしでは 30 秒間立位不可

3) 座位（背もたれなし，足底は接地）

指示：腕を組んで 2 分間座ってください

4：安全に 2 分間座位可能

3：監視下で 2 分間座位可能

2：30 秒間座位可能

1：10 秒間座位可能

0：介助なしでは 10 秒間座位不可

4) 着座

指示：座ってください

4：ほとんど手を使用せずに安全に着座可能

3：手を使用して着座を制御

2：下腿後面を椅子に押し付けて着座を制御

1：1 人で座れるが，制御は困難

0：座るのに介助が必要

5) 移乗

指示：まず肘かけを使用し，次に肘かけを使用せずに移乗してください

4：ほとんど手を使用せずに安全に移乗可能

3：手を使用して安全に移乗可能

2：言語指示や監視があれば移乗可能

1：介助者が 1 人必要

0：介助あるいは監視に 2 人必要

6) 閉眼立位

指示：目を閉じて 10 秒間立ってください

4：安全に 10 秒間閉眼立位可能

3：監視下で 10 秒間閉眼立位可能

2：3 秒間閉眼立位可能

1：3 秒間閉眼立位不可だが，立位は安定

0：転倒を予防するために介助が必要

7) 閉脚立位

指示：足を閉じてつかまらずに立ってください

4：自分で足を閉じ，安全に 1 分間閉脚立位可能

3：自分で足を閉じ，監視下で 1 分間閉脚立位可能

2：自分で足を閉じ，30 秒間閉脚立位可能

1：足を閉じるのに介助が必要だが，15 秒間閉脚立位可能

0：足を閉じるのに介助が必要で，かつ 15 秒間閉脚立位不可

8) 立位での前方リーチ

指示：腕を 90° 屈曲して伸ばし，できるだけ前方にリーチしてください（腕を 90° 屈曲したときに被検者の指先に定規を当てる．リーチする際，被検者の手が定規に触れてはならない．被検者が最も前方に傾いたときの，指先の前方到達位置を記録する）

4：安全に 25 cm 以上前方リーチ可能

3：安全に 12.5 cm 以上前方リーチ可能

2：安全に 5 cm 以上前方リーチ可能

1：前方リーチ可能だが，監視が必要

0：バランスを崩す，あるいは介助が必要

9) 立位で床から物を拾い上げる

指示：足の前にある靴（スリッパ）を拾い上げてください

4：安全に，かつ容易に拾い上げ可能

3：監視下で拾い上げ可能

2：拾い上げ不可だが，靴（スリッパ）まで 2〜5 cm の所にはバランスを保持したままリーチ可能

1：拾い上げ不可で，監視が必要

0：試行不可，あるいは転倒を予防するために介助が必要

10) 立位で左右の肩越しに後ろを振り向く

指示：左肩越しに後ろを振り向き，同様に右にも振り向いてください（検者は振り向きを促すために，物品を提示してもよい）

4：両側から振り向き可能で，体重移動も良好

3：片側のみ振り向き可能で，対側では体重移動が不十分

2：側方までしか振り向けないが，バランスは安定

1：振り向くときに監視が必要

0：転倒を予防するために介助が必要

11) 360° 回転

指示：1 周回転して止まり，次に逆方向に回転してください

4：両方向ともに 4 秒以内で安全に 360° 回転可能

3：片方向のみ 4 秒以内で安全に 360° 回転可能

2：360° 回転可能だが，両方向ともに 4 秒以上かかる

1：近位監視，あるいは言語指示が必要

0：回転するときに介助が必要

12) 交互に台への足乗せ

指示：各足 4 回ずつ，台の上に交互に足を乗せてください

4：支持なしで，20 秒以内に安全に 8 回ステップ可能

3：支持なしで可能だが，8 回ステップに 20 秒以上必要

2：監視下で補助具を使用せずに 4 回ステップ可能

1：最小介助で 2 回以上ステップ可能

0：転倒を予防するために介助が必要，あるいは試行不可

13) 継ぎ足立位

指示：片方の足を反対側の足のすぐ前に置いてください．困難であれば，踵を反対側の爪先から十分前に離して置いてください（スコア 3：ステップ長が足長を超えている，横幅が通常の歩隔と同程度であること）

4：自分で継ぎ足となり，30 秒間保持可能

3：自分で足を前に出して，30 秒間保持可能

2：自分で足をわずかに前に出して，30 秒間保持可能

1：足を出すのに介助を要するが，15 秒間保持は可能

0：足を出すとき，または立位中にバランスを崩す

14) 片脚立位

指示：つかまらずにできるだけ長く片足で立ってください

4：自分で片足を挙上して，10 秒間以上保持可能

3：自分で片足を挙上して，5 秒間以上保持可能

2：自分で片足を挙上して，3 秒間以上保持可能

1：片足を挙上して 3 秒間以上保持不可であるが，自分で立位保持は可能

0：試行不可，あるいは転倒を予防するために介助が必要

（Berg K, Wood-Dauphinee S, et al.：Measuring balance in the elderly：preliminary development of an instrument. Physiotherapy Canada 1989；41〈6〉：304-11）

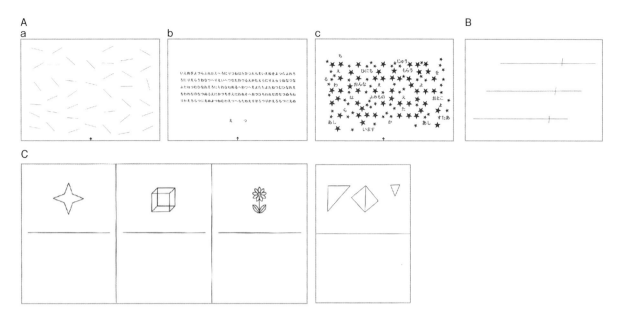

図5　半側空間無視の評価

A：BIT 行動性無視検査日本版の抹消試験．a：線分抹消試験，b：文字抹消試験，c：星印抹消試験．紙のサイズはいずれも A4 判．
B：BIT 線分二等分試験（サイズは A4 判）．
C：BIT 行動性無視検査日本版の模写試験（星，立方体，花，図形）と左半側空間無視患者の模写例．図形の模写では 2 通りのパターンを示した．

（石合純夫：高次脳機能障害学．第 2 版．医歯薬出版；2012．p.151-92 より抜粋）

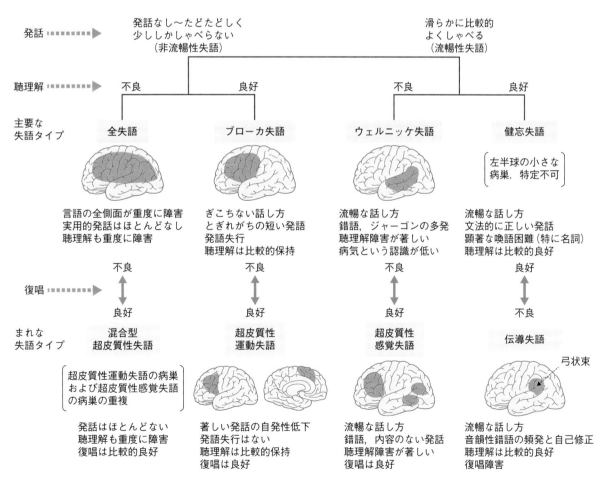

図6　失語のタイプ分類と病巣

（石合純夫：高次脳機能障害．第 2 版．医歯薬出版：2012．p.30 をもとに作成）
聴理解：聴覚的に言語を理解すること．

表 6　脳卒中の早期離床開始基準

1. 一般原則
   意識障害が軽度（JCS 10 以下）であり，入院後 24 時間神経症状の増悪がなく，運動禁忌の心疾患のない場合には，離床開始とする

2. 脳梗塞
   入院日までに，MRI/MRA を用いて病巣と病型の診断を行う
   1）アテローム血栓性脳梗塞：MRI/MRA にて主幹動脈の閉塞ないし狭窄が確認された場合，進行型脳卒中へ移行する可能性があるため，発症から 3〜5 日は神経症状の増悪が起こらないことを確認して離床を開始する
   2）ラクナ梗塞：診断日より離床を開始する
   3）心原性脳塞栓：左房内血栓の有無，心機能を心エコーにてチェックし，左房内血栓と心不全の徴候がなければ離床を開始とする．tPA 投与例では出血性の危険性を考慮する

3. 脳出血
   発症から 24 時間は，CT にて血腫の増大と水頭症の発現をチェックし，それらがみられなければ離床を開始する
   脳出血手術例：術前でも意識障害が軽度（JCS 10 以下）であれば離床を開始する．手術翌日から離床を開始する

4. くも膜下出血
   脳動脈破裂によるくも膜下出血の場合，原則的には離床は根治術後に開始する

5. 血圧管理
   離床時の収縮期血圧上限を，脳梗塞では 200〜220 mmHg，脳出血では 160 mmHg と設定＊し，離床開始後の血圧変動に応じて個別に上限を設定する
   ＊ただし，2015 年のガイドライン改定に伴い，現在は 140 mmHg 以下の管理が妥当と思われる

（原 寛美：ブレイン・アタック―a state of the art ―急性期リハビリテーション．救急・集中治療 2003；15〈12〉：1339-47）
JCS：Japan Coma Scale，tPA：組織プラスミノゲンアクチベータ．

到達目標

- 各 Lecture で学んだ知識について，自分自身の理解度や到達度を知る．
- 各 Lecture で示された重要なポイントを整理する．
- 試験の結果をふまえて，各 Lecture の内容について再度確認し，より深く理解する．

この試験の目的とするもの

これまで，講義をとおして，脳卒中後片麻痺患者のリハビリテーションに必要な基礎的知識（脳の構造と機能，回復の過程）や実際的な方法（評価の方法，トレーニングのポイント）を学習してきました．この知識を臨床場面で応用して活かすには，各 Lecture の内容について，単に覚えるだけでなく，深く理解することが重要になります．

この章は問題と解答から成ります．問題は，Ⅰ：国家試験と同様の 5 択の選択式問題，Ⅱ：かっこ内に適切な用語を書き込む穴埋め式問題，Ⅲ：質問に対して文章で解答する記述式問題から成ります．

試験問題は，各 Lecture で記述されている内容を理解しているかどうかを，自分自身で確認するためのものです．単に正解を答えられたかどうかを問うものではありません．正解であったとしても，それに関する周辺の知識まで広く知ることを目標に再確認してください．不正解であった場合は，それは自分が理解できていなかったことを知るチャンスだと思って，関連する Lecture をもう一度確認してください．

試験の結果はどうでしたか？

- ☐ 自分自身の理解している部分と理解が不十分な部分がわかった．
- ☐ 今後，取り組むべき課題が確認できた．
- ☐ 脳卒中後片麻痺患者に対する理学療法の概要がわかった．
- ☐ 臨床で応用するための基礎的な知識の習得度がわかった．

---

comment

中枢神経系疾患の理学療法は，中枢神経系疾患特有の方法だけでなく，他の分野の理学療法の知識を統合して理解する必要があります．関節可動域の問題については運動器疾患の理学療法の知識，体力低下や持久力低下については心疾患や高齢者に対する理学療法の知識というように，多くの理学療法分野の知識が役立ちます．そのような観点で，中枢神経系疾患の理学療法で得られた知識を再確認すると，他の分野との共通点と相違点がみえてくるでしょう．

I　選択式問題

以下の問いについて，該当するものをそれぞれ2つ選びなさい．

問題 1

脳の構造と機能障害の関係について，正しいものはどれか．

1. 皮質脊髄路は一次運動野から脊髄前角細胞に至る下行性の伝導路であり，この部分の損傷が片麻痺症状を引き起こす．
2. 内頸動脈系の損傷で小脳性の運動失調を生じることがある．
3. 中大脳動脈領域の障害では下肢の強い麻痺が生じるが，上肢の麻痺は比較的軽い．
4. 皮質下の視床出血では，通常，高次脳機能障害は起こらない．
5. 意識にのぼる固有感覚を伝える後索‐内側毛帯路の障害は感覚性運動失調を生じさせる．

問題 2

脳血管障害について，誤っているものはどれか．

1. 脳出血では，被殻出血と視床出血が最も多く，大脳基底核で全体の大半を占める．
2. 脳梗塞の臨床病型は，アテローム血栓性脳梗塞，心原性脳塞栓症，ラクナ梗塞がある．
3. 脳血管障害後に生じる虚血性ペナンブラは，脳血流の低下により生じる細胞死による機能障害のことである．
4. くも膜下出血では発症から4〜14日以内に脳血管攣縮が生じる．
5. 脳動静脈奇形は脳血管の奇形であるが，破裂しなければ問題にはならない．

問題 3

脳機能の回復について，正しいものはどれか．

1. 中枢神経損傷からの機能回復の原因は，虚血性ペナンブラの回復と diaschisis の解消のみである．
2. 脳の可塑性は，シナプスの伝達効率を変化させる性質が関連する．
3. 使用依存性の回復を生じさせるには，どのようなかたちでもよいから使用させることが重要である．
4. 脳の可塑性を引き出すには，麻痺側を使用させるよりも，非麻痺側を使用させるほうが効果的である．
5. 機能的再組織化を引き出すためのトレーニングとしては課題特異的な運動学習がよい．

問題 4

脳血管障害に対するトレーニングについて誤っているのはどれか．

1. 急性期に行われる関節可動域練習は，関節可動域の狭小化が生じた後で行う．
2. 急性期の寝返り動作トレーニングは，回旋動作が入る前に麻痺側の上下肢を寝返る方向へ移動させる．
3. 運動学習課題は，できるだけ単純で容易な課題を繰り返して行うほうがよい．
4. 運動学習の成立には，フィードバックにより結果の知識を与えなければならない．
5. 片麻痺患者のトレーニングにおいても，有酸素運動は必要である．

II 穴埋め式問題

かっこに入る適切な用語は何か答えなさい.

1) 神経細胞の基本的構造として,細胞体とそこから伸びる (1.　　　　　) と (2.　　　　　) の2種類の突起がある.

2) 脳の可塑的性質を示す概念として,使用頻度の高い神経回路網は活性化され,有効に使われない回路を弱めるという性質を説明した (3.　　　　　) がある.

3) 身体の運動に関連する大脳皮質の主な領域としては (4.　　　　　),(5.　　　　　),(6.　　　　　) がある.

4) 急性期における血圧変動としては,(7.　　　　　) が症状の悪化を引き起こす因子となる.

5) 頭部外傷の局所性脳損傷には,直撃損傷とその反対側で生じる (8.　　　　　) がある.

6) 脳腫瘍のうち,大脳半球を好発部位とするのは,(9.　　　　　) と (10.　　　　　) である.

7) 脳卒中後片麻痺患者の筋力低下の原因としては,(11.　　　　　),(12.　　　　　) がある.

8) 脳卒中後片麻痺患者の筋緊張異常には神経学的原因として (13.　　　　　),(14.　　　　　),異常姿勢などがあり,非神経学的原因として不動に伴う (15.　　　　　) がある.

9) 機能障害の多面的な評価である SIAS は (16.　　　　　),筋緊張,(17.　　　　　),関節可動域,疼痛,(18.　　　　　),高次脳機能,健側機能の7分類から成る.

10) 筋緊張の評価である modified Ashworth Scale (MAS) の2は,筋緊張の亢進がほぼ全可動域に認められるが,(19.　　　　　) は容易に可能.

11) バーセルインデックスは,食事,車椅子からベッドへの移乗,(20.　　　　　),トイレ動作,入浴,(21.　　　　　),階段昇降,着替え,(22.　　　　　),排尿コントロールの10項目から成る.

12) 脳卒中後片麻痺患者に対する下肢トレーニングの強度を高めることは,(23.　　　　　) を改善する.

13) 脳卒中後片麻痺患者にブロック学習とランダム学習を行わせた場合,(24.　　　　　) のほうが記憶を保持しやすい.

14) 脳卒中後片麻痺歩行の特性は (25.　　　　　) に生じる.

15) 脳卒中後片麻痺患者では,ブルンストロームステージが低くなるほど,立脚期の足圧中心軌跡は (26.　　　　　) する.

16) 脳卒中後片麻痺患者の立脚期に膝が屈曲する歩行の原因は,足関節底屈筋の筋力の (27.　　　　　) やハムストリングスの (28.　　　　　) などが考えられる.

17) 脳卒中後片麻痺患者の麻痺側肩関節に生じる問題として,(29.　　　　　) や痙性および拘縮,(30.　　　　　) がある

Ⅲ　記述式問題

問いに従って答えなさい.

問題 1
pusher 現象を有する患者に対して直立姿勢を学習させる方法について説明せよ.

問題 2
片麻痺患者で生じる反張膝の原因について説明せよ.

問題 3
課題指向型トレーニングに求められる運動学習の課題の性質について説明せよ.

解答

I 選択式問題　　配点：1問（完答）10点　計40点

問題1　1，5

1. 皮質脊髄路は中心前回とよばれる部位に位置する一次運動野から，放線冠，内包，中脳の大脳脚を通って，延髄の錐体で交差し，反対側の外側皮質脊髄路を下行して脊髄前角細胞に投射する（Lecture 2）.
2. 内頸動脈は，総頸動脈から分岐した後，外頸動脈の後方を走行し錐体骨の頸動脈管から頭蓋内に入る．小脳の栄養動脈は椎骨動脈系である（Lecture 3）.
3. 中大脳動脈では上肢の強い麻痺，感覚障害，顔面の麻痺，同名反盲が出現する（Lecture 3）.
4. 視床の障害により生じる高次脳機能障害としては，失語様症状（視床性失語），健忘（記憶障害），半側空間無視などがある（Lecture 3）.
5. 後索-内側毛帯路は意識にのぼる固有感覚や識別性触覚，振動覚の上行路である（Lecture 3）.

問題2　3，5

1. 脳出血は高血圧性脳出血が最も多く，被殻出血と視床出血，小脳出血，脳幹出血などがある（Lecture 4）.
2. アテローム血栓性脳梗塞は大動脈の動脈硬化（アテローム硬化）が原因となる．心原性脳塞栓症は心臓で形成された栓子が血流により脳血管に運ばれ塞栓することによる．ラクナ梗塞は穿通枝の閉塞による直径15 mm以下の小梗塞である（Lecture 4）.
3. 虚血性ペナンブラは，脳血流の低下によって細胞死に至らない機能障害が生じている状態であり，急性期の治療はペナンブラの領域が真の梗塞となることを防ぐのを重要な目的としている（Lecture 4）.
4. くも膜下出血で生じる脳血管攣縮は術後のリスクの一つとして重要である．くも膜下出血では，通常，脳実質の損傷は起こらないが，脳血管攣縮により運動障害が生じることがある（Lecture 4）.
5. 脳動静脈奇形は動脈と静脈が毛細血管を介さずに直接つながったナイダスとよばれる血管塊を形成し，それが徐々に拡大することで，痙攣発作の原因となる（Lecture 4）.

問題3　2，5

1. その他に，行動学的な機能代償と神経系の機能的再組織化がある（Lecture 1）.
2. 長期増強および長期減弱といったシナプスで生じる現象が，記憶や学習に関連するとされている（Lecture 1）.
3. 運動機能の回復と関連する脳内の運動地図の拡大は，単純な運動の繰り返しではなく，学習依存性に生じると考えられる（Lecture 1）.
4. 麻痺肢を使用しない状態では，中枢神経系の機能的再組織化が引き出せないだけでなく，学習性の不使用を生じさせる可能性がある（Lecture 1）.
5. 麻痺側の使用のような課題特異的な運動学習は，損傷半球の運動地図の拡大と関連している（Lecture 1）.

問題4　1，3

1. 急性期の関節可動域練習の目的は，筋緊張の正常化，軟部組織の癒着の防止，関節拘縮の防止，局所循環の改善，感覚刺激による覚醒水準の改善，不動性関節炎の軽減，筋再教育などがあり，超急性期から行われることが多い（Lecture 12）.
2. 麻痺側の上下肢を非麻痺側の上下肢で動かしておくと，円滑な寝返りが可能となる（Lecture 12）.
3. 学習者の能力に対して容易すぎる課題では，機能的再組織化が生じず，効率のよい学習効果が得られない（Lecture 9）.
4. 運動学習は結果の知識なしでは成り立たない．また，運動のパフォーマンスを改善するには，学習者がどのようなパフォーマンスを行っているかについての情報であるパフォーマンスの知識が必要になる（Lecture 9）.
5. 片麻痺患者の運動耐容能は，ADL（日常生活活動）の遂行に必要な3～5 METSを下回る場合があるため，可能な限り有酸素運動が必要である（Lecture 6, 9）.

Ⅱ 穴埋め式問題　　配点：1問（完答）1点　計30点

1.	樹状突起	Lecture 1 参照
2.	軸索突起	Lecture 1 参照
3.	ヘッブの法則	Lecture 1 参照
4.	一次運動野	Lecture 2 参照
5.	運動前野	Lecture 2 参照
6.	補足運動野	Lecture 2 参照
7.	血圧低下	Lecture 4 参照
8.	反衝損傷	Lecture 5 参照
9.	髄膜腫	Lecture 5 参照
10.	神経膠腫	Lecture 5 参照
11.	運動単位の動員数の減少（脊髄α運動ニューロンの機能的な減少）	Lecture 6 参照
12.	運動単位の発火頻度の低下	Lecture 6 参照
13.	痙性麻痺（痙縮）	Lecture 6 参照
14.	同時収縮	Lecture 6 参照
15.	筋，関節の粘弾性の増加	Lecture 6 参照
16.	運動機能	Lecture 7 参照
17.	感覚	Lecture 7 参照
18.	体幹機能	Lecture 7 参照
19.	他動運動	Lecture 7 参照
20.	整容	Lecture 8 参照
21.	歩行	Lecture 8 参照
22.	排便コントロール	Lecture 8 参照
23.	歩行能力	Lecture 9 参照
24.	ランダム学習	Lecture 9 参照
25.	膝関節の運動	Lecture 9 参照
26.	短縮	Lecture 9 参照
27.	低下	Lecture 9 参照
28.	過剰な筋活動	Lecture 9 参照
29.	亜脱臼	Lecture 11 参照
30.	肩手症候群	Lecture 11 参照

Ⅲ 記述式問題　　配点：1問（完答）10点　計30点

問題 1

以下の内容をおおむね記載できれば，正答とする．

　視覚的フィードバックを利用したアプローチが推奨される．まず，本人が直立であると判断した姿勢が実際には直立ではないことを，口頭説明や鏡を見せることで認識させる．もしくは他の垂直な構造物を提示して，自身が垂直位だと感じている身体軸との乖離を認識させる．また，他動的に垂直位に戻そうとすると強い抵抗が生じることが多いが，自らリーチを行うような場合にはスムーズに非麻痺側へ傾斜することができることがある．これを利用してリーチ課題などを提示することにより，垂直位を再学習させる．

問題2

以下の内容をおおむね記載できれば，正答とする．

通常歩行では，初期接地直後に前脛骨筋の大きな活動が生じるため，下腿を前方へ引き出すことにより，その後の背屈方向への運動が形成される．しかし，片麻痺歩行では初期接地直後にはたらく前脛骨筋の活動が低下し，下腿を前方に牽引できない場合があり，これが反張膝の原因の一つと考えられる．また，下腿三頭筋が，痙性麻痺や関節可動域制限の影響により，立脚期の背屈運動を阻害することによっても生じる．

問題3

以下の内容をおおむね記載できれば，正答とする．

運動学習の課題は目標が明確な課題である必要があり，トレーニングプログラムの立案には意義のあるゴール設定が求められる．また，学習者の能力に見合った適切な難易度を設定することも重要であり，運動学および運動力学的要素や課題の複雑さなどを勘案して調整する．さらに，さまざまな条件下で繰り返し練習が行えること，結果の知識について適切なフィードバックが得られることが必要となる．学習の進め方としては，休みを小刻みに入れることや，認知障害などがない場合には試行錯誤学習にすることで，より効果的な学習が可能となる．

索引

中山書店の出版物に関する情報は，小社サポートページを御覧ください．
https://www.nakayamashoten.jp/support.html

 本書へのご意見をお聞かせください．
https://www.nakayamashoten.jp/questionnaire.html

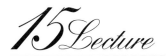

15レクチャーシリーズ

りがくりょうほう
理学療法テキスト
しんけいしょうがい り がくりょうほうがく　　　だい　　はん
神経障害理学療法学Ⅰ　第2版

2011 年 12 月 10 日　　初　版第 1 刷発行
2013 年 3 月 5 日　　　　第 2 刷発行
2013 年 8 月 20 日　　　　第 3 刷発行
2015 年 3 月 5 日　　　　第 4 刷発行
2016 年 6 月 20 日　　　　第 5 刷発行
2018 年 3 月 22 日　　　　第 6 刷発行
2020 年 3 月 3 日　　　　第 7 刷発行
2020 年 8 月 31 日　　第 2 版第 1 刷発行
2022 年 2 月 10 日　　　　第 2 刷発行
2024 年 2 月 22 日　　　　第 3 刷発行

いしかわ　あきら
総編集 ……………石川　朗

おおはたこうじ
責任編集 …………大畑光司

発行者 ……………平田　直

発行所 ……………株式会社 中山書店
　　　　　　　　〒 112-0006　東京都文京区小日向 4-2-6
　　　　　　　　TEL 03-3813-1100（代表）
　　　　　　　　https://www.nakayamashoten.jp/

装丁 ………………藤岡雅史

印刷・製本 ………株式会社　真興社

ISBN978-4-521-74496-4

Published by Nakayama Shoten Co., Ltd.　　　　　　　　Printed in Japan
落丁・乱丁の場合はお取り替えいたします

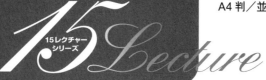